Kompetenz!Box
Therapie & Beratung

CORNELIE C. SCHWEIZER

ÄNGSTE HYPNOTHERAPEUTISCH BEHANDELN

Frauke Niehues & Ghita Benaguid (Hrsg.)

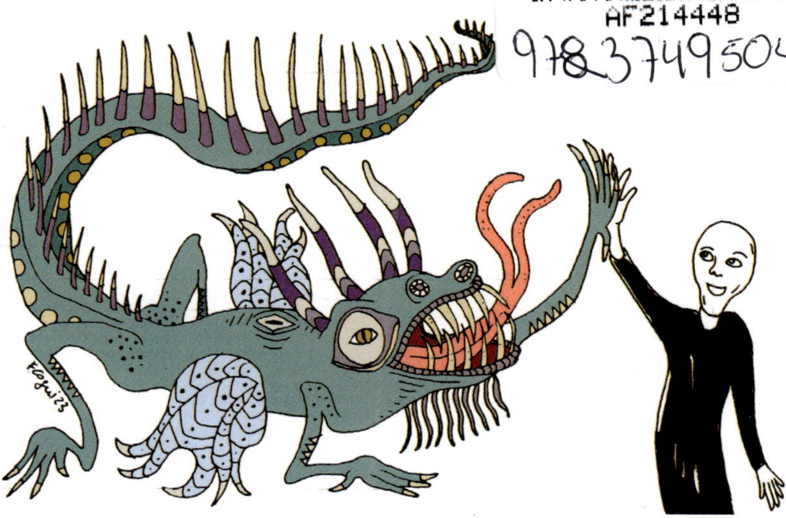

Junfermann

www.junfermann.de

www.planetpsy.de

blogweise.junfermann.de

www.facebook.com/junfermann

x.com/junfermann

www.youtube.com/user/junfermann

www.instagram.com/junfermannverlag

Cornelie C. Schweizer

Ängste hypnotherapeutisch behandeln

Frauke Niehues & Ghita Benaguid (Hrsg.)

Junfermann Verlag Paderborn
2024

MIX
Papier | Fördert gute Waldnutzung
FSC® C084279
FSC www.fsc.org

Covermotiv und Motive auf den Kartenvorderseiten: © Francesca Cogni

Autorinnenfoto: Martina Schrenk (https://www.go-special.com/home.html)

Covergestaltung, Satz & Layout: Junfermann Druck & Service GmbH & Co. KG, Paderborn

Bibliografische Information der deutschen Nationalbibliothek

Die Deutsche Nationalbibliothek verzeichnet diese Publikation in der Deutschen Nationalbibliografie; detaillierte bibliografische Daten sind im Internet über http://dnb.d-nb.de abrufbar.

ISBN 978-3-7495-0414-5

Dieses Kartenset erscheint parallel als E-Box. ISBN 978-3-7495-0551-7 (PDF)

Inhalt

Vorwort

Das Kartenset *Ängste hypnotherapeutisch behandeln* geht zurück auf eine von der Milton Erickson Gesellschaft (MEG) finanzierte Pilotstudie „Hypnotherapeutische Angstbehandlung bei Agoraphobie mit und ohne Panikstörung", die an der Universität Tübingen unter der Leitung von Prof. Dr. Anil Batra und Dr. Kristina Fuhr 2018 bis 2020 durchgeführt wurde.

Bei der Pilotstudie, die sich an strengen wissenschaftlichen RCT-Standards orientierte, konnte gezeigt werden, dass Patient:innen, die der Hypnotherapie randomisiert zugewiesen wurden, eine stärkere Symptomreduktion aufwiesen als Personen in der Wartekontrollbedingung, die erst nach Studienende mit Hypnotherapie behandelt wurden. Aufgrund der geringen Stichprobengröße (insgesamt 36 Personen mit Agoraphobie) war die Überlegenheit der Hypnotherapie nur in den Analysen signifikant, die alle randomisierten Patient:innen miteinbezogen hatten.

Sowohl die Ergebnisse zur Sicherheit als auch zur Zufriedenheit mit der Behandlung deuten darauf hin, dass die hypnotherapeutische Angstbehandlung eine vielversprechende Methode ist, von der Personen, die von regulären Verfahren keine Besserung erfahren haben oder die sich aus anderen Gründen für alternative Behandlungsmethoden interessieren, profitieren können. Ausführlichere und genauere Informationen zu Konzeption, Durchführung und Ergebnissen der Studie finden Sie in diesem Booklet.

Um für die Studie eine möglichst weitgehende Einheitlichkeit der therapeutischen Interventionen zu gewährleisten, wurde ein Manual mit insgesamt 24 Modulen erstellt. Viele Kolleg:innen haben dazu Beiträge geliefert, einige wurden auch bereits im Manual einer vorangegangenen Studie veröffentlicht (Wilhelm-Gößling et al. 2020). Die Verantwortung für die Endfassung habe ich übernommen. Die beiden Studientherapeutinnen konnten je nach therapeutischen Zielen aus dem Manual wählen, um acht bis zwölf Therapiesitzungen innerhalb von drei Monaten zu gestalten, wobei bestimmte Module obligatorisch waren, wie zum Beispiel die Basisinformationen über Hypnose oder die Metapher des sicheren, Geborgenheit gebenden Ortes.

Einigkeit bei den an der Studie Beteiligten bestand hinsichtlich einer grundlegenden Prämisse der Konzeption: dass Ängste weniger als „Krankheit" in einem herkömmlichen, pathologischen Sinn zu verstehen sind, sondern als sinnvolle, angemessene oder „richtige" Reaktion in einem bestimmten Kontext. Dass sich daraus eine Störung entwickeln kann, hat mit den Besonderheiten der Stressreaktion und der individuellen Verarbeitung zu tun. Für die therapeutische Arbeit mit Angstsymptomen ist deshalb von großer Bedeutung, den Betroffenen zu einem besseren Verständnis der Funktionalität der Symptome zu verhelfen, damit aus dem sinnlosen Kampf gegen die Angst sinnvolle Kommunikation beziehungsweise Kooperation werden kann („Angst als Ressource"). Hypnotische Techniken können in diesem Zusammenhang eine prominente Rolle spielen, da die Angstsymptome und die hypnotische Reaktion einen gemeinsamen Nenner – die Unwillkürlichkeit – haben, also eine gemeinsame Sprache sprechen. Die zentrale Intervention des Manuals war die Exploration in Trance mithilfe einer hypnotischen Regression, die den Patient:innen ermöglichte, die unglückliche Vermengung von vergangenen schlimmen Erfahrungen mit den aktuellen Ängsten und Befürchtungen aufzulösen.

Eine wichtige Prämisse der hypnotherapeutischen Arbeit war zudem, dass von Angststörungen Betroffene meist über eine ausgeprägte Vorstellungskraft verfügen, die sie zu ihrem eigenen Leidwesen oft vor allem einsetzen, um sich Horrorszenarien auszumalen. Mit hypnotherapeutischer Unterstützung können sie jedoch lernen, sie positiv für sich zu nutzen.

Ein ganz besonderer Glücksfall ist es, dass Dr. Cornelie Schweizer, die auch als Therapeutin an der Studie beteiligt war, sich bereit erklärt hat, dieses Kartenset zu erstellen. Sie hat mit großem Einsatz und enormem Fleiß die eher schmale Basis des Manuals in wirklich alle Richtungen erweitert und vertieft. Es findet sich im Set eine riesige Anzahl von Interventionsmöglichkeiten, angefangen von Informationsvermittlung und psychoedukativen Texten über Ressourcenaktivierung bis hin zu imaginativen und explizit hypnotischen Techniken. Das hat den doppelten Vorteil, dass damit zum einen den Bedürfnissen der Anwender:innen entsprochen wird, dass also beispielsweise Kolleg:innen, die aus unterschiedlichen Gründen explizite hypnotische Techniken nicht anwenden können oder wollen, genügend Alternativen vorfinden und dass zum anderen dem von Erickson formulierten Anspruch einer individuumzentrierten („maßgeschneiderten") Therapie für die Patient:innen in idealer Weise entsprochen wird. Ich bin mir daher ganz sicher, dass alle Kolleg:innen, die auf dem Gebiet der Angsttherapie unterwegs sind, hier wertvolle Anregungen und Ergänzungen für ihre Arbeit finden.

Paul Janouch — Bad Salzuflen, Februar 2024

1. Zielgruppen und Anwendungsbereiche

Dieses Kartenset richtet sich in erster Linie an psychologische und ärztliche Psychotherapeut:innen sowie andere therapeutische und beratende Berufe. Die Interventionen können sowohl im ambulanten als auch im (teil)stationären Setting angewandt werden und eignen sich insbesondere für Patient:innen, die die in der zugrunde liegenden Studie (Fuhr et al., 2023; vgl. Abschn. 5.3) gegebene Diagnose Agoraphobie mit und ohne Panikstörung erhalten haben (im ICD-10 unter F 40.0 kodiert bei den neurotischen, Belastungs- und somatoformen Störungen). Diese Menschen haben zum Beispiel Angst, ihr Haus zu verlassen, Geschäfte zu betreten, in Menschenmengen und auf öffentlichen Plätzen zu sein oder allein mit Bus, Bahn oder Flugzeug zu reisen. Aber auch Patient:innen mit phobischen Störungen, bei denen sich die Ängste auf Symptome wie Herzklopfen oder Schwächegefühl beziehen, häufig in Kombination mit Todesangst oder Angst vor Kontrollverlust, profitieren von den vorgeschlagenen Interventionen. Zudem lassen sich Menschen mit sozialen Phobien, die Angst vor der prüfenden Betrachtung durch andere haben, was meist zu Vermeidung sozialer Situationen führt, mit den Interventionen dieser *Kompetenz!Box* gut behandeln.

Bei spezifischen Phobien sind die Trancen ebenfalls erprobt, insbesondere, wenn sie sich auf die angstbesetzte Nähe zu bestimmten Tieren, auf Angst vor Höhen, Dunkelheit, dem Fliegen, geschlossenen Räumen oder der Nutzung öffentlicher Toiletten beziehen. Die Box ist auch einsetzbar, wenn die Angst selbst das Hauptsymptom darstellt wie bei frei flottierender Angst und Panikstörungen. Eine häufige Begleiterscheinung von Ängsten (und manchmal auch deren Ursache) sind Depressionen, mit denen wiederum in der Regel Schlafstörungen einhergehen. Deshalb bietet die *Kompetenz!Box* auch für diese Probleme maßgeschneiderte Interventionen an.

Um Ihre Patient:innen mit dieser *Kompetenz!Box* bei der Bewältigung ihrer Ängste gut begleiten und unterstützen zu können, sollten Sie über einige grundlegende Kompetenzen verfügen: Wenn Sie eine Ausbildung in klinischer Hypnose absolviert haben, können Sie alle in der *Kompetenz!Box* vorgestellten Interventionen schnell, leicht und sicher in Ihre Arbeit integrieren.

Falls Sie über keine entsprechende Hypnoseausbildung verfügen, ist meine Empfehlung, nicht mit expliziten Tranceinduktionen zu arbeiten. Sie können jedoch die Trancen in einer dialogischen Form nutzen und sich darüber hinaus inspirieren lassen, denn das Set bietet mit vielen hypnotherapeutisch fundierten Methoden Möglichkeiten, Patient:innen über das Kognitive hinaus zu erreichen und besonders individuelle und kreative Lösungen zu finden. Hierbei werden für in der Hypnotherapie noch unerfahrene Therapeut:innen Varianten angeboten, um die Interventionen auch ohne explizite Tranceinduktionen im therapeutischen Gespräch mit Ihren Patient:innen sehr gut zu nutzen.

Wichtig ist außerdem, dass Sie über Kenntnisse möglicher Kontraindikationen bei Patient:innen bzgl. Hypnotherapie verfügen (siehe dazu auch Karte 1.10).

2. Leitfaden durch die *Kompetenz!Box*

2.1 Das Booklet

Das Booklet, welches Sie gerade in Händen halten, bietet Ihnen einen ersten Überblick über das Kartenset und führt Sie in dessen wissenschaftlichen Hintergrund ein.

2.2 Die Karten

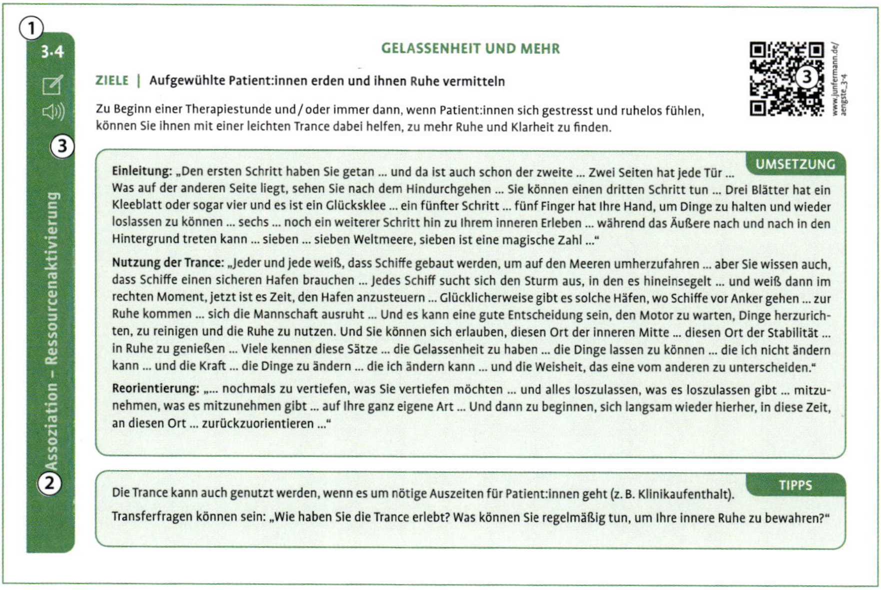

① Kartennummer

So bleibt das Kartenset geordnet und Sie können die benötigte Karte anhand der folgenden Übersichtstabelle schnell finden. Die Interventionen und Übungen bauen *nicht* aufeinander auf. Sie können die jeweiligen Karten frei kombinieren. Oft finden Sie zudem Querverweise auf andere Übungen sowie weiterführende Tipps und Informationen oder auch Warnhinweise.

② Kategorie

Insgesamt enthält die Box über 100 Karten mit Interventionen und passenden Zitaten, die als Impulse für Sie und Ihre Patient:innen fungieren können. Zusätzlich finden Sie in der Box noch vorformatierte Leerkarten, auf denen Sie Ihre eigenen Ideen notieren können.

Die Techniken sind folgenden Kategorien zugeordnet:

1 Basics

Die Karten der Kategorie „Basics" umfassen hilfreiche Basisinformationen die – eventuell auch zur Auffrischung oder als Reminder – sowohl für Sie (als Therapeut:in) als auch für Ihre Patient:innen nützlich sein werden.

2 Kennenlernen, Zielfindung, Psychoedukation

In dieser Kategorie finden Sie Anregungen für das gegenseitige Kennenlernen und die Festlegung der Therapieziele. Auch patient:innengerechte Antworten zu Fragen, die klinische Hypnose und die eigene Hypnotisierbarkeit betreffend, werden vermittelt. Ebenso spielen die Erhebung der biografischen Anamnese sowie Informationen zur Physiologie der Angst und zur Entstehung von Ängsten allgemein eine Rolle.

3 Assoziation – Ressourcenaktivierung

Die Karten dieser Kategorie helfen bei der Mobilisierung von Bewältigungserfahrungen, um Probleme zu meistern. Die dafür hilfreichen Ressourcenerfahrungen können der eigenen Vergangenheit, Gegenwart oder Zukunft entstammen oder auch Ressourcen anderer Personen miteinbeziehen.

4 Transformation – Verständnis für das Symptom

In dieser Kategorie werden die positiven Aspekte der Symptome näher beleuchtet. Dazu wird deren Nutzen erst abgeklärt und dann die ungünstigen Verhaltensweisen durch gesündere ersetzt. Dieses Reframing gelingt in der Regel am leichtesten durch das Übersetzen in Bilder.

5 Regression – Altes bewältigen

In dieser Kategorie geht es um emotional-kognitive Korrektur und Bewältigung von kritischen Erfahrungen durch Regression in die Entstehungssituation: Prägende traumatische Situationen aus der Biografie werden durch nochmalige Aktivierung in Trance in der Wahrnehmung verändert. Zuvor vernachlässigte Aspekte werden assoziiert (zum Beispiel kommen eine hilfreiche Person oder ein alternatives, gutes Ende dazu) oder übermäßig belastende Aspekte können dissoziiert werden.

6 Dissoziation – Hinderliches verabschieden

Bestimmte Erfahrungsaspekte (z. B. Schmerz bzw. Ton-, intensive Bild-, Geruchs- oder Gefühlskomponenten) oder ein gesamtes problematisches Erlebnis können dissoziiert werden. In dieser Kategorie geht es darum, das Loslassen zu erleichtern und alten Verletzungen Heilung zu ermöglichen.

7 Progression – Festigung und Rückfallprophylaxe

Für zukünftige Probleme bietet die progressive Bearbeitung Möglichkeiten der Prophylaxe, zum Beispiel als Vorwegnahme einer künftig erfolgreichen Konfrontation mit der bisher beängstigenden Situation. Dabei werden Ressourcen eingebracht, indem künftige Entwicklungsschritte und Heilungsprozesse visualisiert werden.

8 Ihre Joker

In dieser Kategorie finden Sie Anleitungen, die Sie als zusätzliche Sicherheit nutzen können für den Fall, dass Sie sich noch nicht ganz routiniert fühlen, und einige zusätzliche Leerkarten für Ihre eigenen kreativen Ideen.

③ Icons und QR-Code

Diese zeigen an, welche Zusatzmaterialien Ihnen für die Interventionen zur Verfügung stehen. Um Psychotherapie praktisch und modern zu gestalten, können Sie multimediale Tools nutzen:

Es stehen Videos zur Verfügung.

Sie finden eingelesene Trancen als Bonusmaterial.

Arbeitsblätter und Handouts: Die zur Verfügung stehenden PDFs können, sooft Sie wollen, ausgedruckt und an die Patient:innen verteilt werden.

Der QR-Code bietet einen schnellen und direkten Zugriff auf die Zusatzmaterialien. Eine Kurz-URL neben dem QR-Code ermöglicht die schnelle Nutzung am Computer.

Den Gesamtüberblick über alle Materialien finden Sie unter
↗ https://www.junfermann.de/aengste_uebersicht

④ Ziele

Was können Sie konkret mit dieser Intervention erreichen? Hier ist es auf den Punkt gebracht.

⑤ Umsetzung

Hier finden Sie eine prägnante Darstellung der Intervention, die Sie in Ihren Therapiesitzungen auch als „Spickzettel" nutzen können, um eine Trance gemäß der Anleitung zu gestalten, aber dennoch Ihre eigenen Worte zu finden. Dies soll im Sinne Milton Ericksons jedoch kein „Malen nach Zahlen" sein, sondern: „Für jeden Patienten eine eigene Therapie!" (Rossi, 2022). Daher lautet meine Empfehlung, die Karten für jeden Patienten und jede Patientin gemäß den individuellen Bedürfnissen neu und frei zu kombinieren.

⑥ Tipps

Unter Tipps finden Sie zusätzliche und weiterführende Ideen und Informationen, teilweise mit Angabe zur jeweiligen Karte, mit der Sie sinnvollerweise weiterarbeiten können.

2.3 Zum Sprachgebrauch

Weil es in den meisten medizinischen und gesundheitlichen Kontexten gängig ist, verwende auch ich den etablierten Begriff „Patient" bzw. „Patientin", obwohl mir als Systemikerin die diesem Begriff zugunde liegende Krankheitsidee missfällt: Ganz unabhängig von ihren offiziellen Diagnosen empfinde ich die Personen, die mir in meiner Praxis begegnen, zumindest in ihrem Kern meist als sehr gesund. Krank sind häufig eher die Ereignisse, die sie erleben mussten und denen kein Mensch ausgesetzt sein sollte. Die daraufhin entwickelte Angststörung ist eine im Grunde normale und gesunde Reaktion auf ungesunde Bedingungen und weist meines Erachtens vor allem auf ein gestörtes oder störendes Umfeld hin – und nicht auf die Störung der sogenannten Patient:innen.

2.4 Sicherheitshinweise zu den Trancen

Falls Sie eine Trance mit den Patient:innen nutzen, beachten Sie bitte, dass Trancen den Bewusstseinszustand verändern. Sie sollten deshalb nicht während Tätigkeiten, die Aufmerksamkeit erfordern (z. B. Autofahren), gehört werden. Falls eine Trance mit zu unangenehmen Gefühlen einhergeht, kann sie jederzeit unterbrochen werden. In diesem Fall wird die Orientierung nach innen zurückgenommen, indem die drei A implementiert werden:

Arme anspannen,

tief ein**a**tmen,

Augen wieder aufmachen.

Im Anschluss orientieren sich die Patient:innen in der Außenwelt und beobachten am besten ganz bewusst die äußere Umgebung, bis sie wieder ganz am aktuellen Ort und in der gegenwärtigen Zeit angekommen sind.

Üben Sie die eigenständige Beendigung der Trance mit Ihren Patient:innen im Voraus, damit diese mehr Sicherheit in der Reorientierung entwickeln – vor allem, wenn sie die im Kartenset vorgeschlagenen Trancen im Rahmen der bereitgestellten Audioanleitungen zu Hause nutzen möchten.

Wenn Sie eine Trance anleiten, dann achten Sie immer darauf, dass Ihre Patient:innen vollkommen im Hier und Jetzt orientiert sind, bevor sie die Praxis wieder verlassen.

Die Anwendung der Trancen im Rahmen der *Kompetenz!Box* erfolgt auf eigene Verantwortung. Die Autorin, die Herausgeberinnen und der Verlag übernehmen keine Haftung.

3. Gesamtübersicht über die Interventionen dieses Kartensets

Nr.	Titel	Kategorie	Ziele	Bonus
1.1	Möglichkeiten der Tranceeinleitung	**Basics**	Den Fokus der Klient:innen nach innen lenken	
1.2	Einfach trancen		Eintrancen im Gespräch	
1.3	Hypnotische Sprachmuster I		Akzeptanz, Wirksamkeit und Individualität fördern mithilfe indirekter, offener Formulierungen	
1.4	Hypnotische Sprachmuster II		Akzeptanz, Wirksamkeit und Individualität fördern mithilfe indirekter, offener Formulierungen	
1.5	Sie und sie		Ansprache der Patient:innen in direkt-indirekter Form	
1.6	VAKOG		Ressourcen zum Leben erwecken, indem sie mit allen Sinnen wahrgenommen werden	
1.7	Atempacing		Mit dem Atem abholen, begleiten und führen	
1.8	Posthypnotische Suggestionen		Posthypnotische Suggestionen nebenher für Erfolge nutzen	
1.9	Reorientierung		Patient:innen kommen sicher, frisch und munter aus der Trance zurück	
1.10	Kontraindikationen		Über mögliche Kontraindikationen informiert sein	
1.11	Geht das auch online?		Checkliste zur Beurteilung der Onlineoption	
1.12	Dazu fällt mir ein Zitat ein …		Zitate, die helfen, anfängliche Unsicherheiten zu überwinden	
2.1	Besserung säen – schon vor dem ersten Treffen	**Kennenlernen, Zielfindung, Psychoedukation**	Das erste Treffen vorbereiten und eine positive, selbstwirksame Haltung initiieren	
2.2	Besserung säen – durch Erfolgsstorys anderer		Durch erfolgreiche Angstbewältigungsgeschichten anderer stärken und motivieren	

Nr.	Titel	Kategorie	Ziele	Bonus
2.3	Ein typischer Tagesablauf	**Kennenlernen, Zielfindung, Psychoedukation**	Sich ins Leben der Patient:innen einfühlen und diese besser kennenlernen	
2.4	Neukonstruktion der Vergangenheit		Verdeutlichen, dass die aktuellen Ängste oft mit früheren Ereignissen zusammenhängen und die Folgen selbst schmerzhaftester Erfahrungen beeinflussbar sind	
2.5	Affenkumpel		Verständnis für die Wertigkeit der Beziehung im therapeutischen Prozess schaffen	
2.6	Informationen über klinische Hypnose		Fragen und mögliche Befürchtungen bzgl. Hypnotherapie klären	
2.7	Individuelle Hypnotisierbarkeit		Fragen zur individuellen Hypnotisierbarkeit klären	
2.8	Pendeltrance		Wirksamkeit der Hypnose und eigene Hypnotisierbarkeit ohne viele Worte „beweisen“	✎
2.9	Angst- und positive Erlebnisse		Herausragende Angst- und positive Erlebnisse erheben	✎
2.10	Lebenslinie zur Symptomanamnese		Angst- und positive Erlebnisse biografisch einordnen	✎
2.11	Kein Angsthase		Beruhigende Informationen zur Physiologie der Angst vermitteln	✎
2.12	Entstehung von Angststörungen		Verständnis für die Entstehung von Angststörungen schaffen	
2.13	Allein gelassene deutsche Kinder		Informationsvermittlung zu einer Besonderheit der deutschen Geschichte	
2.14	Handlevitation		Etablierung eines unwillkürlichen Ja- / Nein-Signals (Variante 1)	✎
2.15	Magnetische Hände		Etablierung eines unwillkürlichen Ja- / Nein-Signals (Variante 2)	
2.16	Selbsthypnose		Selbsthypnose durch Audioaufnahmen unterstützen	

Nr.	Titel	Kategorie	Ziele	Bonus
2.17	Dazu fällt mir ein Zitat ein …	**Kennenlernen, Zielfindung, Psychoedukation**	Zitate nutzen, die im Rahmen der Therapie und / oder als Aushang in der Praxis Impulse geben können	
3.1	Ressourcen-Check	**Assoziation – Ressourcenaktivierung**	Ressourcen (wieder) aktivieren	
3.2	Erste Tranceerfahrung		Erste Erfahrungen mit angeleiteten Trancezuständen, positive Lernhaltung und Hoffnung auf Erfolg vermitteln	
3.3	Ort der Geborgenheit		Etablierung eines sicheren Orts	
3.4	Gelassenheit und mehr		Aufgewühlte Patient:innen erden und ihnen Ruhe vermitteln	
3.5	Gefühle sind keine Satellitenschüssel		Reframing von Emotionen	
3.6	Kreis der Zuversicht		Ressourcenanker im Alltag nutzen	
3.7	Kompetenzstärkung erleben		Patient:innen Selbstwirksamkeitserleben ermöglichen	
3.8	Kompetenzstärkung unter Belastung		Selbstwirksamkeitserleben intensivieren und erproben	
3.9	Lösungserfahrungen		Gewünschtes Verhalten mithilfe eines Stellvertreters einüben	
3.10	Selbstwertstärkung		Verständnis für sich fördern, Scham aufgrund der bestehenden Problematik reduzieren	
3.11	Super-Ego Teil 1		Patient:innen erleben sich selbst in Bestform und bekommen (wieder) Zugang zu ihren Ressourcen	
3.12	Super-Ego Teil 2		Patient:innen tiefer ins Ressourcenerleben eintauchen lassen	
3.13	14 Engel		Sich geschützt fühlen	
3.14	Dazu fällt mir ein Zitat ein …		Zitate, die im Rahmen der Therapie und / oder als Aushang in der Praxis Impulse geben können	

Nr.	Titel	Kategorie	Ziele	Bonus
4.1	Herr Tur Tur – oder die Angst als Scheinriese	**Transformation – Verständnis für das Symptom**	Patient:innen die Angst vor dem Symptom nehmen	
4.2	Vom Störenfried zum Helfer		Einen Vertrag mit der Symptomseite schließen	
4.3	Stellvertretertechnik		Symptombotschaften mithilfe der Stellvertretertechnik ergründen	
4.4	Ungebetener Besuch		Das Wiederauftauchen unerwünschter Symptome verstehen lernen	
4.5	Werbung fürs Symptom		Rätselhafte Symptome verstehen	
4.6	Dazu fällt mir ein Zitat ein ...		Zitate nutzen, die im Rahmen der Therapie und / oder als Aushang in der Praxis Impulse geben können	
5.1	Symptomeinstellung	**Regression – Altes bewältigen**	Glaube an die Selbstwirksamkeit stärken, Symptomstärke auf mittleres Niveau einpendeln lernen	
5.2	Biografiearbeit		Für die Angstentstehung relevante Erfahrungen in Trance explorieren	
5.3	Matroschka – Teilearbeit mal anders		Eine spielerische Variante der Teilearbeit etablieren	
5.4	Altes erledigen		Essenzielle Nachversorgung des inneren Kindes	
5.5	Buch des Lebens		Distanzierte biografische Bearbeitung ermöglichen	
5.6	Schuldfragen		Schuld- und Gewissensfragen erwachsen beantworten	
5.7	Familiengenogramm		Tieferes Verständnis der inneren Beweggründe von Familienmitgliedern, die Patient:innen in der Vergangenheit Unrecht getan und verletzt haben	
5.8	Post fürs innere Kind		Versöhnung mit bisher unversorgten inneren Anteilen	
5.9	Dazu fällt mir ein Zitat ein ...		Zitate nutzen, die im Rahmen der Therapie und / oder als Aushang in der Praxis Impulse geben können	

Nr.	Titel	Kategorie	Ziele	Bonus
6.1	Truhe schubsen	**Dissoziation – Hinderliches verabschieden**	Belastende Emotionen oder Erinnerungen in einer Truhe einschließen und Emotionsregulation üben	
6.2	Vermischtes trennen I		Symptomen einen guten Platz geben	
6.3	Vermischtes trennen II		Weitere mögliche Bilder zur Entzerrung finden	
6.4	Trauern		Patient:innen in den verschiedenen Phasen der Trauer beistehen	
6.5	Freiheit durch Vergebung		Wut, Trauer und Rachegelüste durch Vergebung loslassen können	
6.6	Depressionsbewältigung		Gefühlen von Schwere und Niedergeschlagenheit etwas Leichtes entgegensetzen	
6.7	Neutralisieren lebensfeindlicher Botschaften		Über Veränderung von Submodalitäten die Macht negativer innerer Stimmen mildern	
6.8	Vom Grübeln zum Handeln		Grübeln beenden und Handlungs- und Entscheidungsfähigkeit der Patient:innen fördern	
6.9	Gehirnreinigung		Ein Gefühl der „Tiefenreinigung" erzeugen	
6.10	Steine müssen draußen bleiben		Belastendes würdigen und loslassen	
6.11	Verabschiedungsbilder		Ängste endgültig verabschieden	
6.12	Loslassrituale		Durch Rituale buchstäblich loslassen	
6.13	Vom Mond zur Erde		Guten Schlaf in der Trance vorwegnehmen	
6.14	So geht's besser mit dem Schlafen		Praktische Tipps, die Ihren schlaflosen Patient:innen weiterhelfen	
6.15	Traumfresser		Schutz vor Albträumen	
6.16	Dazu fällt mir ein Zitat ein …		Zitate nutzen, die im Rahmen der Therapie und / oder als Aushang in der Praxis Impulse geben können	

Nr.	Titel	Kategorie	Ziele	Bonus
7.1	Ihr Tod	**Progression – Festigung und Rückfallprophylaxe**	Todesangst durch die Konfrontation mit dem Tod reduzieren	
7.2	Üben!		Ermutigen, neue reale, angstfreie Erfahrungen zu sammeln	
7.3	Problemlösungs-gymnastik		Lösungshaltung innerlich wie äußerlich trainieren	
7.4	Zukunftsprojektion		Ressourcenaktivierung durch Zukunftsprojektion	
7.5	Die Zukunft in Ihrer Hand		Selbstwirksamkeit erhöhen	
7.6	Rückfallprophylaxe		Ressourcen zusammenführen, erleben und ankern	
7.7	Dazu fällt mir ein Zitat ein ...		Zitate nutzen, die im Rahmen der Therapie und / oder als Aushang in der Praxis Impulse geben können	
8.1	Was tue ich, wenn ... Patient:innen einschlafen?	**Ihre Joker**	Umgang mit Schlaf und Trance in der Hypnotherapie	
8.2	Was tue ich, wenn ... Patient:innen nicht wieder wach werden?		Gelassenheit im Umgang mit Reorientierung	
8.3	Was tue ich, wenn ... Patient:innen wenig hypnotisierbar sind?		Gute Trancetiefe und -hilfen für alle Patient:innen	
8.4	Was tue ich, wenn ... die Patient:innen trotzdem noch Unsicherheit verspüren?		Mehr Zutrauen in die eigenen Fähigkeiten und die Mechanismen der Hypnose gewinnen	
8.5	Ein guter Plan		Therapieplanung als Rahmen und zusätzliche Sicherheit nutzen	
8.6	Tipps und Tricks		Nutzung hilfreicher Sprachmuster	
8.7	Ein Wort und eine Trance zum Schluss		Therapeutisches Selbstvertrauen	
8.8–8.15	Platz für Ihre Kompetenzen		Einen guten Platz für Ihre Ideen schaffen	
Spruchkarte				

4. Therapeutische Grundhaltung der *Kompetenz!Box*

Eine warmherzige, neugierige, empathische, respektvolle Grundhaltung, jederzeit fest an die Ressourcen und Bewältigungsmöglichkeiten der Patient:innen zu glauben und diese Hoffnung auf Lösungsmöglichkeiten selbst für schwerwiegende Probleme auch weiterzugeben, ist Basis jedes psychotherapeutischen Arbeitens.

Dies wurde auch in zahlreichen Studien (vgl. Schweizer, 2011) belegt, aber vielleicht nie treffender ausgedrückt als mit den Worten eines großen Heilers:

„Nun aber bleiben Glaube, Hoffnung, Liebe,

diese drei; aber die Liebe ist die größte unter ihnen.“

(1. Korintherbrief 13,1 ff.)

5. Orientierung an einem Behandlungsplan

Trotz meiner Grundidee, Ihnen Übungen und Interventionen zur Verfügung zu stellen, die frei kombinierbar sind, kann es in der Praxis manchmal sinnvoll sein, einen ungefähren Behandlungsplan im Sinn zu haben. Hierzu können Sie überschlagen:

Ein bis zwei Termine für das Kennenlernen, für die Zielfindung und die Psychoedukation. Dazu gehören Anamneseerhebung, das Festlegen der Therapieziele, die Beantwortung der Fragen zu Hypnose und Hypnotisierbarkeit sowie Informationen zur Entstehung von Ängsten.

Ebenfalls ein bis zwei Sitzungen sollten für die Aktivierung von Ressourcen veranschlagt werden: Zunächst erfolgt die Etablierung des Ortes der Geborgenheit und die Mobilisierung möglicher Bewältigungserfahrungen. Diese ressourcenaktivierenden Bilder werden im weiteren Verlauf bei Bedarf immer wieder aufgegriffen, sei es als kleiner zusätzlicher Input oder als ganze Sitzung.

Ein bis zwei Termine, bei denen es primär um ein Verständnis für das Symptom (oder die Symptome) geht, werden zudem benötigt: Über Stellvertretertechniken wird ein neuer Zugang zur Symptomatik ermöglicht. Auf die dabei generierten Bilder und Vorstellungen wird im Verlauf immer wieder zurückgegriffen.

Die Biografiearbeit ist zentral für dieses Konzept! Diese sollte auf jeden Fall durchgeführt werden. Dieser Teil der therapeutischen Arbeit ist für die Patient:innen häufig emotional sehr anstrengend. Deshalb ist es wichtig, nicht zu überfordern und sich genügend Zeit zu nehmen: häufig ca. drei bis vier Sitzungen, während deren auch immer entlastende ressourcenaktivierende Elemente genutzt werden.

Im Verlauf wird meist auch das Loslassen von belastenden Inhalten relevant. Dies kann unterschiedlichste Themen betreffen. Hierfür sollten zwei bis drei Sitzungen eingeplant werden.

Gegen Behandlungsende und zum Abschluss der Therapie sollten ca. zwei Termine zur Rückfallprophylaxe – zum Beispiel durch die Zeitprogressionen in eine symptomfreie Zukunft – reserviert werden.

Unter Umständen tauchen noch zusätzliche Themen auf (wie z. B. Schlafstörungen oder depressive Verstimmungen), für die ein bis zwei weitere Sitzungen zur Verfügung stehen sollten.

Insgesamt werden als Richtwert etwa 12 bis 16 je 50-minütige Termine veranschlagt.

6. Wissenschaftlicher Hintergrund der *Kompetenz!Box*

6.1 Prävalenzraten

Angststörungen zählen zu den häufigsten psychischen Erkrankungen. Das Risiko, im Laufe des Lebens an einer Angststörung zu erkranken (Lebenszeitprävalenz), liegt nach internationalen Studien zwischen 14 und 29 Prozent (Kessler et al., 2005; Somers et al., 2006). Für Deutschland wurde in der „Studie zur Gesundheit Erwachsener in Deutschland" für alle Angststörungen eine 12-Monatsprävalenz von 15,3 Prozent in der Gesamtbevölkerung errechnet (Jacobi et al., 2014). Im Bundesgesundheitssurvey von 1998 (Jacobi et al., 2004) und im europäischen Ausland (Wittchen et al., 2011) fanden sich jeweils vergleichbare Prävalenzraten.

Frauen erkranken häufiger als Männer an Angststörungen. In der Altersgruppe von 18 bis 34 Jahren ist die 12-Monatsprävalenz am höchsten, gefolgt von der Gruppe zwischen 35 und 49 Jahren.

Eine systematische Untersuchung von Patient:innen mit psychischen Erkrankungen in klinischen Studien ergab, dass das mittlere Alter bei einer Panikstörung oder Agoraphobie 37,2 Jahre beträgt, bei generalisierter Angststörung sind es 40,7 Jahre und bei sozialer Phobie 35,2 Jahre (Bandelow & Schüller, 2019).

6.2 Stand der Forschung

Die aktuellen nationalen Leitlinien zur Behandlung von Angststörungen (Bandelow et al., 2021) empfehlen mit höchster Evidenz eine Psychotherapie alternativ zur pharmakologischen Behandlung. Die Psychotherapie mit der höchsten Evidenz ist die kognitive Verhaltenstherapie. Zu den wirksamsten Behandlungen gehören Expositionstechniken. Die In-vivo-Exposition gilt daher als Goldstandard-Behandlung bei Agoraphobie (Kaczkurkin & Foa, 2015). Allerdings berichten bis zu einem Drittel der Patient:innen mit Panikstörung und Agoraphobie zwei Jahre nach der Behandlung mit kognitiver Verhaltenstherapie über verbleibende Symptome (Gloster et al., 2013). Um die Ergebnisse zu verbessern, wurden in jüngerer Zeit alternative oder neue Behandlungen entwickelt und mit der kognitiven Verhaltenstherapie verglichen, beispielsweise die interpersonelle Psychotherapie.

6.3 Grundlagen und Ziele der zugrunde liegenden Studie

Zur Hypnotherapie gibt es in der Behandlung von Angststörungen zwar eine Reihe von Fallstudien, jedoch nur wenige randomisierte kontrollierte Studien (RCTs) zur Wirksamkeit in diesem Bereich. Die wissenschaftliche Basis dieses Kartensets ist eine kontrollierte klinische Pilotstudie mit einem Wartelistenkontrollgruppendesign, die zwischen 2018 und 2020 an der Universität Tübingen unter der Leitung von Anil Batra und Kristina Fuhr durchgeführt wurde (Fuhr et al., 2023).

Primäres Ziel der Studie war es, zu untersuchen, ob Hypnotherapie einer Wartelistenkontrollgruppe bei der Reduzierung von agoraphobiebedingten Symptomen überlegen ist.

6.3.1 Therapeutische Vorüberlegungen

Hypnotherapie könnte eine gute Behandlungsmöglichkeit für Angststörungen sein und dabei verschiedene Vorteile in sich vereinen. Es wurde beispielsweise bereits belegt, dass assoziative Techniken wie die Vorstellung eines sicheren inneren Ortes gute Ergebnisse bei der Behandlung posttraumatischer Belastungsstörungen zeigen (Zehetmair et al., 2018). Der sichere Ort wird auch als Strategie in der Schematherapie bei Persönlichkeitsstörungen empfohlen (Arntz, 2011) und sehr häufig innerhalb einer Behandlung mit Hypnotherapie eingesetzt.

Wenn die Situation, welche die Angst ursprünglich ausgelöst hat, von Patient:innen nicht bewusst erinnert wird, kann zudem der Einsatz einer hypnotischen Regression hilfreich sein. Vergleichbar mit dem Rescripting von Bildern (Arntz, 2012) kann in der Regression das Ereignis nicht nur erinnert, sondern durch einen neuen gewünschten Verlauf ersetzt werden.

Ein weiterer Vorteil besteht darin, dass durch die hypnotische Dissoziation psychologische und physiologische Aspekte der Angst voneinander getrennt werden können.

In der Hypnotherapie können zudem Tranceinduktionen mit einer Zeitprogression in die Zukunft zur Verstärkung von Erfahrungen in einer expositionsbasierten Behandlung in sensu eingesetzt werden, wie sie beispielsweise Wolpe (1961) zur Einführung einer systematischen Desensibilisierung empfiehlt. Dadurch werden imaginäre Erfahrungen intensiver erlebt und dadurch sowohl die Wahrnehmung als auch somatische Reaktionen verändert (Spiegel, 2013).

Trotz all dieser grundsätzlichen Möglichkeiten der hypnotherapeutischen Behandlung von Ängsten gibt es jedoch bislang kaum Belege für die Wirksamkeit einer Hypnosetherapie bei der Behandlung spezifischer Angststörungen. In der einzigen RCT mit der Primärdiagnose Agoraphobie und Panikstörung wurde eine Standard-Expositionsbehandlung mit einem zusätzlichen Selbsthypnosetraining im Crossover-

Design verglichen. Die kombinierte Behandlung zeigte jedoch keine Überlegenheit gegenüber der Expositionsbehandlung (Van Dyck & Spinhoven, 1997). Allerdings waren hier die hypnotische Regression oder die Etablierung eines sicheren Ortes nicht Teil der Hypnosebehandlung.

Die Grundidee der hier beschriebenen Studie war, die Wirksamkeit der Hypnotherapie zu überprüfen, wenn die oben erwähnten Interventionsmöglichkeiten und zusätzlich die Technik der Transformation (um einen neuen Zugang zu den Symptomen zu erlangen) zum Einsatz kommen.

6.3.2 Methodik

Die klinische Pilotstudie basierte auf einem gemischten Design mit dem Faktor Zeit (vor und nach) und dem Faktor Behandlungsbedingung (Hypnotherapiegruppe versus Wartelistenbedingung).

Insgesamt 36 Patient:innen mit diagnostizierter Agoraphobie wurden randomisiert entweder einer Hypnotherapie (n = 18) oder einer Wartelistenkontrollgruppe (n = 18) zugeteilt. Patient:innen in der Hypnotherapiegruppe erhielten eine individuelle ambulante Behandlung mit Hypnotherapie. Patient:innen in der Wartelistenbedingung erhielten nach einer Wartezeit von drei Monaten ebenfalls die beschriebene Hypnotherapie.

Das Haupteinschlusskriterium war die Diagnose einer aktuellen Agoraphobie gemäß DSM-5. Es handelte sich um Erwachsene im Alter zwischen 18 und 65 Jahren. Ausschlusskriterien waren: eine bipolare oder psychotische Störung, akute Suizidalität, Drogen- oder Alkoholkonsumstörung in den letzten zwölf Monaten oder die Diagnose einer aktuellen depressiven Episode, einer Borderline-Persönlichkeitsstörung mit Selbstverletzung, einer posttraumatischen Belastungsstörung oder Anorexia nervosa. Personen, die gegenwärtig angstlösende Medikamente einnahmen oder in den letzten zwölf Monaten eine andere ambulante Psychotherapie gehabt hatten, konnten ebenfalls nicht an der Studie teilnehmen.

Bei Studienende wurde die 13 Punkte umfassende Skala für Panik und Agoraphobie (PAS, Bandelow, 1999), die zu Studienbeginn und am Ende der Behandlung ausgefüllt werden sollte, bewertet und die Ergebnisse der Hypnotherapiegruppe und Wartelistenbedingung verglichen.

Zusätzlich wurde die Zufriedenheit mit der Behandlung und den beiden Therapeutinnen anhand visueller Analogskalen (Bereich 0–100) erfasst. Um eine offene und authentische Bewertung sicherzustellen, wurden die Patient:innen aufgefordert, die Zufriedenheitsbewertung jeweils nach ihrer Behandlung auszufüllen (Hypnotherapiepatient:innen nach drei Monaten; Wartelistenbedingungspatient:innen nach 6 Monaten) und sie in einem frankierten Umschlag an das Studienzentrum zurückzusenden.

6.3.3 Hypnotherapeutische Vorgehensweise

Die Hypnotherapie bestand aus mindestens acht und höchstens zwölf Einzelsitzungen à 50 Minuten über einen Zeitraum von drei Monaten. Bis zu drei Doppelsitzungen waren erlaubt, um beispielsweise urlaubs- oder krankheitsbedingte Pausen auszugleichen. Die verwendeten hypnotherapeutischen Strategien basierten auf der humanistischen Annahme, dass mit den Ängsten verbundene Symptome als positive Lösungsstrategie zur Überwindung eines persönlichen Problems in der Lebensgeschichte entstanden sind. Das zentrale Modul der Hypnotherapie war deshalb die Regressionstechnik, um die vergangene problematische Situation auf eine konstruktive Weise neu zu formulieren. Nach der Erkundung der vergangenen Situation wurde den Patient:innen beispielsweise angeboten, entweder die letzte Situation zu lösen (zum Beispiel ein neues Ende zu imaginieren) und/oder zu realisieren, dass sie diese Situation überwunden und überlebt haben und sie nun mit diesem Ereignis abschließen sowie sich vom Schrecken von damals distanzieren können. Eine weitere therapeutische Möglichkeit war, sich mit möglichen „Resten", zum Beispiel Schuldfragen zu beschäftigen, um schließlich innerlich abschließen zu können. Weitere Module der Hypnotherapie umfassten assoziative Techniken: die Einführung des sicheren Ortes, die hypnotische Aktivierung und Stärkung persönlicher Ressourcen sowie die Nutzung relevanter positiver Erfahrungen aus der Biografie als Stabilisierungstechniken. Die Hypnotherapie war jeweils in ein kognitiv-verhaltensbezogenes Erklärungsmodell eingebettet und umfasste auch Psychoedukation über Hypnose und Ängste unter Verwendung eines psychophysiologischen Modells zur Erklärung von Angstsymptomen, ähnlich wie in der kognitiven Verhaltenstherapie. Weitere Techniken waren formale Tranceinduktion, Metaphern und posthypnotische Suggestionen. Ideomotorische Signale wie Arm- oder Handbewegungen wurden ebenfalls verwendet, um nonverbale Reaktionen anzuzeigen und das hypnotische Erlebnis zu intensivieren. VT-Techniken wie systematische Desensibilisierung, In-vivo-Exposition oder das Ansprechen und Modifizieren maladaptiver Gedanken waren jedoch nicht Teil der Hypnotherapie.

Die Manualtreue wurde von zwei Prüfer:innen beurteilt, die zu keinem Zeitpunkt an der Behandlung beteiligt waren. Die Hypnotherapietreue wurde beurteilt anhand des Vorkommens folgender Techniken:

1. Ressourcenaktivierung
2. formale Tranceinduktion
3. Aussäen mit bedeutungsvollen Botschaften
4. Verwendung von Metaphern
5. Arbeit mit Zeitverlauf/-regression
6. posthypnotische Suggestionen
7. Externalisierung
8. Nutzung ideomotorischer Signale
9. Assoziative Techniken
10. Dissoziative Techniken
11. Psychoedukation

Diese Items für die Hypnotherapietreue wurden bereits im Rahmen einer anderen Studie zur Behandlung schwerer Depressionen mit Hypnotherapie entwickelt und erprobt (Fuhr et al., 2021).

6.3.4 Ergebnisse

Abbrecher:innenquote

Die Abbrecher:innenquote in der Hypnotherapie war mit 16,67 Prozent niedrig. Ein Hypnotherapiepatient nahm an keiner Therapiesitzung teil, obwohl von der Therapeutin wiederholt passende Termine vorgeschlagen wurden. Eine Hypnotherapiepatientin entwickelte traumabedingte neue Symptome, die nach drei Sitzungen zu einem Krankenhausaufenthalt und damit Abbruch der Behandlung führten. Eine Person schloss die Behandlung zwar erfolgreich ab, war jedoch nicht für die Nachuntersuchung verfügbar. Alle Wartelistenbedingungspatienten:innen hatten ihre Unterlagen rechtzeitig abgegeben. Daher betrug die Patient:innenstichprobe am Ende n = 33 (Hypnotherapie: n = 15, Wartelistenbedingung n = 18).

Patient:innenzufriedenheit

Nicht alle Patient:innen beantworteten die Fragen zur Zufriedenheit mit der Behandlung. Am Ende der Behandlung bewerteten zehn der Hypnotherapiepatient:innen die Behandlung als wirksam. Sie bewerteten außerdem ihre Therapeutin als sehr kompetent. Am Ende der Behandlung bei den Wartelistenpatient:innen bewerteten 14 Wartelistenpatient:innen die Behandlung als vergleichbar wirksam. Sie bewerteten ihre Therapeutinnen ebenfalls als sehr kompetent.

Symptomreduktion und Hauptergebnis der Studie

Die mittlere prozentuale Symptomreduktion im PAS-Score zwischen dem Ausgangswert und dem Ende der Behandlung zeigte einen signifikanten Unterschied zugunsten der Hypnotherapie. Die Haupthypothese konnte somit (an der Stichprobe aller randomisierten Patient:innen) bestätigt werden.

6.4 Diskussion und Ausblick

Dies war die erste Pilot-RCT, welche die Wirksamkeit eines hypnotherapeutischen Behandlungsansatzes für Agoraphobiepatient:innen untersuchte. In vier der fünf Datensätze wurde eine stärkere Symptomverbesserung bei Patient:innen gefunden, welche Hypnotherapie erhalten hatten, im Vergleich zu denen, die der Warteliste zugeordnet wurden.

Darüber hinaus zeigte sich ein großer Effekt hinsichtlich der Symptomverbesserung bei Patient:innen, die eine Hypnotherapie ohne Wartezeit erhielten, während Patient:innen, die auf die Behandlung gewartet hatten, eine geringere Verbesserung zeigten.

Nach der Behandlung zeigte der Unterschied zwischen den Gruppen eine kleine bis mittlere Effektgröße, was auf die Überlegenheit der Hypnotherapie hinweist. Darüber hinaus war die Bandbreite der Symptomveränderungen sehr groß. Dies deutet auf individuelle Unterschiede hinsichtlich des Ergebnisses der Hypnotherapiebehandlung hin.

In dieser Pilotstudie lag der Schwerpunkt auf Patient:innen mit Agoraphobie, 33 Prozent hatten allerdings auch aktuelle Panikstörungen und 13 Prozent Panikattacken.

Die positiven Ergebnisse der in dieser Pilotstudie verwendeten Art von Hypnotherapie im Vergleich zu einer früheren RCT zur Hypnotherapie mit schlechteren Ergebnissen (Van Dyck & Spinhoven, 1997) gehen vermutlich auf den zusätzlichen Einsatz der hypnotischen Regression zurück: Diese zentrale Intervention der Hypnotherapiebehandlung – die hypnotische Regressionstechnik mit anschließendem Reframing – sollte deshalb in der zukünftigen Forschung und Praxis unbedingt häufiger genutzt werden.

Zusätzlich positiv zu bewerten ist, dass die Behandlungszufriedenheit sehr hoch und die Abbruchquoten gering waren.

Positiv ist auch, dass keinerlei relevante schwerwiegende Nebenwirkungen auftraten. Lediglich bei einer Patientin kamen im Verlauf neue Symptome hinzu. Somit war die Hypnotherapie nicht nur wirksam, sondern auch sicher.

Die Studie von Fuhr et al. (2023) ist damit eine der ersten RCTs, die darauf hinweist, dass manualisierte Hypnotherapie zur Behandlung einer bestimmten Angststörung, nämlich der Agoraphobie, eingesetzt werden kann.

Einschränkungen

Aufgrund der Schwierigkeiten, geeignete Patient:innen zu finden, konnten in den für die Studie verfügbaren 15 Monaten nur 36 Patient:innen aufgenommen werden. Dies lag zum Teil an den sehr strengen Ein- und Ausschlusskriterien, wie der Fokussierung auf eine einzelne Angststörung (Agoraphobie) und dem Ausschluss von Patient:innen, die in den letzten 12 Monaten eine Psychotherapie erhalten hatten. Ein weiterer limitierender Faktor war der COVID-19-Lockdown in Deutschland. Wahrscheinlich aufgrund der deshalb geringen Stichprobengröße wurde die Primärhypothese durch die Ergebnisse nicht ganz eindeutig gestützt. Weitere Subgruppenanalysen konnten mit der geringen Stichprobengröße nicht durchgeführt werden, beispielsweise für Agoraphobiepatient:innen mit zusätzlichen Panikattacken oder Panikstörungen. Trotz der geringen Stichprobengröße deuteten die Effektgrößen dennoch klar auf einen großen Effekt bezüglich der Symptomverringerung beim Einsatz von Hypnotherapie hin.

Fazit

Dies ist die erste Studie, die darauf hinweist, dass die Hypnotherapie in einer RCT hinsichtlich der Verringerung der Angstsymptome besser abschneidet als eine Wartelistenkontrollgruppe. Künftige Studien sollten die Wirksamkeit der Hypnotherapie anhand größerer Stichproben untermauern und die Behandlung im Rahmen einer größeren Studie mit einer Standardbehandlung bei Angststörungen vergleichen.

Dank

Allen, die zu dieser *Kompetenz!Box* beigetragen haben, möchte ich ganz herzlich danken!

Ghita und Frauke für die tolle Idee zu dieser Reihe und ihre super Unterstützung bei der Realisation.

Vielen Dank an Francesca Cogni für die treffenden Illustrationen und Frau Arnold fürs immer freundlich unterstützende und sehr kompetente Lektorat.

Ein großer Dank selbstverständlich auch an Paul Janouch, der den Grundstein für das beschriebene Programm gelegt hat.

Ganz besonders auch Anil Batra und Kristina Fuhr für die wissenschaftliche Basis dieser *Kompetenz!Box* und die schöne und bereichernde Zusammenarbeit bei der Angststudie an der Universität Tübingen.

Sigfried Joel für sein unfassbar scharfes Auge beim Korrekturlesen.

Allen M.-E.-G.- und sonstigen Kolleg:innen für ihre Anregungen und Ideen (die an der jeweiligen Stelle entsprechend zitiert werden). Manchmal wird jedoch eine Intervention – meist eine besonders gute – von unterschiedlichen Personen in ähnlicher Weise entwickelt. In diesem Fall kann es geschehen, dass eine Idee oder ein Zitat nicht allen, die diesen Einfall ebenfalls hatten, zugeordnet wird. Falls das passiert sein sollte, bitte ich es zu verzeihen.

Ein ganz besonderer Dank geht an alle Studienproband:innen und Patient:innen meiner Praxis, von denen ich am meisten zum Thema Angst und deren Bewältigung gelernt habe.

Und ein großes Dankeschön an Emilia, die den Hausputz erledigt, und Marlene, die gekocht hat, während die Mama am Rechner saß, und natürlich an meinen Mann, der den technischen Support gewährleistet, mir den Rücken für die Arbeit frei gehalten und bei unseren Zwiegesprächen viele wichtige Anregungen geliefert hat.

Quellen und Inspirationen

ARNTZ, A. (2011): Imagery rescripting for personality disorders. *Cognitive and Behavioral Practice* 18, 466–481. doi: 10.1016/j.cbpra.2011.04.006.

ARNTZ, A. (2012). Imagery rescripting as a therapeutic technique: Review of clinical trials, basic studies, and research agenda. *Journal of Experimental Psychopathology* 3, 189–208. doi: 10.5127/jep.024211.

BALLESTREM, M.-T. (2012): *Sterben und Tod in unserer Gesellschaft. Die fünf Sterbephasen nach Elisabeth Kübler-Ross*. München: GRIN.

BANDELOW, B. (1999): *Panic and Agoraphobia Scale (PAS)*. Göttingen: Hogrefe Publishing.

BANDELOW, B., ADEN, I., ALPERS, G.W., BENECKE, A., BENECKE, C., DECKERT, J., DOMSCHKE, K., ECKHARDT-HENN, A., GEISER, F., GERLACH, A.L., HARFST, T., HAU, S., HOFFMANN, S., HOYER, J., HUNGER-SCHOPPE, C., KELLNER, M., KÖLLNER, V., KOPP, I.B., LANGS, G., LIEBECK, H., MATZAT, J., OHLY, M., RÜDDEL, H.P., RUDOLF, S., SCHEUFELE, E., SIMON, R., STAATS, H., STRÖHLE, A., WALDHERR, B., WEDEKIND, D., WERNER, A.M., WILTINK, J., WOLTERS, J.P., ZWANZGER, P. & BEUTEL, M.E. (2021): S3-Leitlinie Behandlung von Angststörungen (Version 2). *AWMF online – Portal der wissenschaftlichen Medizin*. (Einzusehen unter: ↗ https://register.awmf.org/de/leitlinien/detail/051-028, letzter Zugriff am 01.02.2024.)

BANDELOW, B. & SCHÜLLER, K. (2019): Mean age and gender distribution of patients with major mental disorders participating in clinical trials. *European Archives of Psychiatry and Clinical Neuroscience* 270, 655–659.

BARKER, E. (2017): Barking up the wrong tree. The surprising science behind why everything you know about success is (mostly) wrong. San Francisco: HarperOne. In: Haines, S. (2018), *Angst ist ziemlich strange*. Heidelberg: Carl-Auer.

BATRA, A. & HOHAGEN, F. (2020): *Hypnotherapie bei Depressionen*. Stuttgart: Kohlhammer.

BENAGUID, G. (2015): „Die Bedeutung nonverbaler Aspekte der Kontaktgestaltung". In: Muffler, E., *Kommunikation in der Psychoonkologie*. Heidelberg: Carl-Auer.

BENAGUID, G. (2019): *Tranceperlen*. Heidelberg: Carl-Auer.

BENAGUID, G. (2023): Persönliche Mitteilung.

BENAGUID, G. & SCHRAMM, S. (2016): *Hypnotherapie*. Paderborn: Junfermann.

BEYER, S., GATHERMANN, F., GROSSEKATHÖFER, M., HAMMELEHLE, S., HAUG, K. & THIMM, K. (2023): Ich verzeihe Euch. *Spiegel*, Nr. 15, S. 8–15.

CHAMBERLAIN, S. (2010): *Adolf Hitler, die deutsche Mutter und ihr erstes Kind*. Gießen: Psychosozial-Verlag.

CRÖHNLEIN, T. (2018): *Schlafen können – Schlafstörungen erfolgreich bewältigen. Ein verhaltenstherapeutischer Ratgeber*. Weinheim: Beltz.

DEUTSCHE BIBELSTIFTUNG (Hrsg.) (1972): *Die Bibel*. Stuttgart.

DILLING, H., MOMBOUR, W. & SCHMIDT, M.H. (2011): *Internationale Klassifikation psychischer Störungen*. Bern: Huber.

DORRMANN, W. & SCHWEIZER, C. (2020): „Neutralisieren von lebensfeindlichen Botschaften". In: Wilhelm-Gößling, C., Schweizer, C., Dürr, C., Fuhr. K. & Dirk Revenstorf (Hrsg.), *Hypnotherapie bei Depressionen: Ein Manual für Psychotherapeuten*. Stuttgart: Kohlhammer.

DUSSE, K. (2020): *Das Kind in mir will achtsam morden*. München: Heyne.

EGELING, P. & EGELING, H.-W. (2015): *Hypnose-Werkzeugkasten 3: Ängste mit Hypnose auflösen*. BoD – Books on Demand.

ENDE, M. (1978): *Das Traumfresserchen*. Stuttgart: Thienemann.

ENDE, M. (2015): *Jim Knopf und Lukas der Lokomotivführer*. Stuttgart: Thienemann.

ERICKSON, M.H. & ROSSI, E.L. (1994): *Der Februarmann. Persönlichkeits- und Identitätsentwicklung in Hypnose* (3. Auflage). Paderborn: Junfermann.

ERICKSON, M.H. & ROSSI, E.L. (2004): *Hypnose erleben: veränderte Bewusstseinszustände therapeutisch nutzen*. Stuttgart: Klett-Cotta.

ERICKSON, M.H. & ROSSI, E.L. (2015): *Hypnotherapie: Aufbau – Beispiele – Forschungen*. Stuttgart: Klett-Cotta.

ERICKSON, M.H., ROSSI, E.L. & ROSSI, S.L. (2009): *Hypnose: Induktion – psychotherapeutische Anwendung – Beispiele* (10. Auflage). Stuttgart: Klett-Cotta.

EWING, D.M. (2011): *101 Dinge, die ich gern gewusst hätte, als ich anfing, mit Hypnose zu arbeiten*. Heidelberg: Carl-Auer.

FREUD, S. (2010): *Gesammelte Werke. Nachtragsband aus den Jahren 1885–1938*. Stuttgart: Fischer.

Fuhr, K., Meisner, C., Broch, A., Cyrny, B., Hinkel, J., Jaberg, J., Petrasch, M., Schweizer, C., Stiegler, A., Zeep, C. & Batra, A. (2021): Efficacy of hypnotherapy compared to cognitive behavioural therapy for mild to moderate depression – Results of a randomized controlled rater-blind trial. *Journal of Affective Disorders* 286, 166–173. doi: 10.1016/j.jad.2021.02.069.

Fuhr, K., Bender, A., Wiegand, A., Janouch, P., Drujan, M., Cyrny, B., Schweizer, C. C., Kreifelts, B., Nieratschker, V. & Batra, A. (2023): Hypnotherapy for agoraphobia – Feasibility, efficacy, and (epi-)genetic results of a pilot study. *Frontiers in Psychology* 14: 1213792.

Fuhrmann, B. (2019): *Es ist nie zu spät, eine glückliche Kindheit zu haben.* Dortmund: Modernes Lernen.

Haines, S. (2018): *Angst ist ziemlich strange.* Heidelberg: Carl-Auer.

Gloster, A. T., Hauke, C., Höfler, M., Einsle, F., Fydrich, T., Hamm, A., Sthröhle, A. & Wittchen, H.-U. (2013): Long-term stability of cognitive behavioral therapy effects for panic disorder with agoraphobia: a two-year follow-up study. *Behaviour Research and Therapy* 51, 830–839. doi: 10.1016/j.brat.2013.09.009.

Gössling, H.-W. (2023): *Hypnose für Aufgeweckte: Hypnotherapie bei Schlafstörungen.* Heidelberg: Carl-Auer.

Hansen, E. (2010): Hypnotische Kommunikation: Eine Bereicherung im Umgang mit Patienten. *Hypnose – Zeitschrift für Hypnose und Hypnotherapie,* 5 (1 + 2), S. 51–67.

Harrer, M. & Ebell, H. (2023): *Hypnose und Achtsamkeit in der Psychoonkologie.* Heidelberg: Carl-Auer.

Hüther, G. (2005): *Biologie der Angst.* Göttingen: Vandenhoeck.

Jacobi, F., Höfler, M., Strehle, J., Mack, S., Gerschler, A., Scholl, L., Busch, M. A., Maske, U., Hapke, U., Gaebel, W., Maier, W., Wagner, M., Zielasek, J. & Wittchen, H.-U. (2014): Psychische Störungen in der Allgemeinbevölkerung. *Nervenarzt* 85, 77–87. doi: 10.1007/s00115-013-3961-y.

Jacobi, F., Wittchen, H.-U., Hölting, C., Höfler, M., Pfister, H., Müller, N. & Lieb, R. (2004): *Prevalence, co-morbidity and correlates of mental disorders in the general population: results from the German Health Interview and Examination Survey (GHS).* Cambridge University Press.

Janouch, P. (2008): Zur Kombination von hypnotherapeutischen und verhaltenstherapeutischen Techniken bei Angststörungen. Ein Fallbericht. *Hypnose. Zeitschrift für Hypnose und Hypnotherapie* 2008, Bd. 3.

Janouch, P. (2015): *Hypnotherapeutische Angstbehandlung bei Panikstörung und Agoraphobie mit und ohne Panikstörung.* Therapiemanual. Nicht veröffentlicht.

Janouch, P. (2023): Angststörungen. In: Revenstorf, D., Peter, B. & Rasch, B. (2023), *Hypnose in Psychotherapie, Psychosomatik und Medizin* (4. Auflage). Berlin: Springer, S. 387–396.

Kessler, R. C., Berglund, P., Demler, O., Jin, R., Merikangas, K. R. & Walters, E. E (2005): Lifetime prevalence and age-of-onset distributions of DSM-IV disorders in the National Comorbidity Survey Replication. *Archives Of General Psychiatry* 62(6):593–602.

Kaczkurkin, A. N. & Foa, E. B. (2015): Cognitive-behavioral therapy for anxiety disorders: an update on the empirical evidence. *Dialogues in Clinical Neuroscience* 17, 337–346. doi: 10.31887/DCNS.2015.17.3/akaczkurkin.

Krause, C. (2020): Loslassen. In: Batra, A. & Hohagen, F. (2020), *Hypnotherapie bei Depressionen.* Stuttgart: Kohlhammer, S. 110–111.

Lankton, S. & Lankton, C. (1983): *The Answer Within: A Clinical Framework of Ericksonian Hypnotherapy.* New York: Brunner/Mazel Publishers.

Liu, T. & Trenkle, B. (2021): *Die Chinesische Truhe.* Heidelberg: Carl-Auer.

McCarty, P. (2019): *Wie man Angst in nur vier Therapiesitzungen heilt.* Heidelberg: Carl-Auer.

McMullen, L. & Conway J. (2002): Conventional metaphors for depression. In: Susan R. Fussell (2014), *Verbal communication of emotions: Interdisciplinary perspectives.* (S. 167–181). New York: Taylor & Francis.

Meiss, O. (2016): *Hypnosystemische Therapie bei Depression und Burnout.* Heidelberg: Carl-Auer.

Muffler, E. (2015): *Kommunikation in der Psychoonkologie.* Heidelberg: Carl-Auer.

Prior, M. (2009): *MiniMax-Interventionen: 15 minimale Interventionen mit maximaler Wirkung.* Heidelberg: Carl-Auer.

Prior, M. (2022): *Beratung und Therapie optimal vorbereiten – Informationen und Interventionen vor dem ersten Gespräch.* Heidelberg: Carl-Auer.

Revenstorf, D. (2020): „5.8 Lösungsvision Kinotechnik". In: Wilhelm-Gößling, C., Schweizer, C., Dürr, C., Fuhr. K. & Dirk Revenstorf (Hrsg.), *Hypnotherapie bei Depressionen: Ein Manual für Psychotherapeuten.* Stuttgart: Kohlhammer.

Revenstorf, D., Peter, B. & Rasch, B. (Hrsg.) (2023): *Hypnose in Psychotherapie, Psychosomatik und Medizin* (4. Auflage). Heidelberg: Springer.

Richards, M. (2022): *Victoria – Ankommen und Überleben in Deutschland.* Heidelberg: Carl-Auer.

Rossi, E.L. (Hrsg.) (2022): *Gesammelte Schriften von Milton H. Erickson* (3. Auflage). Studienausgabe in 6 Bänden. Heidelberg: Carl-Auer.

Schmidt, G. (2004): *Liebesaffären zwischen Problem und Lösung.* Heidelberg: Carl-Auer.

Schweizer, C.C. (2011): *Vom blauen Dunst zum frischen Wind.* Heidelberg: Carl-Auer.

Schweizer, C.C. (2018): *Das Praxisbuch der hypnotherapeutischen Raucherentwöhnung.* Heidelberg: Carl-Auer.

Somers, J.M., Goldner, E.M., Waraich, P. & Hsu, L. (2006): Prevalence and incidence studies of anxiety disorders: a systematic review of the literature. *The Canadian Journal of Psychiatry* 2006;51(2):100–13.

Spiegel, D. (2013): Tranceformations: hypnosis in brain and body. *Depression and Anxiety* 30, 342–352. doi: 10.1002/da.22046.

Van Dyck, R. & Spinhoven, P. (1997): Does preference for type of treatment matter? A study of exposure *in vivo* with or without hypnosis in the treatment of panic disorder with agoraphobia. *Behavior Modification* 21, 172–186. doi: 10.1177/01454455970212003.

Voderholzer, U. & Hohagen, F. (2014): *Therapie psychischer Erkrankungen.* München: Urban und Fischer.

Watzlawick, P. (2009): *Anleitung zum Unglücklichsein.* München: Piper.

Wette, A. (o. J.): *Abendsegen.* Einzusehen unter https://www.familienbildungwetterau.de/fileadmin/user_upload/Impuls_2_Abendsegen_Begleittext.pdf (letzter Zugriff am 01.02.2023).

Wilde, O. (2008): *Das Gespenst von Canterville.* Köln: Anaconda.

Wilhelm-Gössling, C. (2020): Kompetenzstärkung. In: Batra, A. & Hohagen, F. (2020), *Hypnotherapie bei Depressionen.* Stuttgart: Kohlhammer, S. 106–109.

Wilhelm-Gössling, C., Schweizer, C., Dürr, C., Fuhr, K., Revenstorf, D. (Hrsg.) (2020): *Hypnotherapie bei Depressionen: Ein Manual für Psychotherapeuten.* Stuttgart: Kohlhammer.

Wittchen, H.U., Jacobi, F., Rehm, J., Gustavsson, A., Svensson, M., Jönsson, B., Olesen, J., Allgulander, C., Alonso, J., Faravelli, C., Fratiglioni, L., Jennum, P., Lieb, R., Maercker, A., van Os, J., Preisig, M., Salvador-Carulla, L., Simon, R. & Steinhausen, H.-C. (2011): The size and burden of mental disorders and other disorders of the brain in Europe 2010. *European Neuropsychopharmacology* 21, 655–679. doi: 10.1016/j.euroneuro.2011.07.018.

Wolpe, J. (1961): The systematic desensitization treatment of neuroses. *Journal of Nervous and Mental Disease*, 132, 189–203.

Wright, E. (1976): The Kansas Experiment. In: Jacobs, D.T. (1991), *Patient Communication for First Responders and EMS Personnel: The First Hour of Trauma.* Engelwood Cliffs: Brady.

Yalom, I.D. (2008): *In die Sonne schauen. Wie man die Angst vor dem Tod überwindet.* München: Btb.

Zehetmair, C., Kaufmann, C., Tegeler, I., Kindermann, D., Junne, F., Zipfel, S., Herpertz, S.C., Herzog, W. & Nikendei, C. (2018): Psychotherapeutic group intervention for traumatized male refugees using imaginative stabilization techniques – a pilot study in a german reception center. *Frontiers in Psychiatry* 9, 533. doi: 10.3389/fpsyt.2018.00533.

Zeig, J.K. (2009): *Einzelunterricht bei Erickson.* Heidelberg: Carl-Auer.

Über die Herausgeberinnen

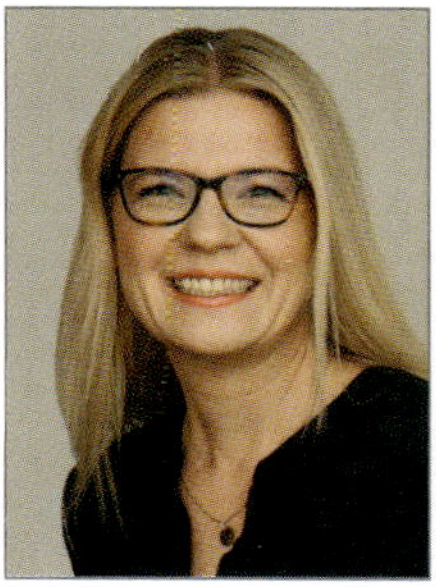

Frauke Niehues ist approbierte Psychotherapeutin in eigener Praxis und in der Personal- und Organisationsentwicklung tätig. Sie ist Dozentin an Universitäten, leitet gemeinsam mit Manfred Prior ein Fortbildungsinstitut und führt ein Portal für Hoch- und Höchstbegabung. Darüber hinaus ist sie Gründerin des Spenden- und Gemeinschaftsprojekts „Methodenschatz“, in dem renommierte Kolleg:innen kostenfrei Methoden und Vorträge zur Verfügung stellen und soziale Projekte unterstützen. Einen Überblick über ihre Angebote findet man unter:

↗ https://www.frauke-niehues.net/

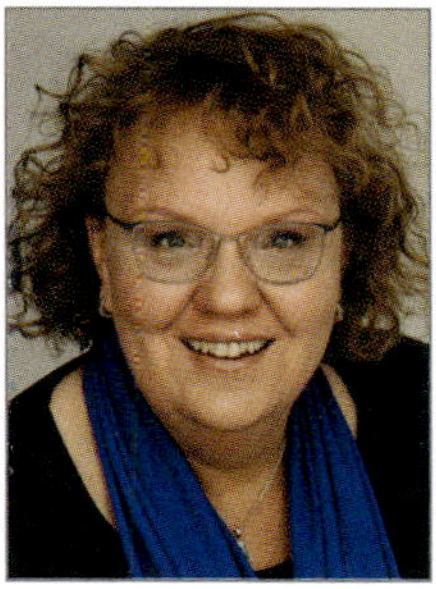

Ghita Benaguid, Dipl.-Psych., ist Psychologische Psychotherapeutin für Verhaltenstherapie (mit Schwerpunkt Hypnotherapie) in eigener Praxis in Bielefeld. Seit 2010 leitet sie die Regionalstelle Bielefeld der Milton Erickson Gesellschaft für Klinische Hypnose e. V.

↗ https://www.praxis-benaguid.de/

Über die Autorin

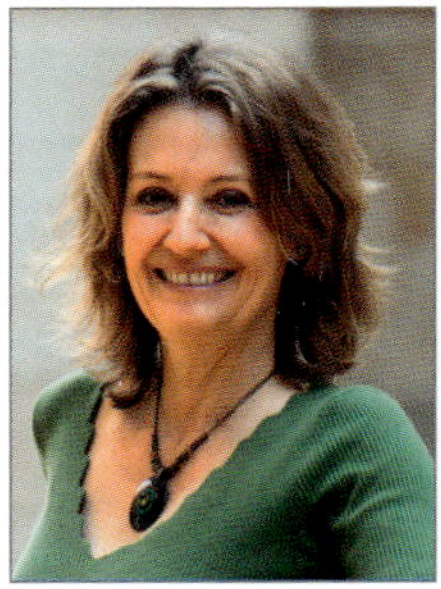

Dr. Cornelie C. Schweizer ist Diplom-Psychologin und arbeitet als Psychotherapeutin und Supervisorin in eigener Praxis in Tübingen.

Sie hat in hypnotherapeutischer Raucherentwöhnung promoviert und Ausbildungen in Hypnotherapie (M.E.G.), systemischer Paar- und Familientherapie sowie systemischer Supervision (IFW, SG) abgeschlossen.

Cornelie Schweizer arbeitet mit traumatisierten Geflüchteten in einer Tübinger Erstaufnahmestelle und ist Ausbilderin und Vorständin der Milton Erickson Gesellschaft für Klinische Hypnose.

Voran gingen eine langjährige Tätigkeit in Forschung und Therapie in der hypnotherapeutischen Ambulanz des psychologischen Instituts der Universität in Tübingen, an der Akademie der Milton Erickson Gesellschaft und bei Prof. Anil Batra an der Psychiatrischen Universitätsklinik in Tübingen in den Bereichen: Tabakabhängigkeit, pathologisches Glücksspiel, Depression und Angst. Von ihr zu finden sind zahlreiche Veröffentlichungen im Bereich Hypnotherapie.

Cornelie Schweizer ist verheiratet, hat vier Kinder und drei Enkelkinder.

↗ https://www.ccschweizer.de

Driburger Straße 24d
33100 Paderborn
www.junfermann.de

Tel.: +49 (0)5251 1344 0
Fax: +49 (0)5251 1344 44
E-Mail: ju@junfermann.de

EIN WORT UND EINE TRANCE ZUM SCHLUSS

ZIELE | **Therapeutisches Selbstvertrauen**

www.junfermann.de/aengste_8-7

Auch wenn Sie sich mit einigen oder sogar allen Karten dieser *Kompetenz!Box* vertraut gemacht haben, fühlen Sie sich vielleicht noch nicht zu 100 Prozent gewappnet für die therapeutische Arbeit mit Menschen, die unter Ängsten und Angststörungen leiden. Hypnotherapeut:innen sollten nicht nur an die Ressourcen ihrer Patient:innen glauben, sondern können sich auch auf die Weisheit ihres eigenen Unbewussten verlassen.

In diesem Sinn: Besser lückenhaft angefangen als perfekt gezögert!

Hier eine letzte Trance – für Sie selbst!

Nehmen Sie sich einen Moment der Ruhe .... Gehen Sie in Gedanken an den Ort, an dem Sie mit Ihren Patient:innen arbeiten. Fühlen Sie sich ganz hinein und gehen Sie dann aus sich heraus und schauen Sie sich selbst zu. Betrachten Sie sich selbst bei der Arbeit ... wenn Sie mit jemandem tätig sind, bei der oder dem Ihnen vieles leichtfällt ... und auch, wie es ist, wenn es mal etwas zäh läuft. Und nun gönnen Sie sich einen Zeitsprung in die Zukunft ... Und Sie kommen wieder in Ihre Praxis und können staunen über eine zunehmende Leichtigkeit, Kreativität, Freude, ein Wohlgefühl bei der Arbeit, das Sie irgendwie von tief innen heraus ausstrahlen. Erleben Sie sich mit diesem Wohlgefühl, dieser Freude bei der Arbeit ... vielleicht erst mit jemandem, bei dem oder der alles recht rund und einfach läuft ... Aber dann auch mit einer Person, bei der es auch mal etwas langwieriger und kompliziert ist ... und trotzdem und gerade deshalb erleben Sie diese innere Gelassenheit, Sicherheit, Freude und Zuversicht an sich. Und nachdem Sie das alles mit allen Sinnen erlebt haben ... gönnen Sie es sich, einzutauchen in dieses neue und bald ganz alltägliche Wohlgefühl ... Und erst, nachdem Sie sich dies alles in üppiger Weise gegönnt haben, beginnen Sie, sich wieder zurückzuorientieren.

TIPPS

Im Anschluss an die obige Trance können Sie sich in Ihrer Wohnung oder draußen überraschen und inspirieren lassen, welcher Gegenstand Ihnen begegnet, der Sie an das gewünschte Gefühl von Freude / Leichtigkeit bei der Arbeit erinnert.

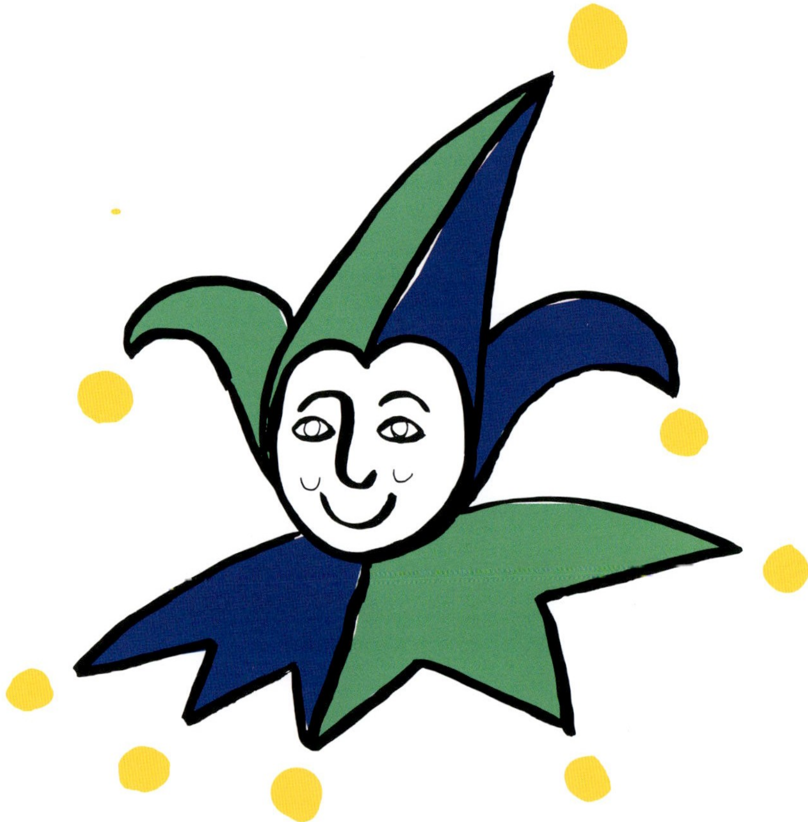

ZIELE | **Nutzung hilfreicher Sprachmuster**

Der Mensch erlebt sich über die Sprache. Mit der Verwendung positiver Sprachmuster können Veränderungen auch auf unbewusster Ebene angestoßen werden. Hier finden Sie einige grundlegende Tipps (nach Prior, 2009).

TIPPS

- Über Schwächen, Probleme und belastende Symptome in der Vergangenheitsform sprechen: „Sie hatten bisher Ängste. Sie haben bisher noch nicht ... Kraft gefunden / genügend Wege entdeckt / passende Strategien entwickelt etc."
- Offene Fragen / konstruktive W-Fragen bevorzugen: was, wann, welche, wie, woran, wer, wodurch? Statt „Haben Sie schon Lösungsideen?" besser: „Welche Lösungsideen haben Sie schon?" (Es sei denn, es ist ein klares Ja oder Nein als Antwort erwünscht.)
- Zum Hervorlocken positiver Formulierungen eignet sich auch ein „sondern": „Sie wollen nicht mehr ..., sondern?"
- „Immer" stimmt in Zusammenhang mit Symptom nie, deshalb kann gefragt werden: „Wann trat es auf, wann weniger, wann gar nicht?"
- Vergleich des Problems mit einem Bereich (z. B einem gut und gern ausgeübten Hobby), in dem Stärken der Patient:innen liegen und Suche nach Gemeinsamkeiten: „Mit Ihrem Problem ist so ähnlich wie beim Erlernen von ..."
- Hoffnungsvolle Sprache: Statt „Hoffentlich nichts Schlimmes" besser „Hoffentlich Gutes".
- Wenn zu viel Veränderung auf einmal überfordert, sollten die Fragen auf kleine Schritte der Veränderung abzielen: Statt „Was ist der entscheidende Schritt?" besser „Was wäre der erste Schritt? Was wäre der erste kleine Schritt? Der erste winzige Schritt? Was wäre evtl. denkbar als erster kleiner Schritt? Was wäre denkbar als erster kleiner, ganz leichter Schritt?"
- Das Unbewusste als Instanz, die Veränderung erleichtert, ins Spiel bringen: „Mit dem bewussten Verstand konnten Sie bisher nicht ..." Dann Tranceangebot machen. Oder: „Angenommen, Sie würden eine erste Veränderung ganz bewusst erzielen ... oder wäre es leichter, unbewusst erste Schritte in eine gute Richtung zu gehen?"
- Therapeutische Vorschläge in Negationen verpacken: „Sie brauchen es sich jetzt noch nicht erlauben, diese Vorstellung zu genießen."
- Bei Patient:innen, die sehr oft „ja, aber" oder „nein" sagen: „Es wäre wohl keine gute Idee, wenn ich Ihnen vorschlagen würde, es mal mit ... zu probieren?" Hierdurch wird automatisch eine Ja-Haltung erzeugt.

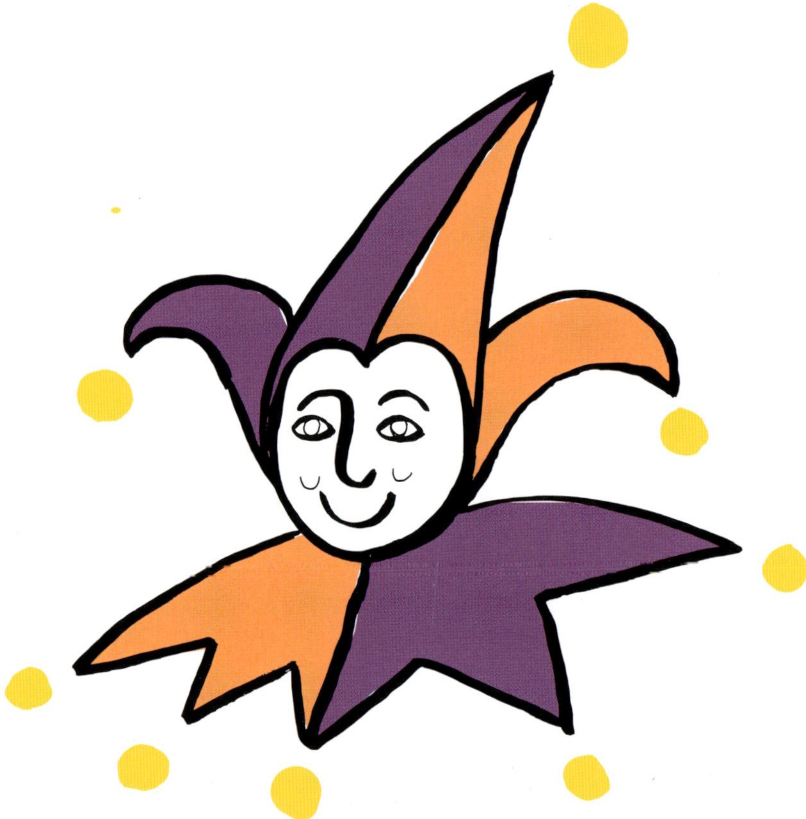

EINLEITUNG

1 | BASICS

1.1

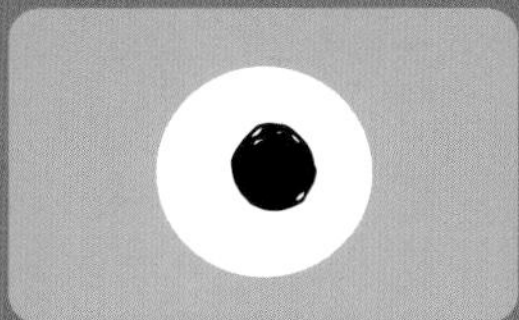

1.2

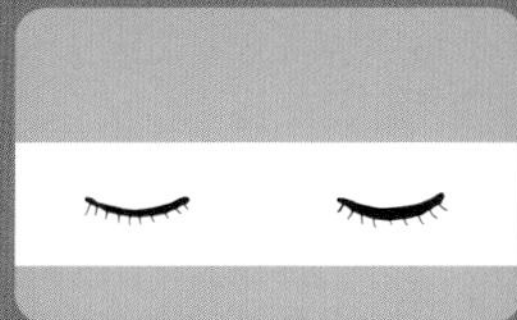

1.3

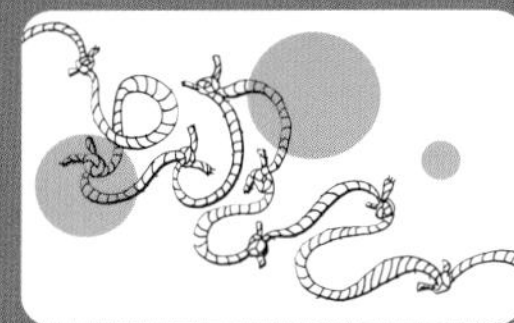

1.4

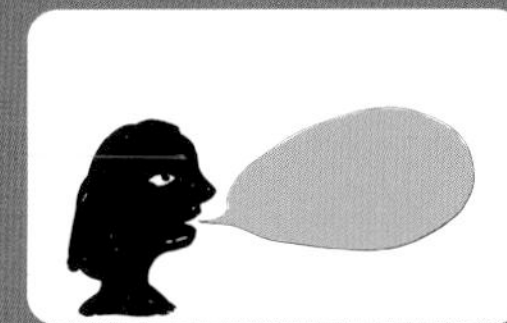

1.5

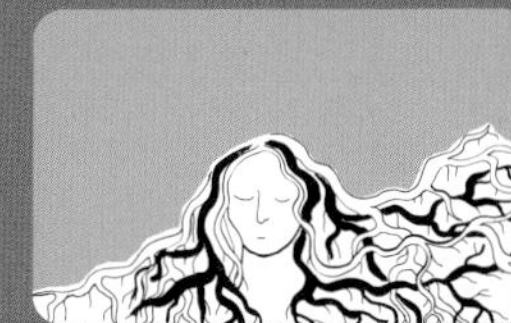

1.6

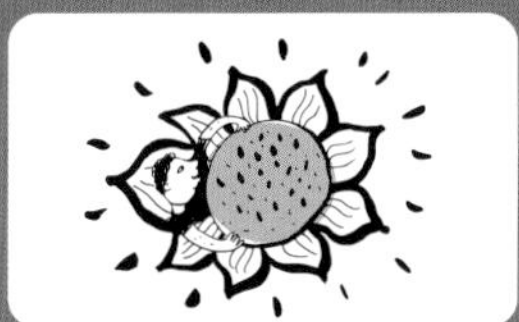

1.7

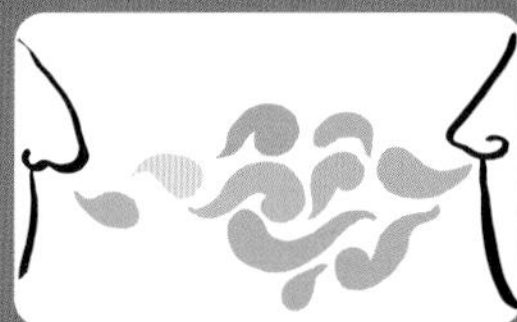

1.8

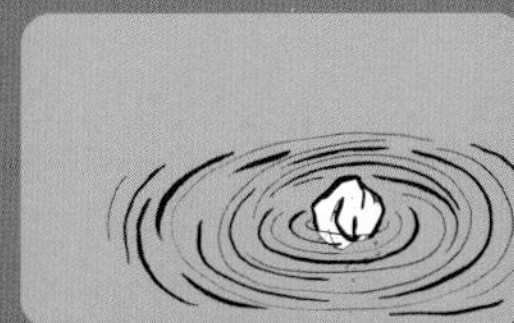

1.9

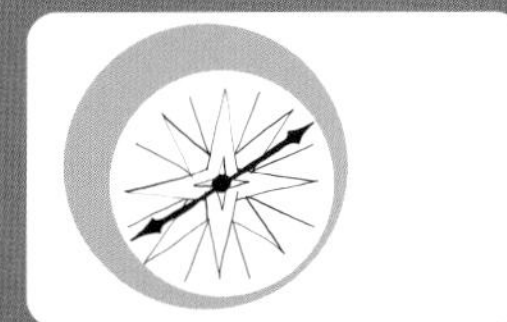

1.10

1.11

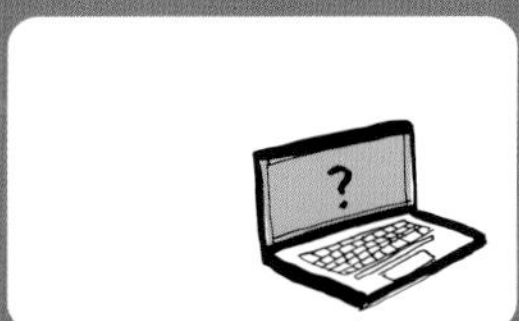

1.12

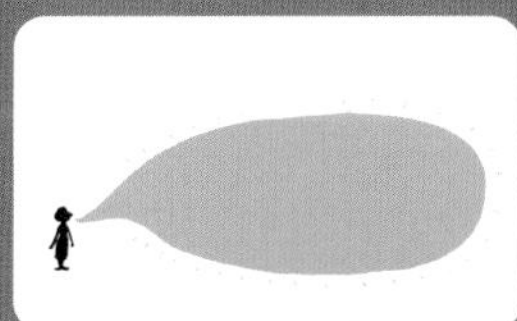

Die folgenden Karten umfassen hilfreiche Basisinformationen die – eventuell auch zur Auffrischung oder als Reminder – sowohl für Sie (als Therapeut:in) als auch für Ihre Patient:innen nützlich sein werden.

Die Karten der Kategorie „Basics“ im Überblick:

Nr.	Titel	Ziele
1.1	Möglichkeiten der Tranceeinleitung	Den Fokus der Patient:innen nach innen lenken
1.2	Einfach trancen	Eintrancen im Gespräch
1.3	Hypnotische Sprachmuster I	Akzeptanz, Wirksamkeit und Individualität fördern mithilfe indirekter, offener Formulierungen
1.4	Hypnotische Sprachmuster II	Akzeptanz, Wirksamkeit und Individualität fördern mithilfe indirekter, offener Formulierungen
1.5	Sie und sie	Ansprache der Patient:innen in direkt-indirekter Form
1.6	VAKOG	Ressourcen zum Leben erwecken, indem sie mit allen Sinnen wahrgenommen werden
1.7	Atempacing	Mit dem Atem abholen, begleiten und führen
1.8	Posthypnotische Suggestionen	Posthypnotische Suggestionen nebenher für Erfolge nutzen
1.9	Reorientierung	Patient:innen kommen sicher, frisch und munter aus der Trance zurück
1.10	Kontraindikationen	Über mögliche Kontraindikationen informiert sein
1.11	Geht das auch online?	Checkliste zur Beurteilung der Onlineoption
1.12	Dazu fällt mir ein Zitat ein ...	Zitate, die helfen, anfängliche Unsicherheiten zu überwinden

2 | KENNENLERNEN, ZIELFINDUNG, PSYCHOEDUKATION

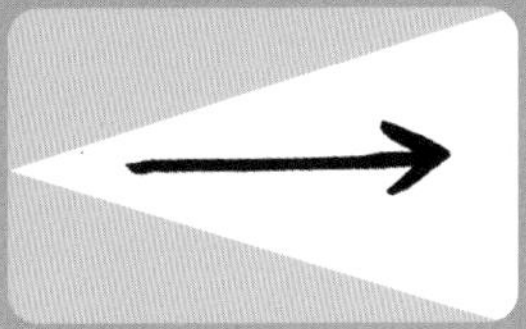
2.1

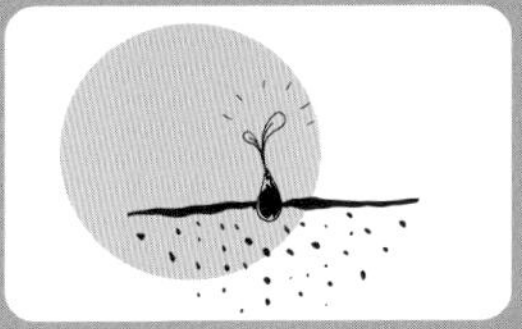
2.2

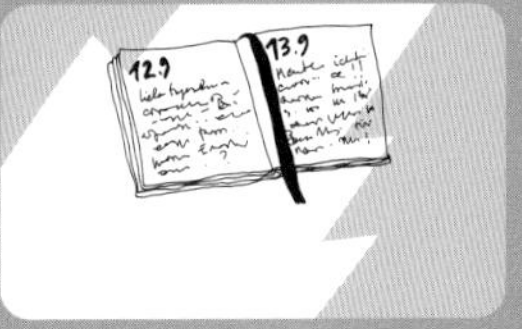
2.3

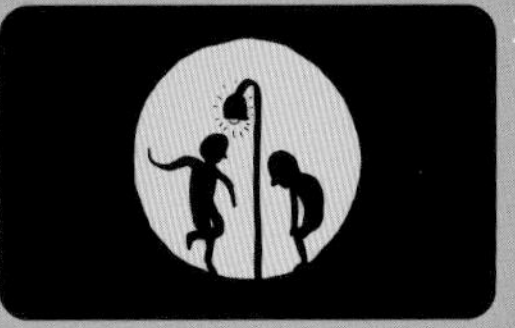
2.4

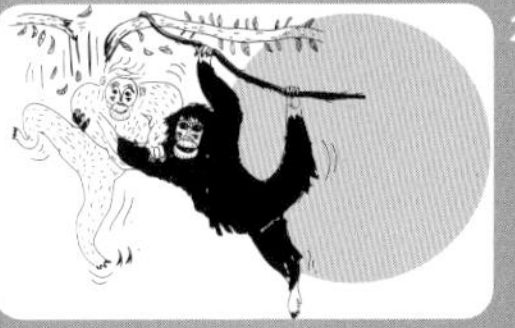
2.5

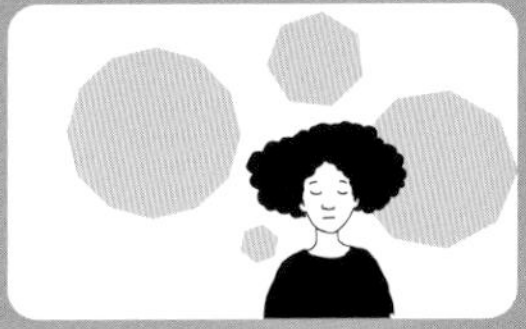
2.6

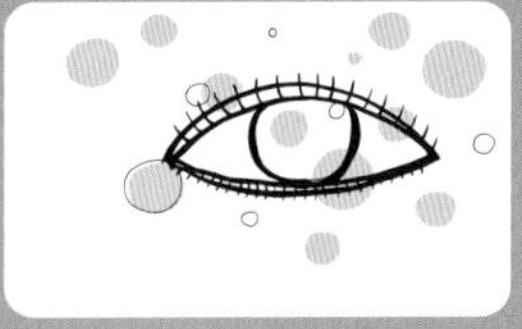
2.7

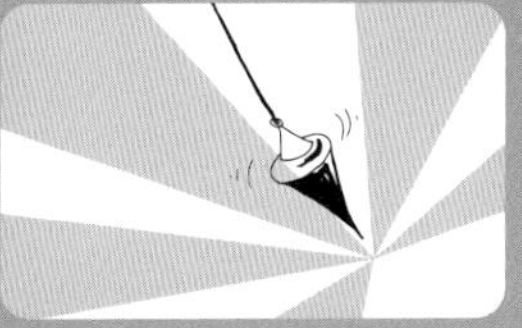
2.8

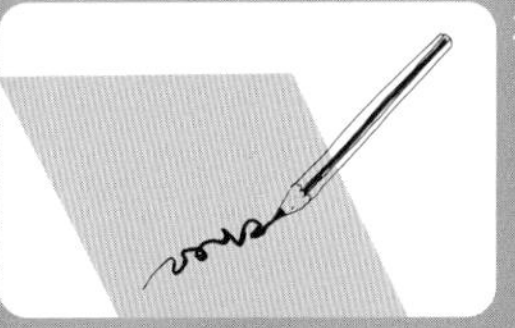
2.9

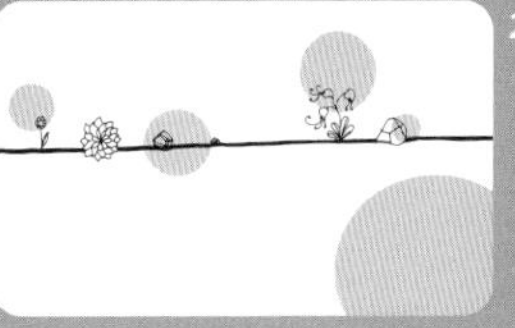
2.10

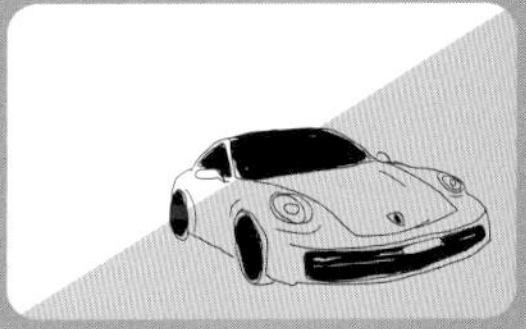
2.11

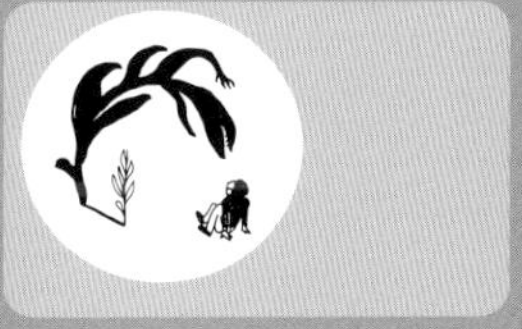
2.12

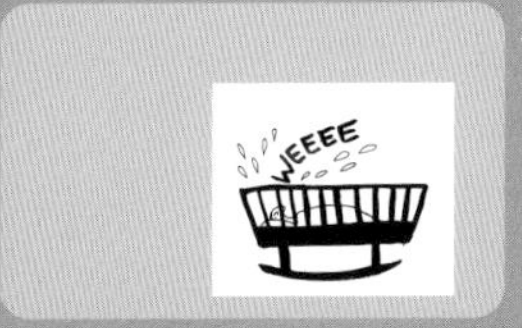

2.13

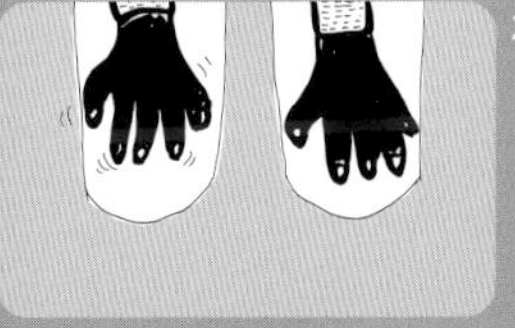
2.14

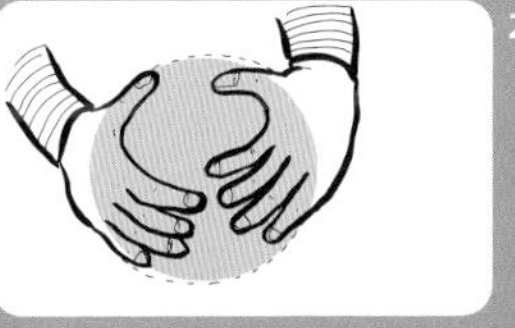
2.15

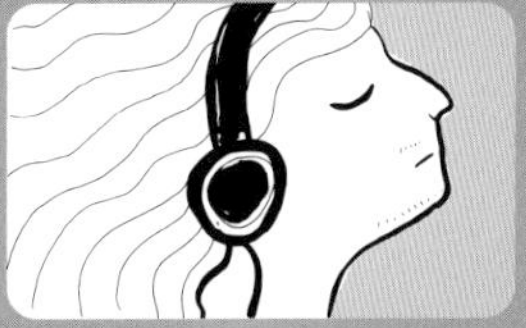
2.16

2.17

In dieser Kategorie finden Sie Anregungen für das gegenseitige Kennenlernen und die Festlegung der Therapieziele. Auch patient:innengerechte Antworten zu Fragen, die klinische Hypnose und die eigene Hypnotisierbarkeit betreffend, werden vermittelt. Ebenso spielen die Erhebung der biografischen Anamnese sowie Informationen zur Physiologie der Angst und zur Entstehung von Ängsten allgemein eine Rolle.

Die Karten der Kategorie „Kennenlernen, Zielfindung, Psychoedukation" im Überblick:

Nr.	Titel	Ziele
2.1	Besserung säen – schon vor dem ersten Treffen	Das erste Treffen vorbereiten und eine positive, selbstwirksame Haltung initiieren
2.2	Besserung säen – durch Erfolgsstorys anderer	Durch erfolgreiche Angstbewältigungsgeschichten anderer stärken und motivieren
2.3	Ein typischer Tagesablauf	Sich ins Leben der Patient:innen einfühlen und diese besser kennenlernen
2.4	Neukonstruktion der Vergangenheit	Verdeutlichen, dass die aktuellen Ängste oft mit früheren Ereignissen zusammenhängen und die Folgen selbst schmerzhaftester Erfahrungen beeinflussbar sind
2.5	Affenkumpel	Verständnis für die Wertigkeit der Beziehung im therapeutischen Prozess schaffen
2.6	Informationen über klinische Hypnose	Fragen und mögliche Befürchtungen bzgl. Hypnotherapie klären
2.7	Individuelle Hypnotisierbarkeit	Fragen zur individuellen Hypnotisierbarkeit klären
2.8	Pendeltrance	Wirksamkeit der Hypnose und eigene Hypnotisierbarkeit ohne viele Worte „beweisen"
2.9	Angst- und positive Erlebnisse	Herausragende Angst- und positive Erlebnisse erheben
2.10	Lebenslinie zur Symptomanamnese	Angst- und positive Erlebnisse biografisch einordnen
2.11	Kein Angsthase	Beruhigende Informationen zur Physiologie der Angst vermitteln
2.12	Entstehung von Angststörungen	Verständnis für die Entstehung von Angststörungen schaffen
2.13	Allein gelassene deutsche Kinder	Informationsvermittlung zu einer Besonderheit der deutschen Geschichte
2.14	Handlevitation	Etablierung eines unwillkürlichen Ja- / Nein-Signals; Variante 1
2.15	Magnetische Hände	Etablierung eines unwillkürlichen Ja- / Nein-Signals; Variante 2
2.16	Selbsthypnose	Selbsthypnose durch Audioaufnahmen unterstützen
2.17	Dazu fällt mir ein Zitat ein …	Zitate nutzen, die im Rahmen der Therapie und / oder als Aushang in der Praxis Impulse geben können

3 | ASSOZIATION – RESSOURCENAKTIVIERUNG

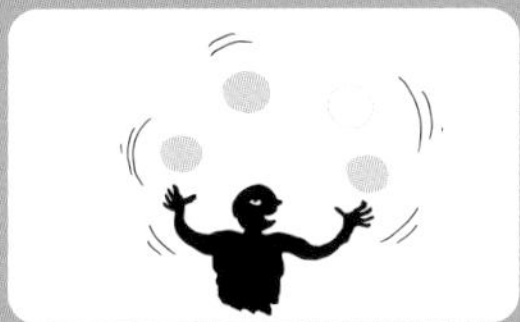

3.1

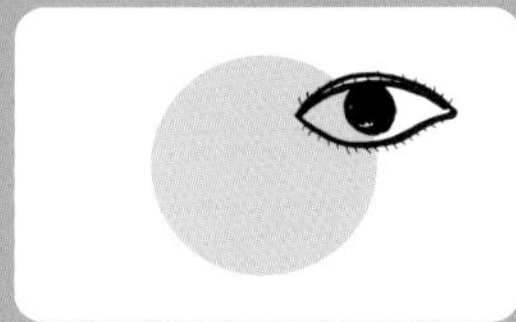

3.2

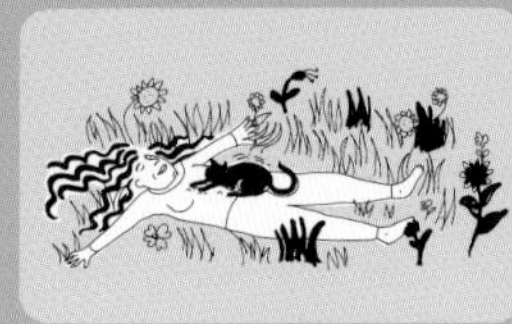

3.3

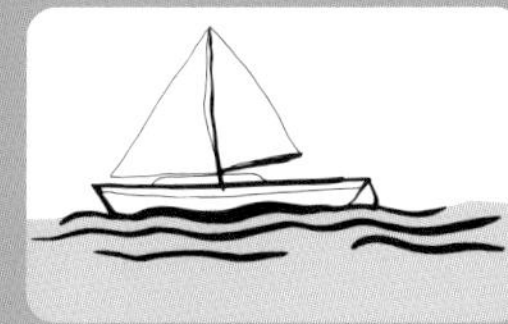

3.4

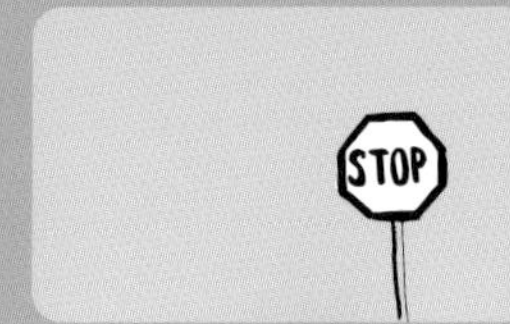

3.5

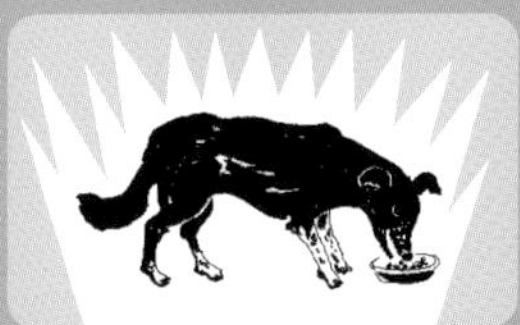

3.6

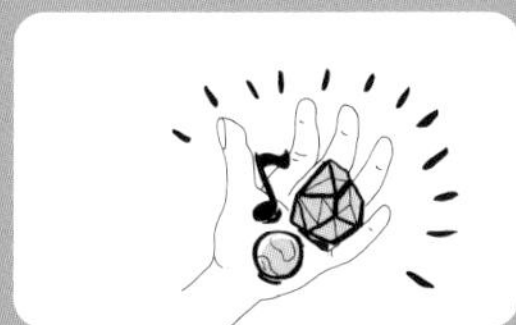

3.7

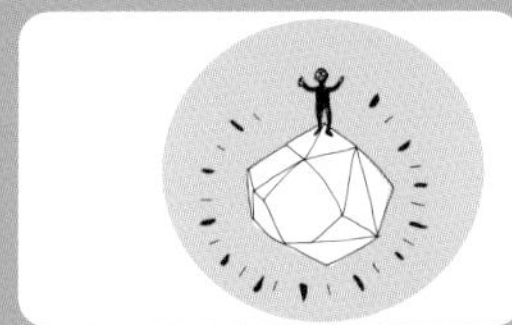

3.8

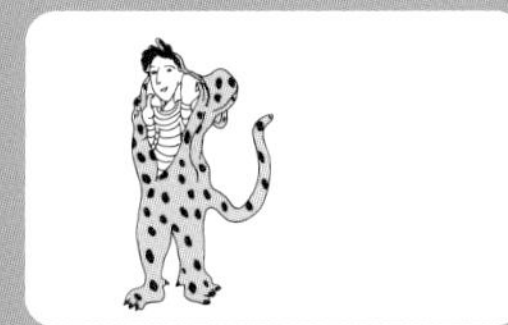

3.9

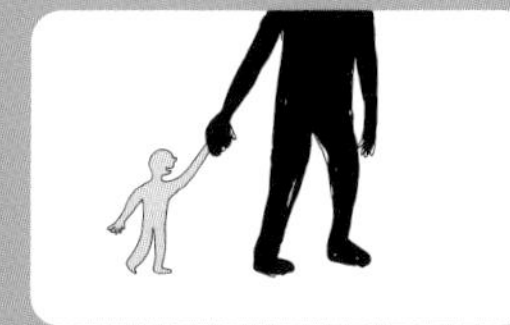

3.10

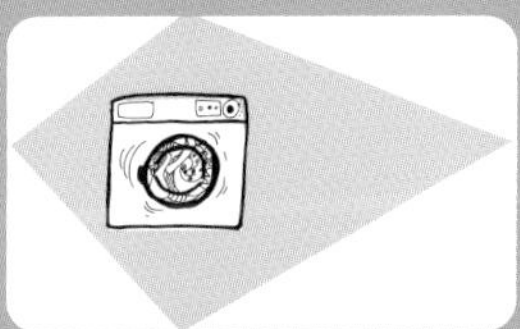

3.11

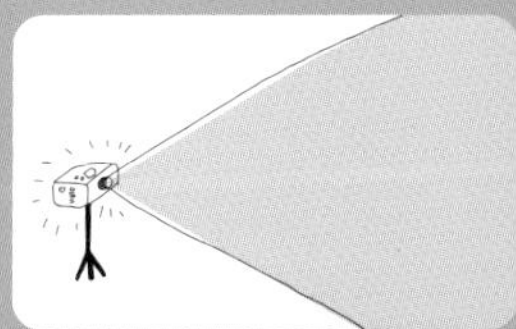

3.12

3.13

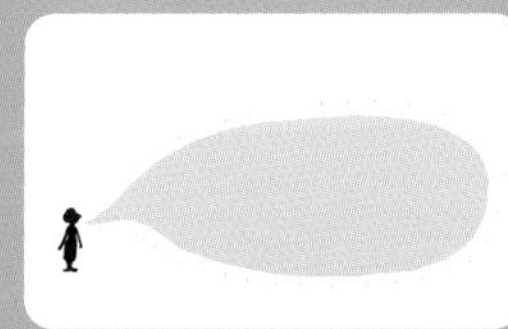

3.14

Die Karten dieser Kategorie helfen bei der Mobilisierung von Bewältigungserfahrungen, um Probleme zu meistern. Die dafür hilfreichen Ressourcenerfahrungen können der eigenen Vergangenheit, Gegenwart oder Zukunft entstammen oder auch Ressourcen anderer Personen miteinbeziehen.

Die Karten der Kategorie „Assoziation – Ressourcenaktivierung“ im Überblick:

Nr.	Titel	Ziele
3.1	Ressourcen-Check	Ressourcen (wieder) aktivieren
3.2	Erste Tranceerfahrung	Erste Erfahrungen mit angeleiteten Trancezuständen, positive Lernhaltung und Hoffnung auf Erfolg vermitteln
3.3	Ort der Geborgenheit	Etablierung eines guten Orts
3.4	Gelassenheit und mehr	Aufgewühlte Patient:innen erden und ihnen Ruhe vermitteln
3.5	Gefühle sind keine Satellitenschüssel	Reframing von Emotionen
3.6	Kreis der Zuversicht	Ressourcenanker im Alltag nutzen
3.7	Kompetenzstärkung erleben	Patient:innen Selbstwirksamkeitserleben ermöglichen
3.8	Kompetenzstärkung unter Belastung	Selbstwirksamkeitserleben intensivieren und erproben
3.9	Lösungserfahrungen	Gewünschtes Verhalten mithilfe eines Stellvertreters einüben
3.10	Selbstwertstärkung	Verständnis für sich fördern, Scham aufgrund der bestehenden Problematik reduzieren
3.11	Super-Ego Teil 1	Patient:innen erleben sich selbst in Bestform und bekommen (wieder) Zugang zu ihren Ressourcen
3.12	Super-Ego Teil 2	Patient:innen tiefer ins Ressourcenerleben eintauchen lassen
3.13	14 Engel	Sich geschützt fühlen
3.14	Dazu fällt mir ein Zitat ein …	Zitate nutzen, die im Rahmen der Therapie und / oder als Aushang in der Praxis Impulse geben können

4 | TRANSFORMATION – VERSTÄNDNIS FÜR DAS SYMPTOM

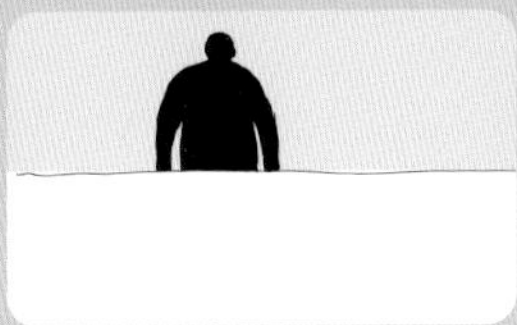
4.1

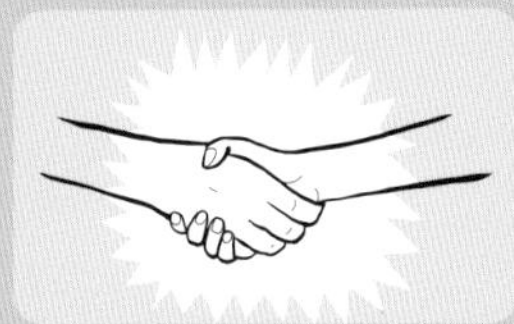
4.2

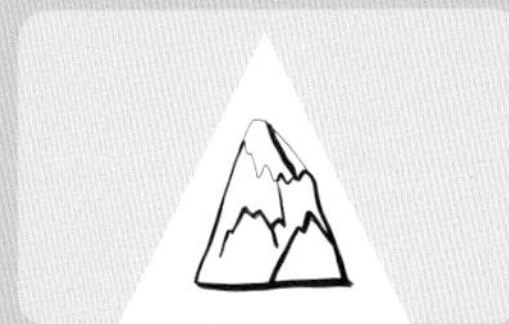
4.3

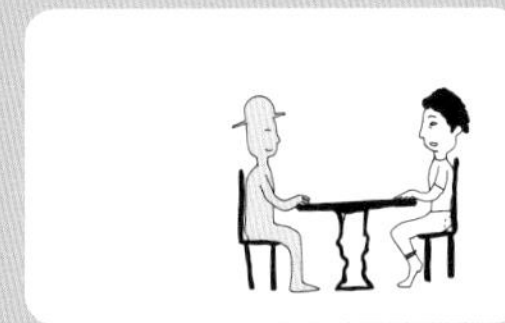
4.4

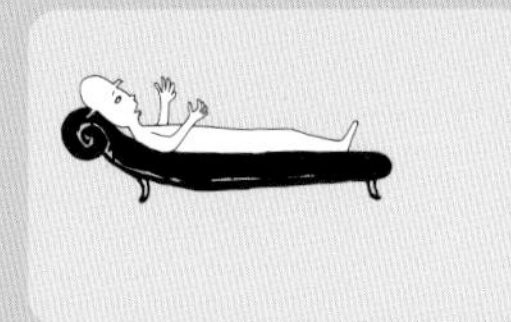
4.5

4.6

In dieser Kategorie werden die positiven Aspekte der Symptome näher beleuchtet. Dazu wird deren Nutzen erst abgeklärt und dann die ungünstigen Verhaltensweisen durch gesündere ersetzt. Dieses Reframing gelingt in der Regel am leichtesten durch das Übersetzen in Bilder.

Die Karten der Kategorie „Transformation – Verständnis für das Symptom“ im Überblick:

Nr.	Titel	Ziele
4.1	Herr Tur Tur – oder die Angst als Scheinriese	Patient:innen die Angst vor dem Symptom nehmen
4.2	Vom Störenfried zum Helfer	Einen Vertrag mit der Symptomseite schließen
4.3	Stellvertretertechnik	Symptombotschaften mithilfe der Stellvertretertechnik ergründen
4.4	Ungebetener Besuch	Das Wiederauftauchen unerwünschter Symptome verstehen lernen
4.5	Werbung fürs Symptom	Rätselhafte Symptome verstehen
4.6	Dazu fällt mir ein Zitat ein …	Zitate nutzen, die im Rahmen der Therapie und / oder als Aushang in der Praxis Impulse geben können

5 | REGRESSION – ALTES BEWÄLTIGEN

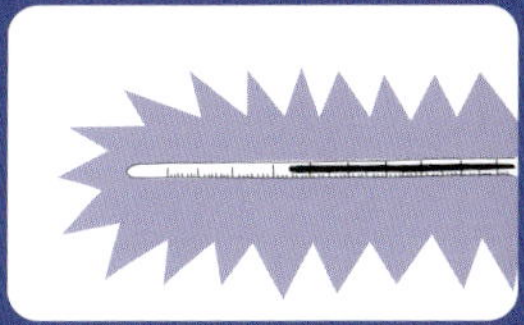

5.1

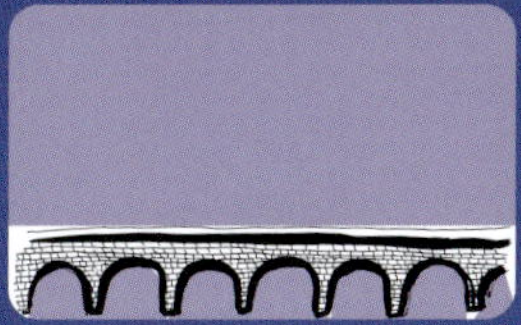

5.2

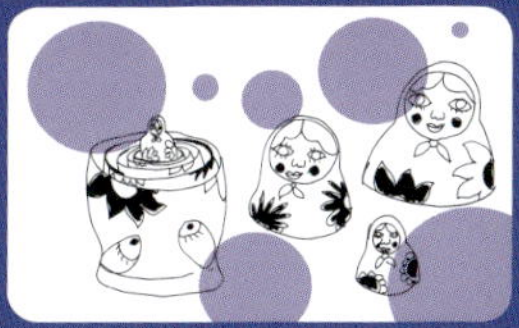

5.3

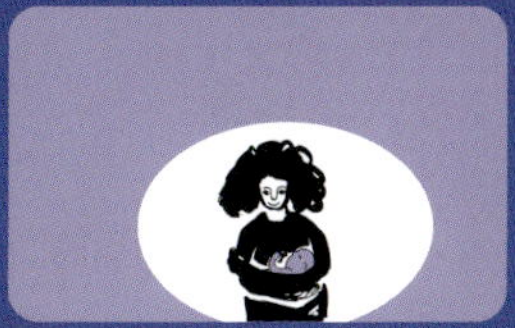

5.4

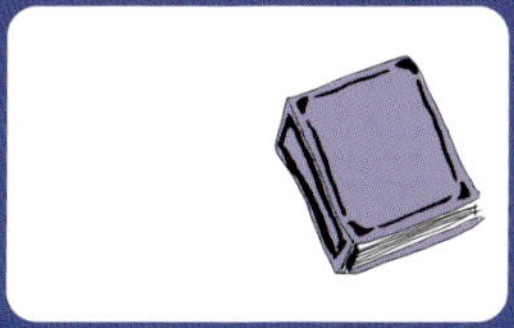

5.5

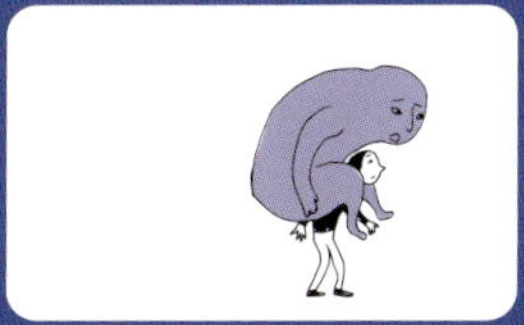

5.6

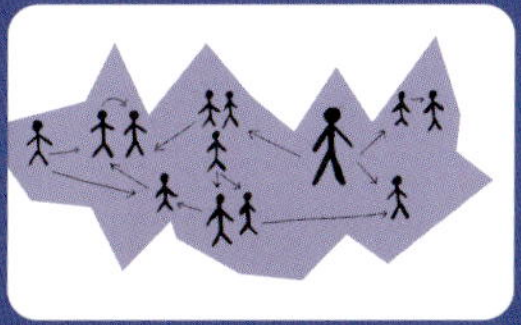

5.7

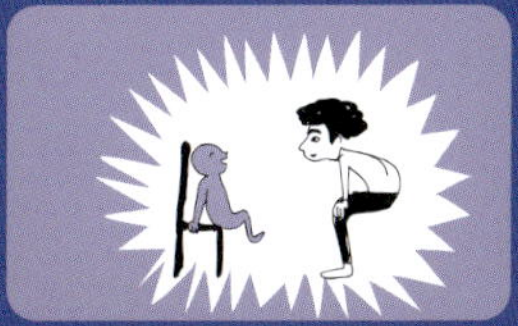

5.8

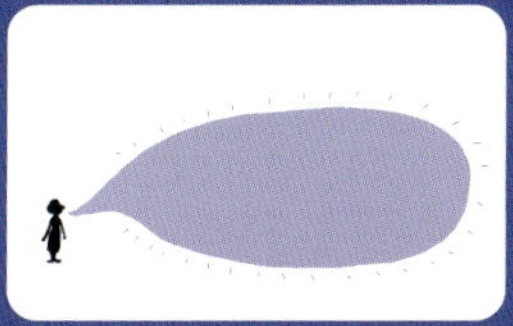

5.9

In dieser Kategorie geht es um emotional-kognitive Korrektur und Bewältigung von kritischen Erfahrungen durch Regression in die Entstehungssituation: Prägende traumatische Situationen aus der Biografie werden durch nochmalige Aktivierung in Trance in der Wahrnehmung verändert. Zuvor vernachlässigte Aspekte werden assoziiert (zum Beispiel kommen eine hilfreiche Person oder ein alternatives, gutes Ende dazu) oder übermäßig belastende Aspekte können dissoziiert werden.

Die Karten der Kategorie „Regression – Altes bewältigen" im Überblick:

Nr.	Titel	Ziele
5.1	Symptomeinstellung	Glaube an die Selbstwirksamkeit stärken, Symptomstärke auf mittleres Niveau einpendeln lernen
5.2	Biografiearbeit	Für die Angstentstehung relevante Erfahrungen in Trance explorieren
5.3	Matroschka – Teilearbeit mal anders	Eine spielerische Variante der Teilearbeit etablieren
5.4	Altes erledigen	Essenzielle Nachversorgung des inneren Kindes
5.5	Buch des Lebens	Distanzierte biografische Bearbeitung ermöglichen
5.6	Schuldfragen	Schuld- und Gewissensfragen erwachsen beantworten
5.7	Familiengenogramm	Tieferes Verständnis der Beweggründe von Familienmitgliedern, die Patient:innen Unrecht getan und sie verletzt haben
5.8	Post fürs innere Kind	Versöhnung mit bisher unversorgten inneren Anteilen
5.9	Dazu fällt mir ein Zitat ein …	Zitate nutzen, die im Rahmen der Therapie und/oder als Aushang in der Praxis Impulse geben können

6 | DISSOZIATION – HINDERLICHES VERABSCHIEDEN

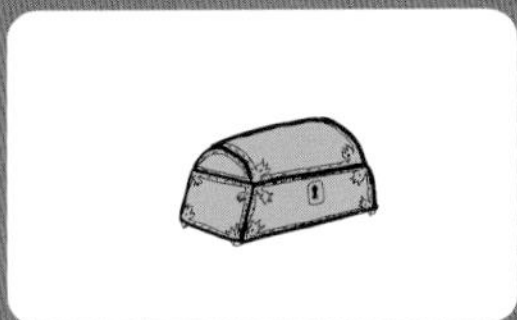
6.1

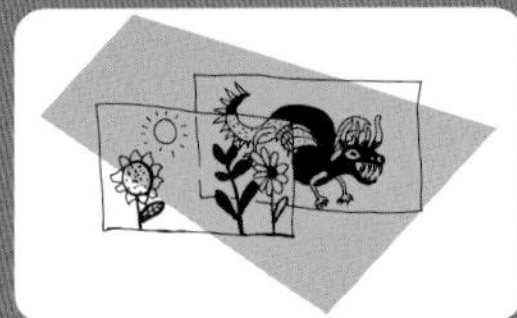
6.2

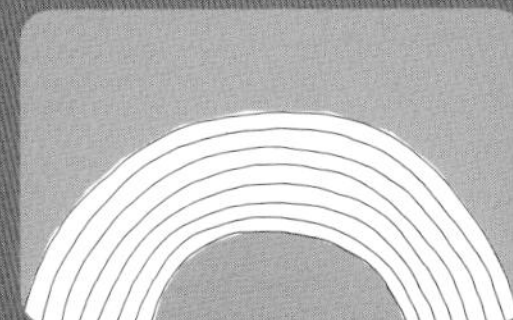
6.3

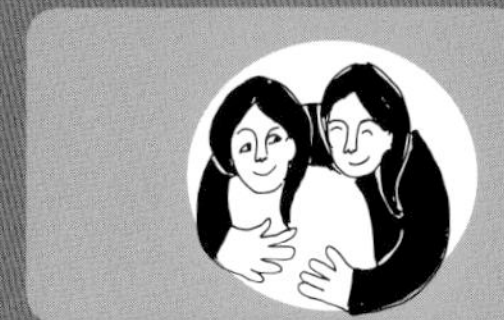
6.4

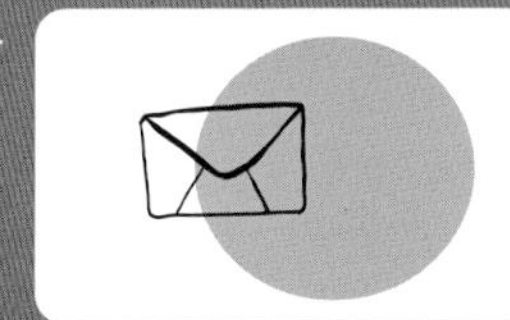
6.5

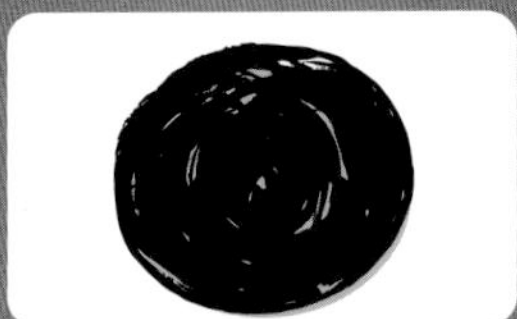
6.6

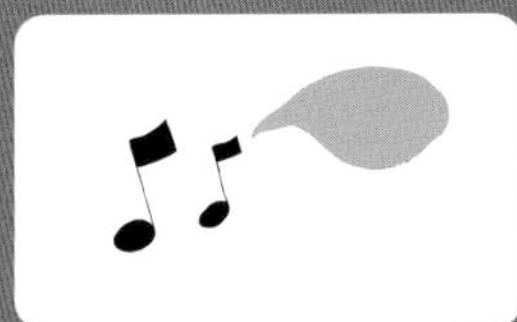
6.7

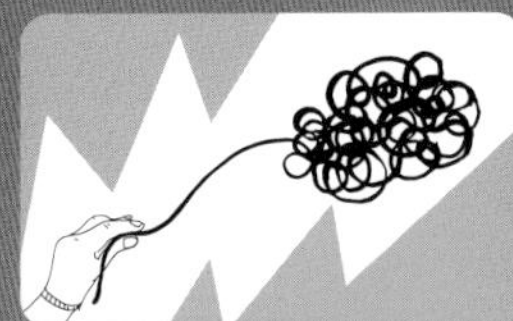
6.8

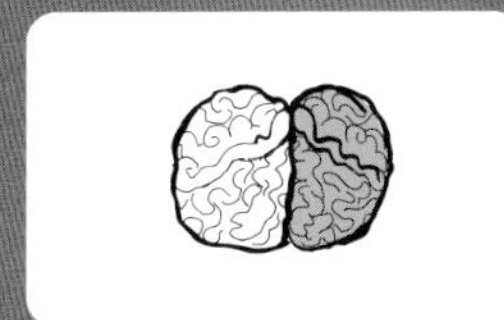
6.9

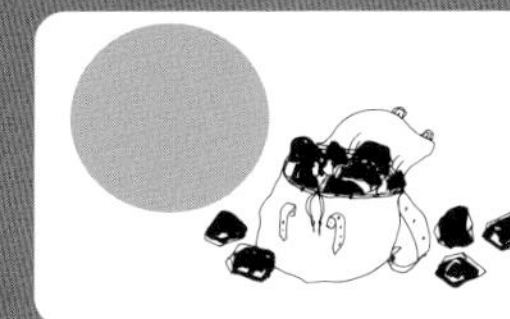
6.10

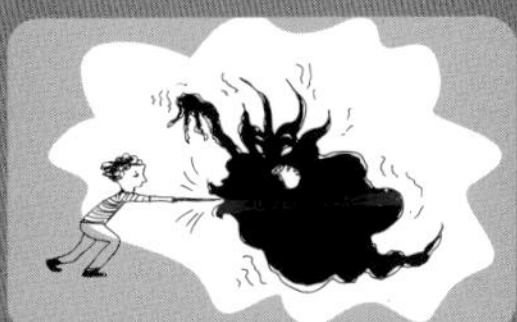
6.11

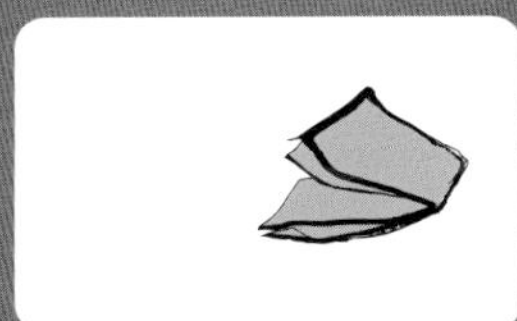
6.12

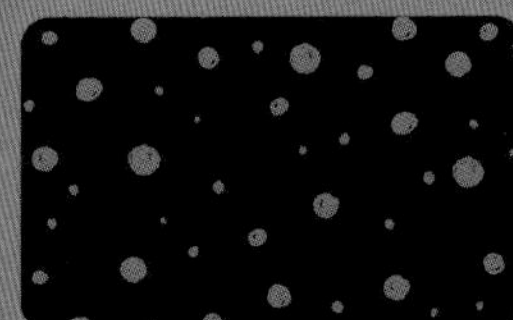
6.13

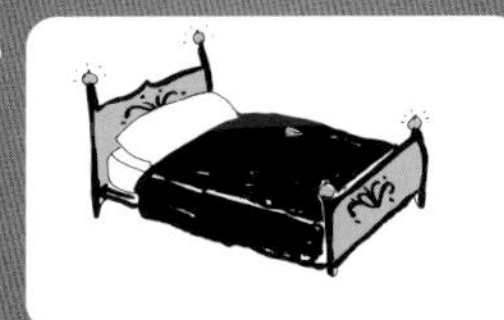
6.14

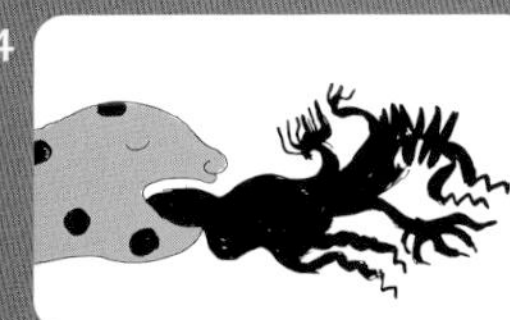
6.15

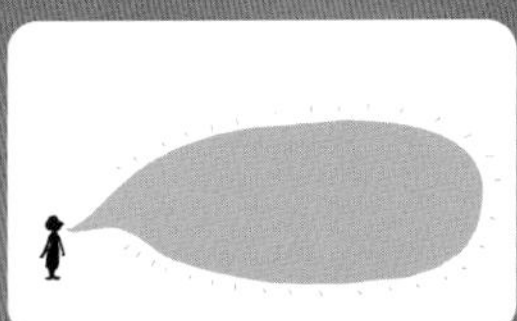
6.16

Bestimmte Erfahrungsaspekte (z. B. Schmerz bzw. Ton-, intensive Bild-, Geruchs- oder Gefühlskomponenten ...) oder ein gesamtes problematisches Erlebnis können dissoziiert werden. In dieser Kategorie geht es darum, das Loslassen zu erleichtern und alte Verletzungen Heilung zu ermöglichen.

Die Karten der Kategorie „Dissoziation – Hinderliches verabschieden" im Überblick:

Nr.	Titel	Ziele
6.1	Truhe schubsen	Belastende Emotionen oder Erinnerungen in einer Truhe einschließen und Emotionsregulation üben
6.2	Vermischtes trennen I	Symptomen einen guten Platz geben
6.3	Vermischtes trennen II	Weitere mögliche Bilder zur Entzerrung finden
6.4	Trauern	Patient:innen in den verschiedenen Phasen der Trauer beistehen
6.5	Freiheit durch Vergebung	Wut, Trauer und Rachegelüste durch Vergebung loslassen können
6.6	Depressionsbewältigung	Gefühlen von Schwere und Niedergeschlagenheit etwas Leichtes entgegensetzen
6.7	Neutralisieren lebensfeindlicher Botschaften	Über Veränderung von Submodalitäten die Macht negativer innerer Stimmen mildern
6.8	Vom Grübeln zum Handeln	Grübeln beenden und Handlungs- und Entscheidungsfähigkeit der Patient:innen fördern
6.9	Gehirnreinigung	Ein Gefühl der „Tiefenreinigung" erzeugen
6.10	Steine müssen draußen bleiben	Belastendes würdigen und loslassen
6.11	Verabschiedungsbilder	Ängste endgültig verabschieden
6.12	Loslassrituale	Durch Rituale buchstäblich loslassen
6.13	Vom Mond zur Erde	Guten Schlaf in der Trance vorwegnehmen
6.14	So geht´s besser mit dem Schlafen	Praktische Tipps, die Ihren schlaflosen Patient:innen weiterhelfen
6.15	Traumfresser	Schutz vor Albträumen
6.16	Dazu fällt mir ein Zitat ein ...	Zitate nutzen, die im Rahmen der Therapie und/oder als Aushang in der Praxis Impulse geben können

E-Book inside

Mit dem Kauf dieser Box erhalten Sie das zugehörige E-Book gratis (PDF).

So kommen Sie an Ihr kostenloses E-Book:

Rufen Sie im Internet diese Website auf: ↗ http://www.junfermann.de/ebook-inside

Geben Sie den untenstehenden Code in das dafür vorgesehene Feld ein und klicken Sie → Code einlösen.
Nach Eingabe Ihrer E-Mail-Adresse erhalten Sie sofort einen Download-Link für das gewünschte E-Book.

Bitte beachten Sie, dass der Code für Sie personalisiert wird und nur einmal gültig ist. Die Datei müssen Sie zunächst auf Ihrem Computer speichern, bevor Sie sie auf ein mobiles Endgerät überspielen können.

GHRQETG7

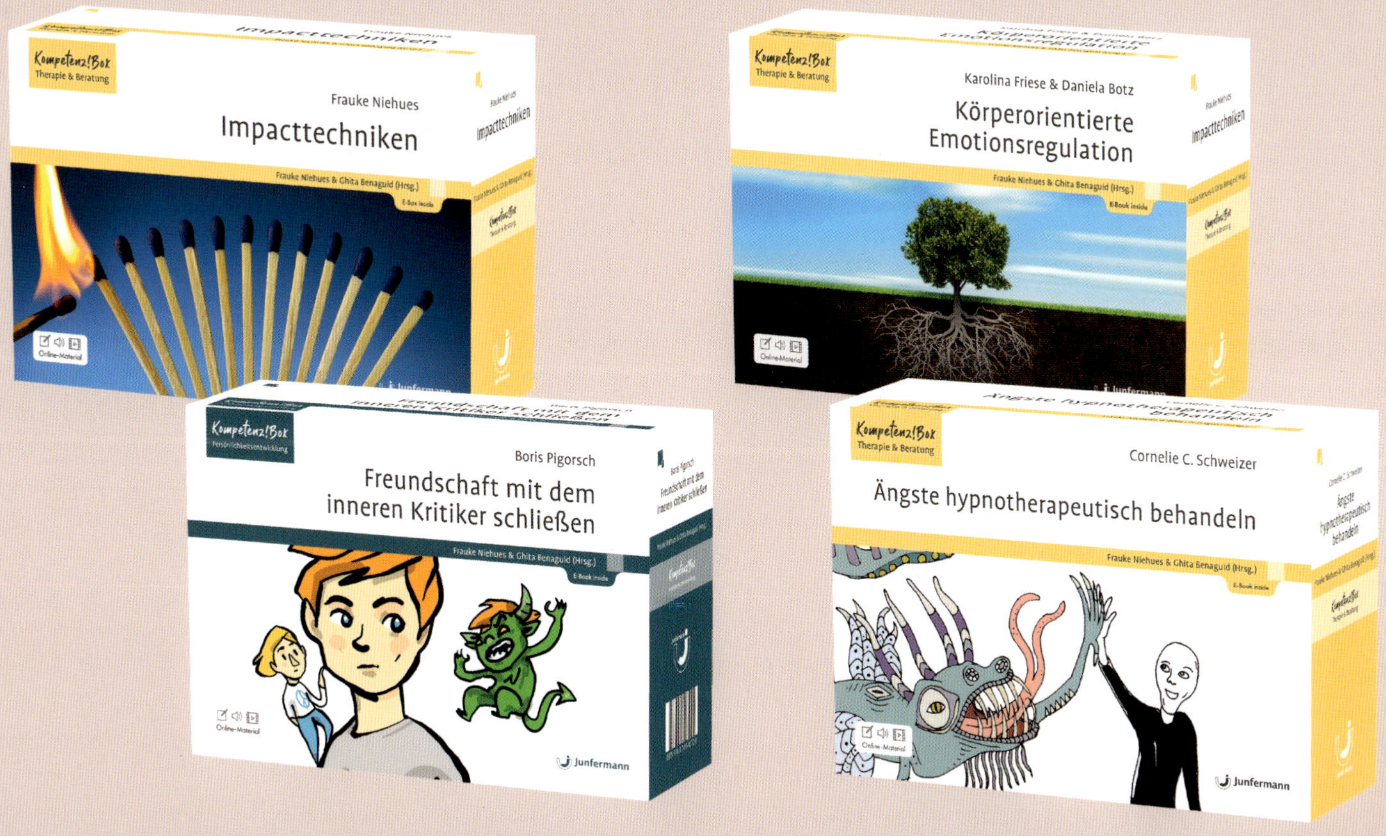

Kompetenz!Box
Therapie & Beratung
Frauke Niehues
Impacttechniken
Frauke Niehues & Ghita Benaguid (Hrsg.)
Online-Material
Kompetenz!Box
Therapie & Beratung
Karolina Friese & Daniela Botz
Körperorientierte Emotionsregulation
Frauke Niehues & Ghita Benaguid (Hrsg.)
Kompetenz!Box
Persönlichkeitsentwicklung
Boris Pigorsch
Freundschaft mit dem inneren Kritiker schließen
Frauke Niehues & Ghita Benaguid (Hrsg.)
Online-Material
Junfermann
Kompetenz!Box
Therapie & Beratung
Cornelie C. Schweizer
Ängste hypnotherapeutisch behandeln
Frauke Niehues & Ghita Benaguid (Hrsg.)
Junfermann

DIE *KOMPETENZ!BOX*-REIHE – AUS DER PRAXIS FÜR DIE PRAXIS

„Ängste hypnotherapeutisch behandeln“ erscheint innerhalb der Kartensetreihe *Kompetenz!Box*, herausgegeben von Frauke Niehues und Ghita Benaguid. In der Reihe vermitteln Ihnen renommierte Expert:innen ihr Know-how auf besondere Art und Weise: grundsätzlich ressourcen- und lösungsorientiert, hilfreich auf den Punkt gebracht und in den Alltag übertragbar.

Kartensets aus der Reihe *Kompetenz!Box Therapie und Beratung* richten sich an Fachleute wie Psychologische und Ärztliche Psychotherapeut:innen, Coaches, Berater:innen und Trainer:innen.

Kartensets aus der Reihe *Kompetenz!Box Persönlichkeitsentwicklung* sind für alle Interessierten ausgerichtet.

Jedes Set ist übersichtlich strukturiert und durch ein Karteikartensystem intuitiv einsetzbar (leichte Auffindbarkeit einzelner Karten). Zu jedem Set finden Sie online abrufbare Zusatzmaterialien, die alle Sinne ansprechen (Audio, Video, Handouts etc.). Zudem ist jedes Kartenset zugleich auch als E-Book erhältlich, sodass die Inhalte bequem am Tablet und auf dem Handy abgerufen oder im Rahmen einer Online-Therapie eingebunden werden können.

Frauke Niehues und Ghita Benaguid, beide approbierte Psychotherapeutinnen mit vielfältigen Ausbildungen sowie Supervisorinnen und Ausbilderinnen, setzen sich für den kollegialen Austausch ebenso ein wie für das Zurverfügungstellen unterstützender Informationen und Materialien für Ratsuchende und Kolleg:innen. Die *Kompetenz!Box*-Reihe ist ihnen eine Herzensangelegenheit, die sie mit viel Engagement und Leidenschaft begleiten.

Begeisterung und persönliches Wachstum wünscht Ihnen

Ihr Team vom Junfermann Verlag

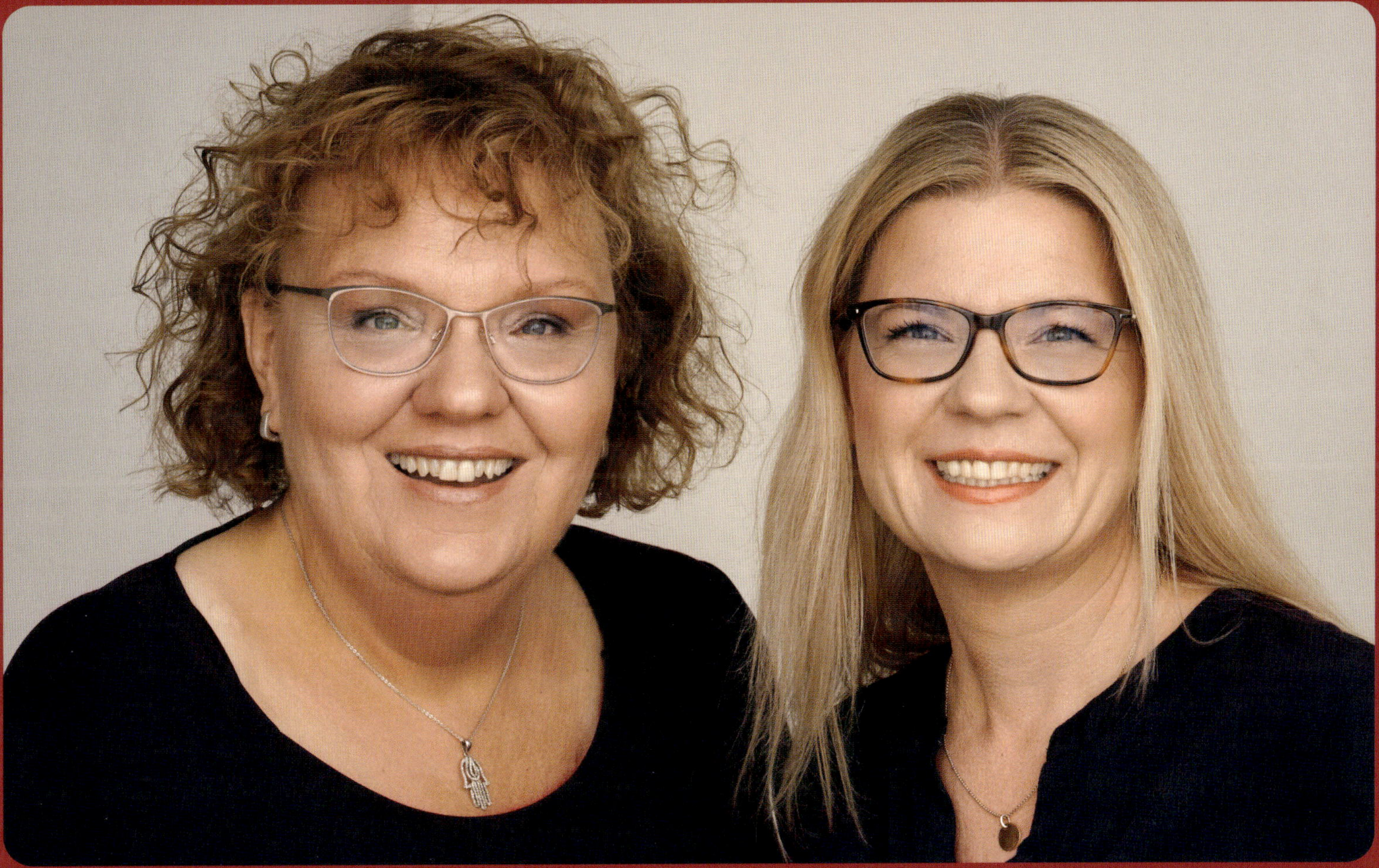

Liebe Leser:innen,

es erfüllt uns mit großer Freude, dass wir unsere geschätzte Kollegin Dr. Cornelie Schweizer als Autorin für unsere *Kompetenz!Box*-Reihe gewinnen konnten. Sie hat mit Ihrer Expertise das Thema hypnotherapeutische Angstbewältigung in wissenschaftlich fundierter, prägnanter und vor allem praxisorientierter Form gestaltet.

In einer Zeit, in der Angsterkrankungen aufgrund von Kriegen, Naturkatastrophen und anderen Unsicherheitsfaktoren immer weiter zunehmen, möchten wir Ihnen mit dieser Box eine inspirierende Mischung aus psychoedukativen Elementen, sinnstiftenden Fragen und praxiserprobten Interventionen bieten, die auf eine zielorientierte und lösungsorientierte Herangehensweise setzen.

Dr. Schweizer vereint in ihrer langjährigen Praxiserfahrung ein breites Wissen im Bereich der systemischen und hypnotherapeutischen Ansätze. Dies verknüpft sie mit einer herausragenden Leidenschaft für die wissenschaftliche Forschung. Diese Kombination kommt dieser Box in besonderem Maße zugute.

Wir möchten uns von Herzen bei Ihnen für Ihr Interesse bedanken und wünschen Ihnen viel Freude und Erfolg bei der Begleitung von Menschen, die von Angsterkrankungen betroffen sind.

Ghita Benaguid und Frauke Niehues

Herausgeberinnen der *Kompetenz!Box*-Reihe

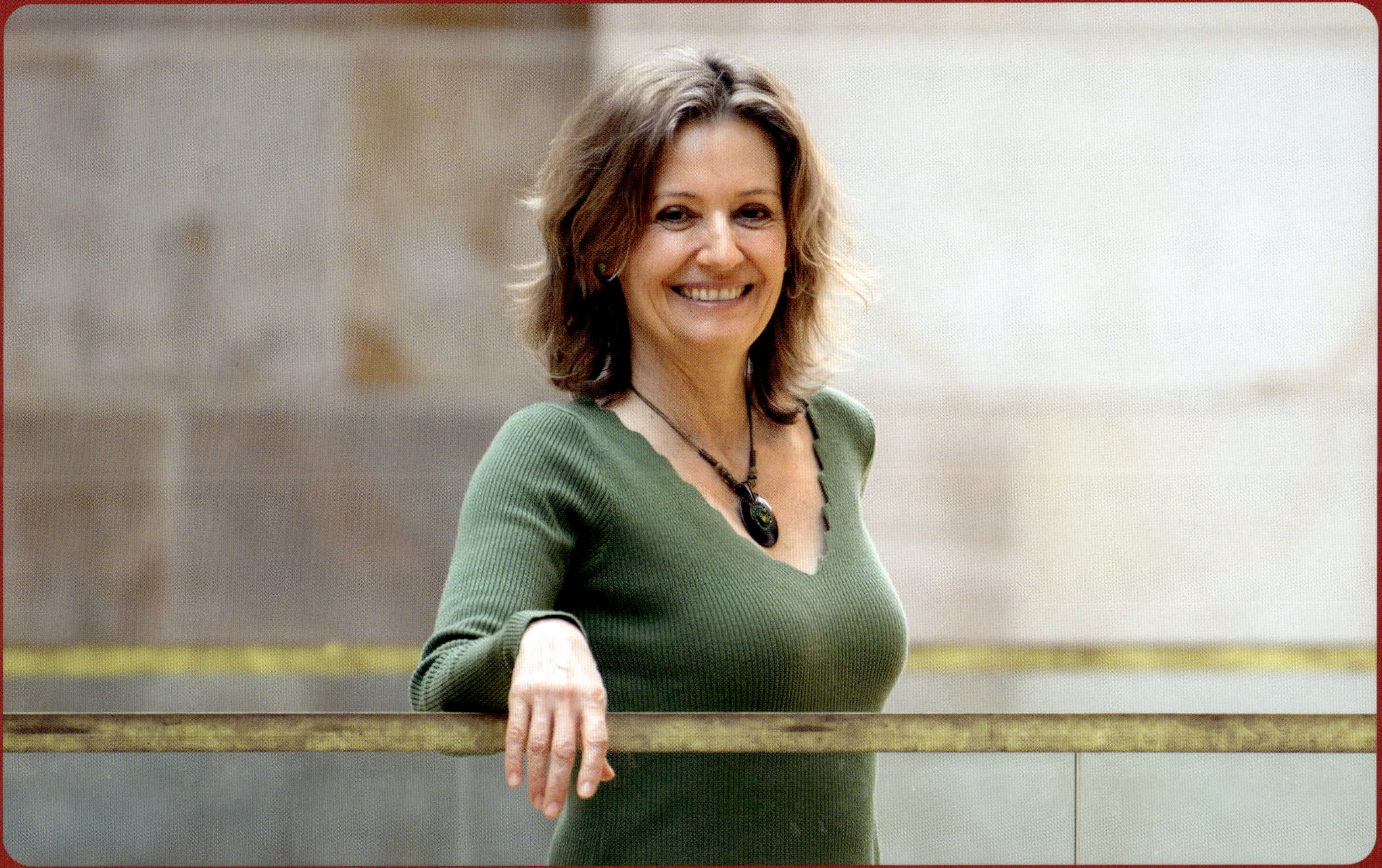

Liebe Nutzer:innen dieser *Kompetenz!Box*,

Ende der 1990er-Jahre habe ich – damals noch als Psychologiestudentin – bei Professor Dr. Dirk Revenstorf Hypnotherapie kennengelernt … und war sofort von dieser besonderen Möglichkeit fasziniert, Menschen effektiv, kreativ und häufig schnell zu unterstützen und neue Optionen im Denken, Fühlen und Handeln selbst für lang andauernde und scheinbar kaum lösbare Schwierigkeiten finden zu können.

Meine Begeisterung für diese Methode hat mit der Zeit noch zugenommen. Mittlerweile arbeite ich seit vielen Jahren als Psychologin in eigener Praxis und als Ausbilderin, Supervisorin und Vorständin der Milton Erickson Gesellschaft für Klinische Hypnose. Insbesondere ist es mir ein Anliegen, meine Überzeugung, dass hypnotherapeutische Techniken hilfreich sind, wissenschaftlich belegen zu können. Deshalb habe ich immer wieder auch in der Forschung gearbeitet und veröffentlicht, zum Beispiel in den Bereichen Sucht und Depression. Auch dieser *Kompetenz!Box* liegt eine Studie von Dr. Kristina Fuhr und Kolleg:innen (Fuhr et al., 2023) an der Universität Tübingen zugrunde, bei der ich mitgewirkt habe. Ich finde es – dem Leidensdruck der Patient:innen Rechnung tragend – wichtig, Ihnen, liebe Nutzer:innen, Interventionen anbieten zu können, deren Wirksamkeit im Studiensetting überprüft wurde.

Das ursprüngliche Studienmanual stammt von Paul Janouch, dem ich dafür ganz besonders herzlich danken möchte, denn viele Interventionen dieser Box tragen seine Handschrift und gehen auf sein unveröffentlichtes Studienmanual zurück. Teile daraus sind jedoch nachzulesen in seinem Kapitel zu Angststörungen in *Hypnose in Psychotherapie, Psychosomatik und Medizin* (Revenstorf, Peter & Rasch, 2023) bzw. in *Hypnotherapie bei Depressionen* (Batra & Hohagen, 2024). Basierend auf meinen Praxiserfahrungen habe ich das Studienmanual um viele weitere Interventionen ergänzt und erweitert. Diese ausführliche Fassung liegt Ihnen hiermit vor.

Ich wünsche Ihnen und Ihren Patient:innen viel Freude und Erfolg mit dieser *Kompetenz!Box*.

Herzlichst,

Cornelie
Schweizer

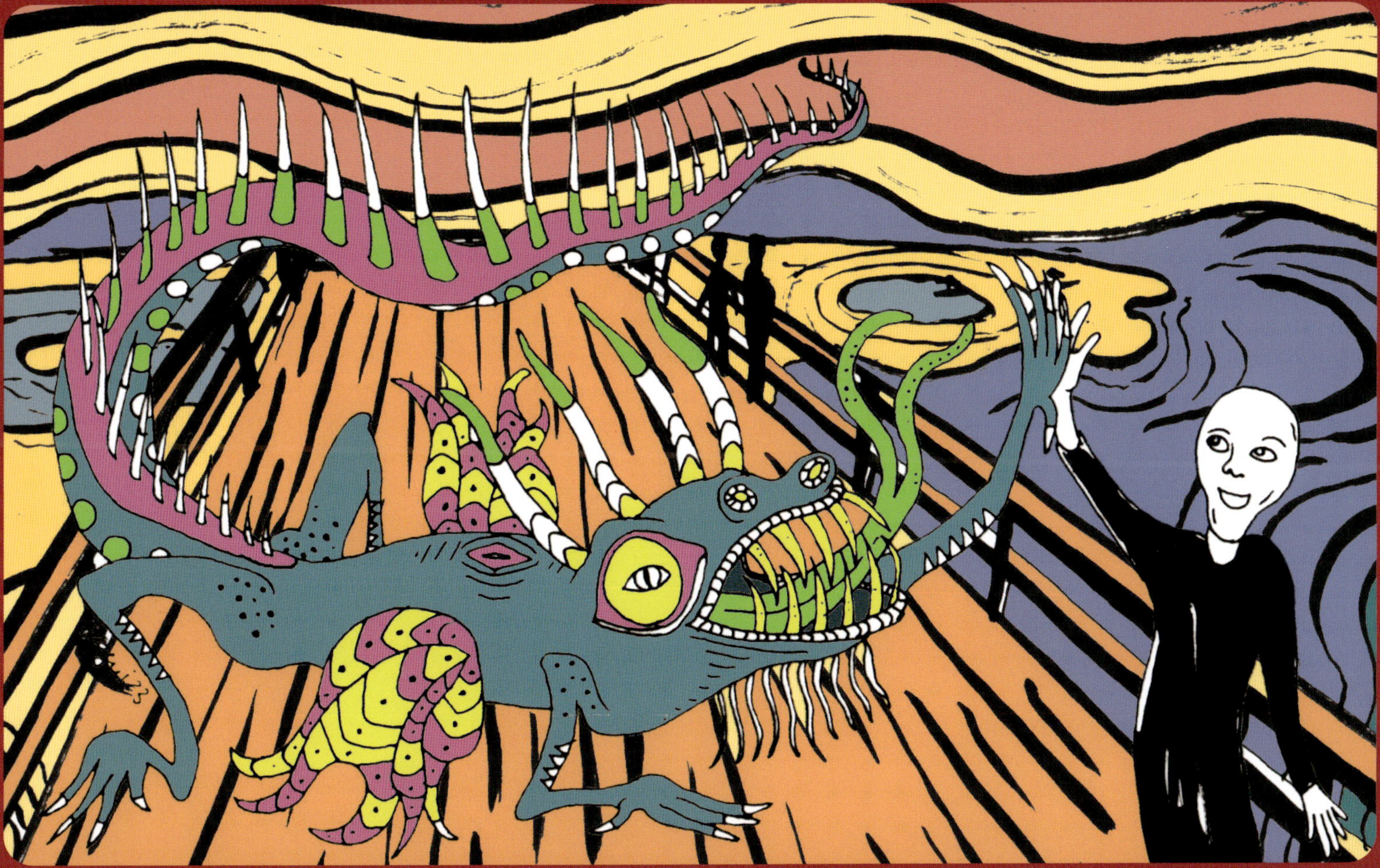

„Wir Drachen wissen sehr viel. Aber solange wir nicht überwunden worden sind, fangen wir damit nur Arges an. Wir suchen uns jemand, den wir mit unserem Wissen quälen können (...). Wenn wir aber verwandelt sind, dann heißen wir ‚Goldener Drache der Weisheit' und man kann uns alles fragen, wir wissen alle Geheimnisse und lösen alle Rätsel. Aber das kommt alle tausend Jahre nur einmal vor, weil eben die meisten von uns getötet werden, ehe es zur Verwandlung kommt."

(Michael Ende, *Jim Knopf und Lukas der Lokomotivführer*, S. 219–220)

Der Drache, der sich auf dem Cover dieser Box sowie auf der Vorderseite dieser Karte mit Munchs „Schrei" ein High Five gibt, soll die Angst Ihrer Patient:innen repräsentieren. Die Menschen, die in Therapie und Beratung vor Ihnen sitzen, empfinden ihre Ängste tatsächlich wie ein Ungetüm, eine „dunkle Gewalt", die über sie kommt und die es möglichst schnell zu beseitigen, „zu töten" gilt. Gelingt es ihnen jedoch, sich mit der Angst konstruktiv auseinanderzusetzen und ihre Funktion zu verstehen, kann eine Wandlung stattfinden. Der Drache wird zum Verbündeten und die Betroffenen, die mitunter jahrelang unter ihm litten, blühen wieder auf.

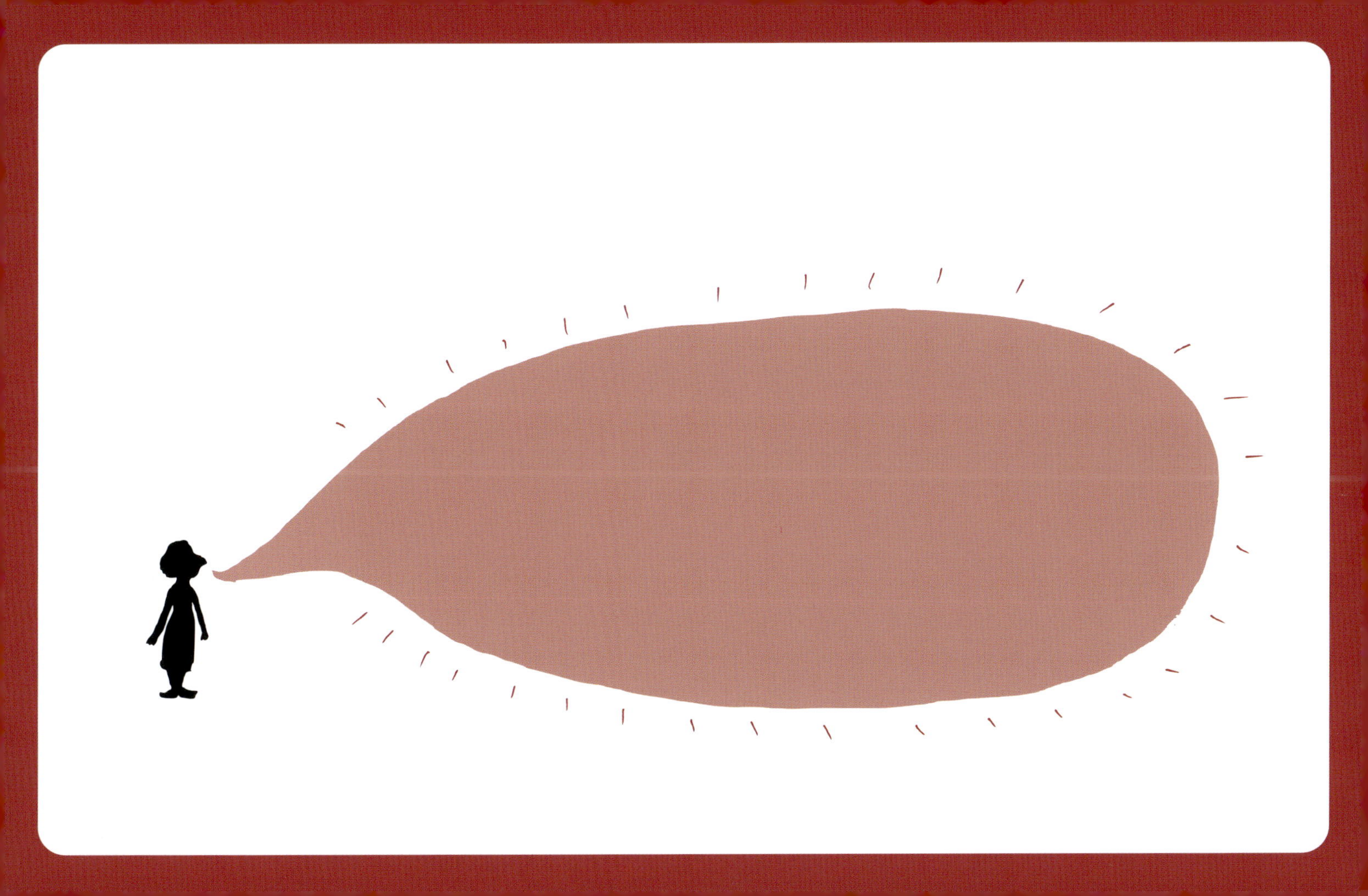

„Patienten tragen ihren Arzt in sich.
Sie kommen zu uns und wissen nichts von dieser Wahrheit.
Das Beste, was wir tun können, ist, dem inneren Heiler
unserer Patienten die Chance zu geben,
seine Arbeit zu tun.“

Albert Schweitzer

Hoffen ist nicht die Überzeugung, dass etwas gut ausgeht,
sondern die Gewissheit, dass etwas Sinn hat, egal, wie ausgeht.

Vaclav Havel

Zur Einstimmung ins Thema Angst (auch für Ihre Patient:innen) empfehle ich auf YouTube den lustigen Mr. Ramesh und seinen Tipp zum Umgang mit der Angst: „Mr Ramesh – la Peur“ (mit deutschen Untertiteln) von ↗ http://www.possibilitymanagement.org.

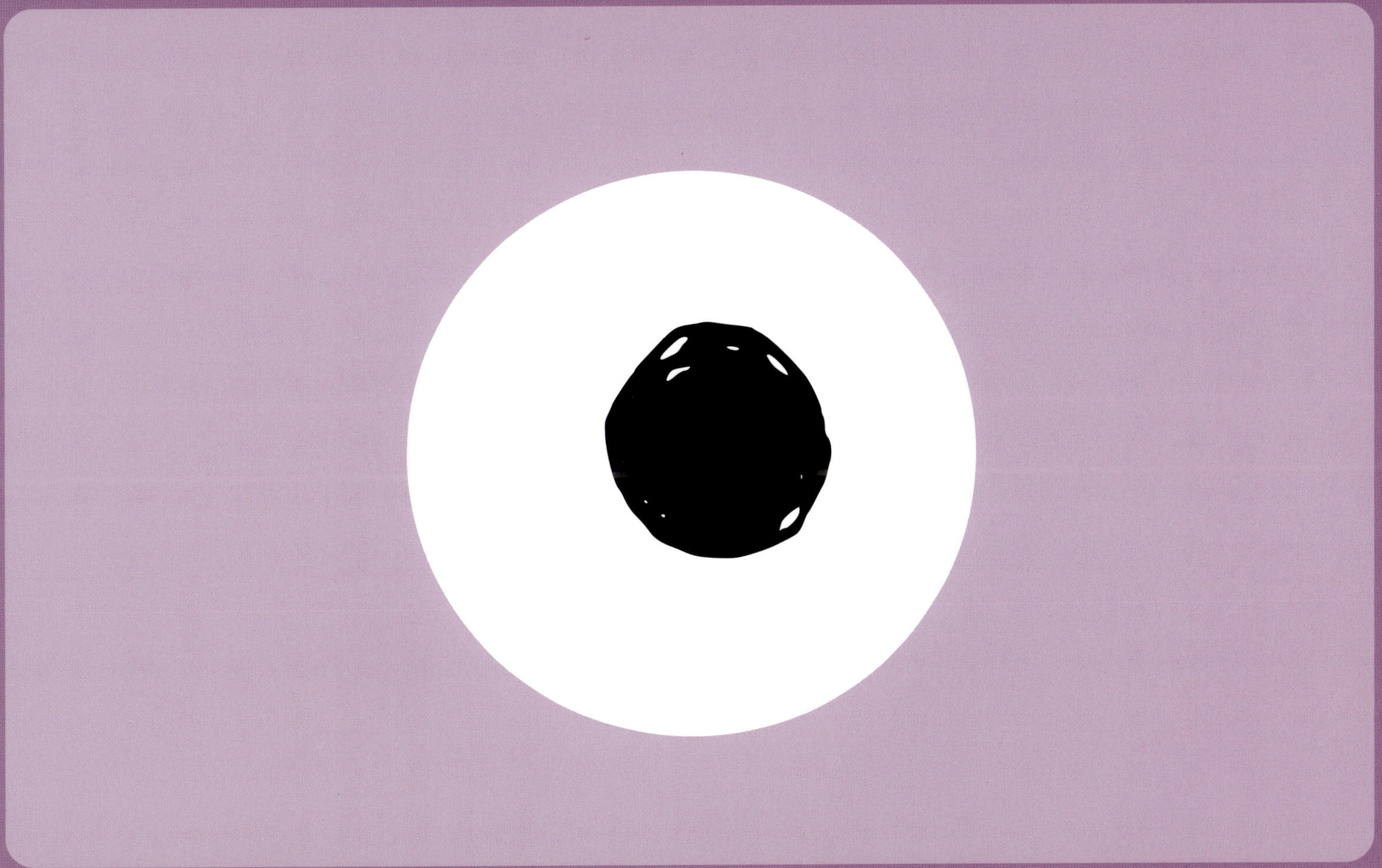

MÖGLICHKEITEN DER TRANCEEINLEITUNG

ZIELE | Den Fokus der Patient:innen nach innen lenken

UMSETZUNG

Es gibt vielfältige Möglichkeiten der Tranceeinleitung, die sich auch gut miteinander kombinieren lassen:

Motorisch: Eine Arm- oder Handlevitation kann induziert und die dabei empfundene Unwillkürlichkeit zur Ratifizierung der Trance genutzt werden (siehe Karten 2.14 und 2.15).
Visuell: Einen Punkt fixieren lassen, z. B. auf einem gemusterten Teppich, einer Raufasertapete, einem Bild ... Der Blick kann sich ganz und gar auf diesen Punkt fokussieren, schließlich durch diesen Punkt hindurchgehen, bevor die Augen sich unwillkürlich schließen. Sinnvoll ist es, einen solchen Punkt vorzugeben, denn sonst wird evtl. das Gesicht des Gegenübers als Fixationspunkt genutzt – und nicht alle Therapeut:innen mögen es, unentwegt angestarrt zu werden.
Imaginativ: Ruhebilder, z. B. ein Wohlfühlort in der Natur, eine Erinnerung an ein Erlebnis, bei dem sich jemand besonders wohl und geborgen gefühlt hat, oder einfach das Gefühl des wohligen Müdeseins und Einschlummerns am Abend im Bett.
Körperbetont: Atmung, Muskelrelaxation, Wärmegefühl, Spannung, die an manchen Stellen des Körpers spürbar ist und an anderen bereits begonnen hat, wegzuschmelzen. Suggestionen, die den Körper betreffen, werden in der Regel „nebenher" mitgenutzt, auch wenn andere Techniken vorrangig zum Einsatz kommen.
Konfusion: Unterschiedliches Gewicht von linker versus rechter Hand, linkem versus rechtem Fuß, verwirrende Anweisungen und komplizierte Geschichten. Hier ist jedoch Vorsicht geboten: Techniken mit hohem Konfusionsanteil sollten niemals verwendet werden, wenn Patient:innen evtl. Erfahrungen mit Missbrauch und Grenzverletzungen gemacht haben.
Beiläufig: Durch Geschichten über Ruhe, Entspannung, Schlaf ... oder einfach im Gespräch (siehe Karte 1.2).

TIPPS

Tatsächlich ist es in der Regel für psychotherapeutische Belange nicht notwendig, eine besonders tiefe Trance zu erreichen. Gehen Sie mit Ihren Patient:innen mit und lassen Sie sich überraschen, was sich entwickelt. Wenn Patient:innen die Aufmerksamkeit nach innen richten, entwickelt sich die Trance meist ganz von selbst. Auf Karte 8.3 finden Sie weitere Informationen zur Trancetiefe.

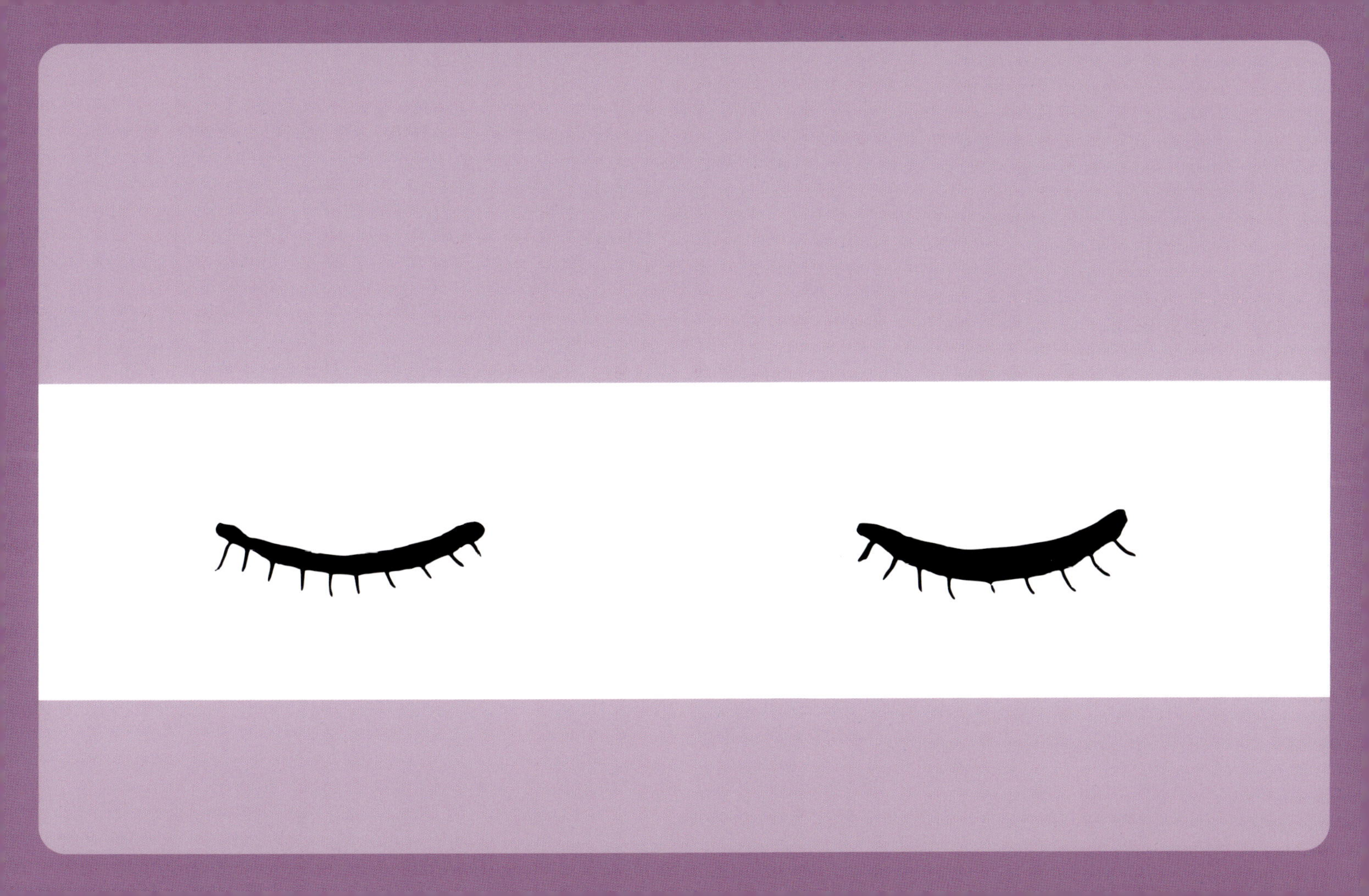

EINFACH TRANCEN

ZIELE | Eintrancen im Gespräch

UMSETZUNG

Patient:innen gelangen leicht und nebenbei in einen Trancezustand mithilfe der folgenden Formulierungen:

> Wenn Sie mögen, lassen Sie die Augenlider einfach zufallen, denn mit geschlossenen Augen können sich die meisten die Dinge viel besser vorstellen.
> Während das Äußere in den Hintergrund tritt, wird das innere Erleben immer bunter und lebendiger und echter.
> Das Schöne ist, Sie können es jetzt nur richtig machen ... ganz gleich, ob Sie fokussierter oder unfokussierter, aufmerksamer oder unaufmerksamer, konzentrierter oder unkonzentrierter, munterer oder müder zuhören ... Genau genommen ist es nicht mal nötig, dass Sie überhaupt zuhören, denn Ihr Unbewusstes hört von selbst zu und wird alles Wichtige für sich nutzen.
> Machen Sie es sich angenehm.
> Und wenn etwas fehlt, dann denken Sie es sich dazu ... Und wenn etwas zu viel ist oder nicht passt, dann löschen Sie es einfach.
> Es kann dabei auch ruhig Gedanken geben, die so nebenher mitlaufen ... Lassen Sie diese Gedanken vorbeiziehen wie Wolken am Sommerhimmel.
> Und es ist auch völlig in Ordnung, Zweifel zu haben ... Ob es gut ist, zu zweifeln, oder wozu Zweifel wohl gut sind. Lassen Sie auch diese Gedanken einfach zu.
> Während meine Stimme Sie begleitet und Sie vielleicht die Worte und Sätze hören und irgendwann auch nicht mehr so genau hören, weil das eher zu einem Rauschen im Hintergrund wird, das Sie überallhin begleitet, so wie Kinder sich beim Einschlafen von den Geräuschen aus der Wohnung begleiten lassen, und das ist irgendwie beruhigend und angenehm für *sie*.
> Und Sie gehen dabei ganz genau so weit und so tief, wie es hier und jetzt gut und zieldienlich für Sie ist ...“

TIPPS

Sie finden weitere tranceinduzierende Formulierungen jeweils im Einleitungsteil der zum Kartenset gehörigen Trancen.

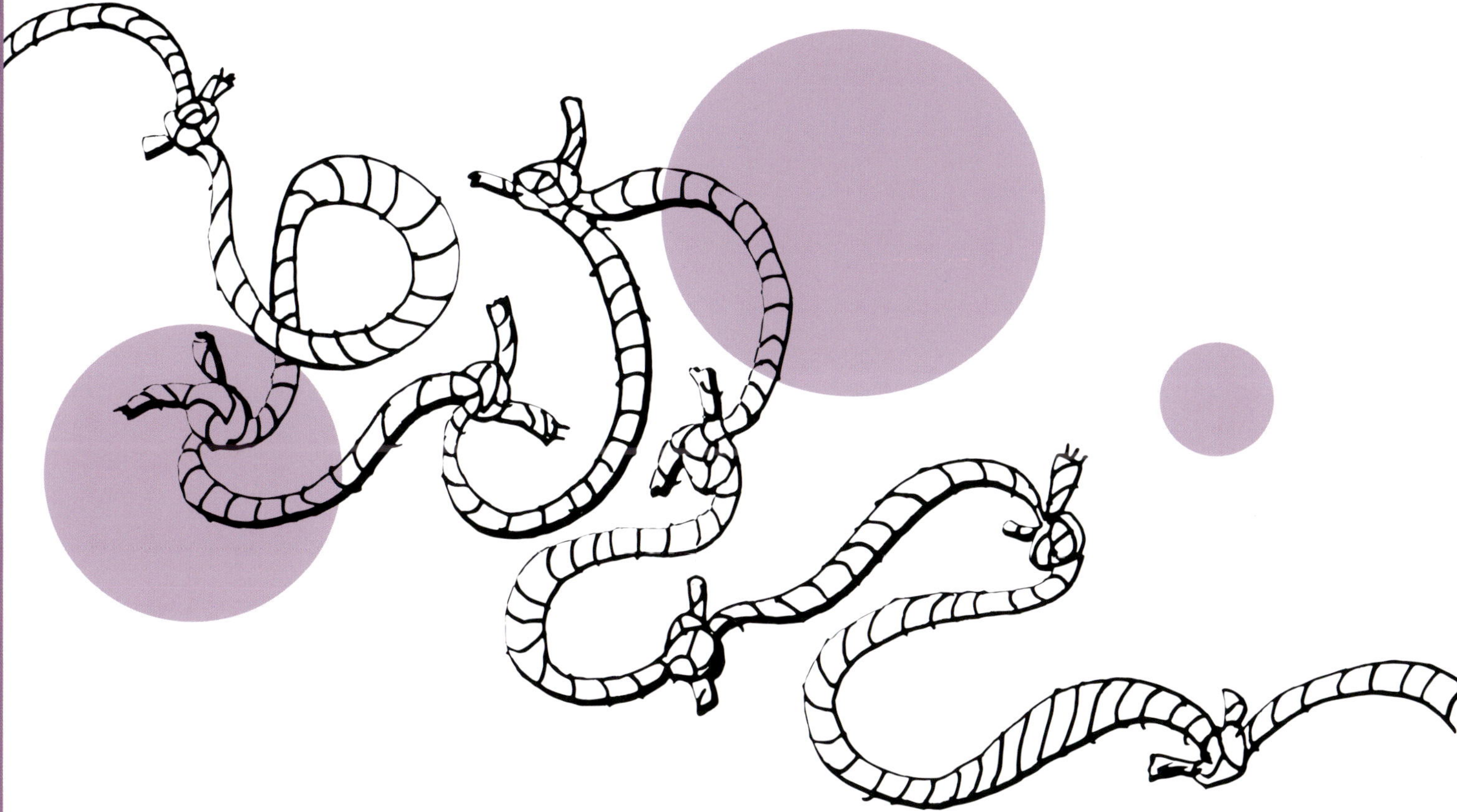

HYPNOTISCHE SPRACHMUSTER I

ZIELE | **Akzeptanz, Wirksamkeit und Individualität fördern mithilfe indirekter, offener Formulierungen**

UMSETZUNG

- **Truismen:** Das Anbieten von (nützlichen) Gemeinplätzen fordert die „Ja-Haltung“ und löst positive Assoziationen aus. „Jede:r kann lernen, mit Ängsten umzugehen …
- **Nominalisierungen:** Verben oder Adjektive werden zu Substantiven umformuliert: Ein Sachverhalt wird dadurch angesprochen, ohne dass sich Zuhörer:innen zwangsläufig gemeint fühlen müssen: „Entspannung wahrzunehmen, kann guttun.“
- **Verknüpfungen (zeitlich, konditional, kausal):** Halten zwei Aussagen, die keinen inhaltlichen Bezug haben, zusammen und fördern damit die Akzeptanz: „Gerade, wenn Sie sich heute besonders müde fühlen, hilft Ihnen die Hypnose.“
- **Pseudokausalität:** Ein realer Tatbestand wird mit bestimmten Suggestionen verknüpft: „Weil Sie in diesem Sessel sitzen, können Sie bald in Trance gehen.“
- **Verben, die Verknüpfungen beschreiben:** „Das bewirkt, verursacht, führt zu, löst aus, fördert, hat zur Folge, ermöglicht …“
- **Bindewörter:** damit, darum, weil, während, je … desto, woraufhin, und, oder, wenn, sobald, aber, indem, nachdem, obwohl …
- **„Gedanken lesen“:** „Sie sind vielleicht sehr erstaunt, wenn …“
- **Vorannahmen:** „Wenn man träumt, kann man sich ja oft (nicht) daran erinnern …“
- **Unbestimmter Inhaltsbezug:** „Sie können überrascht sein, woran Sie feststellen, dass Ihr Unbewusstes eine Veränderung einleitet. Entspannung kann die Tür sein für neue Erfahrungen.“
- **Analoges Markieren:** Eingebettete Aufträge werden analog, z. B. über Veränderung der Stimmlage, der Lautstärke, des Sprechtempos, der Richtung beim Sprechen oder der Sprachmelodie markiert.
- **Wahlfreiheit:** „Sie können auf Ihre Art in Trance gehen, wenn Sie das jetzt schon möchten.“

TIPPS

Zusätzliche Hinweise finden Sie auf der nächsten Karte und auf Karte 8.6. Eine wichtige indirekte Technik ist die Stellvertretertechnik, siehe Karten 3.9, 4.3., 4.4 und 4.5. Zum Nachlesen: Revenstorf, D., Peter, B. & Rasch, B. (2023): *Hypnose in Psychotherapie, Psychosomatik und Medizin*. Springer.

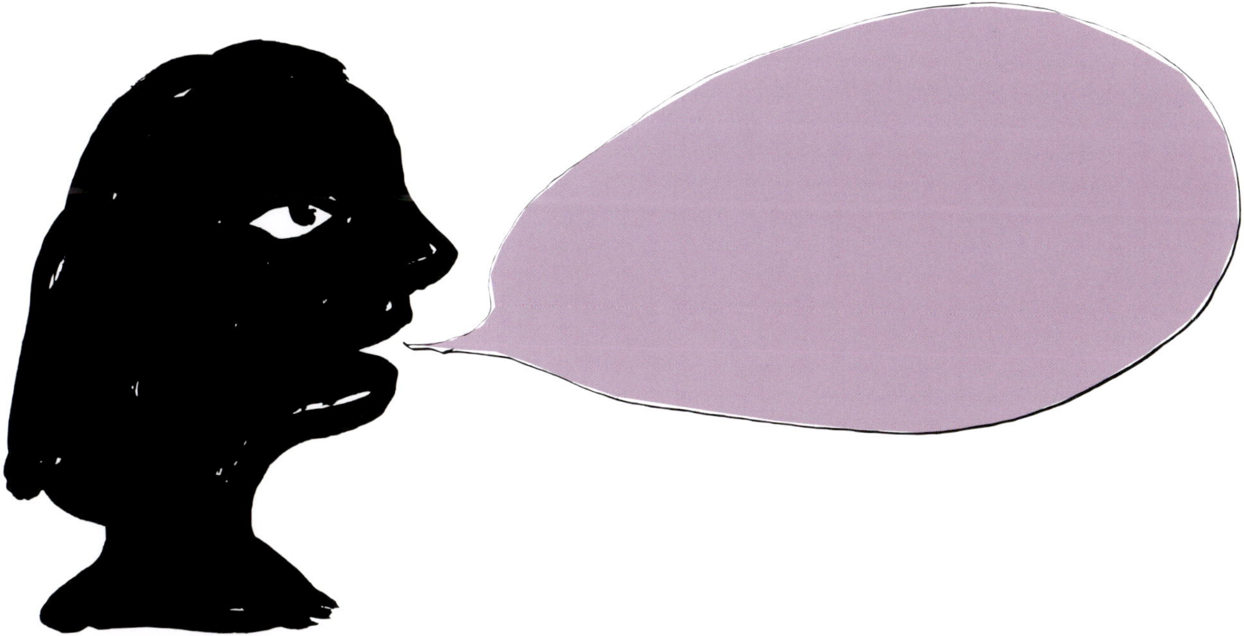

HYPNOTISCHE SPRACHMUSTER II

www.junfermann.de/aengste_1-4

ZIELE | Akzeptanz, Wirksamkeit und Individualität fördern mithilfe indirekter, offener Formulierungen

UMSETZUNG

- **Eingebettete Kommandos:** „Manchmal sage ich mir: Bald geht es besser!" Oder: „Wie hilfreich es sein kann, wenn jemand dir sagt: Das schaffst du!"
- **Komparative:** Die Verwendung von Steigerungsformen, bei denen der Vergleich fehlt: „Ihre Hand wird leichter und leichter."
- **Pseudokonkretismus:** Ganz konkret von Dingen sprechen, ohne die Bedeutung festzulegen, und es Patient:innen erleichtern, eigene Vorstellungen zu entwickeln: „Sie kennen Ihre ganz spezielle Art, in Trance zu gehen."
- **Halbe Sätze:** „Na ja, das mit den Ängsten …"
- **Beiläufigkeit:** Suggestionen können nebenher, z. B. während Patient:innen die Praxis schon verlassen, gegeben werden.
- **Scheinalternativen:** Veränderungsalternativen werden aufgezählt, als gäbe es keine anderen Möglichkeiten: „Werden Sie eher schnell oder eher langsam in Trance gehen?"
- **Suggestion als Frage:** Vordergründig wird eine Frage gestellt, in die eine Suggestion eingebettet ist: „Ich frage mich, ob Sie heute schon wissen, wie Sie allmählich freier von diesen Ängsten leben werden."
- **Abdecken aller Möglichkeiten:** „Sie können mit geöffneten oder geschlossenen Augen in Trance gehen. Sie können es früher oder später tun. Mit Unterstützung einer vertrauten Person oder in Ruhe für sich allein."
- **Konversationspostulate:** Ja- / Nein-Fragen, die normalerweise statt einer Antwort eine Reaktion bewirken: „Wissen Sie den Weg zum Bahnhof? Werden sich Ihre Augen bald schließen?"
- **Glaubenssätze, Sprichwörter:** Siehe dazu die Karten 1.12, 2.17, 3.14, 4.6, 5.9, 6.16 und 7.7.
- **Einstreuungen:** Sätze oder auch nur einzelne Begriffe, die wünschenswerte Zustände beschreiben (Entspannung, Leichtigkeit, Wohlgefühl …), werden immer wieder nebenbei eingestreut.

TIPPS

Zusätzliche Hinweise für kniffelige Situationen finden Sie auf Karte 8.6.

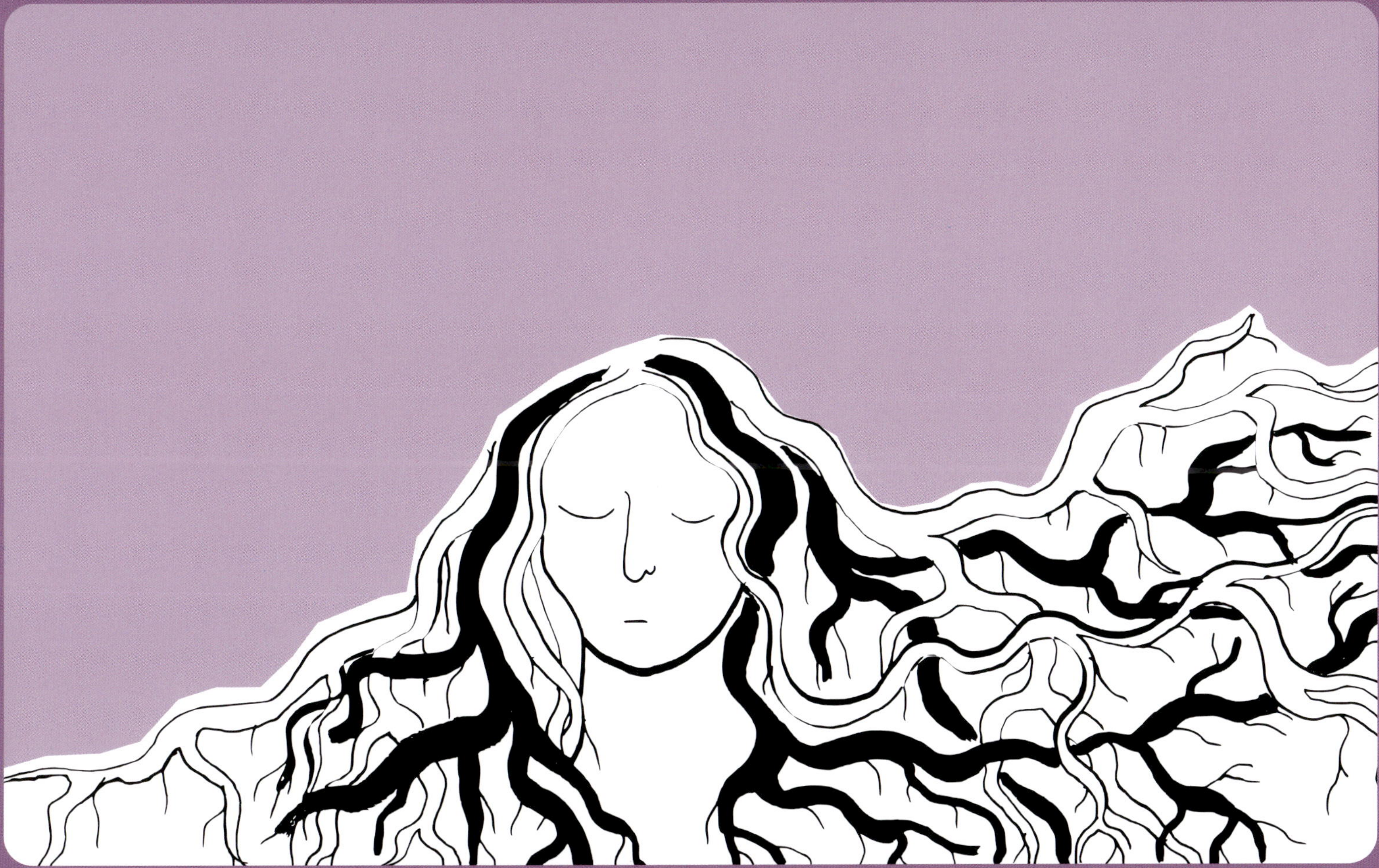

SIE UND SIE

ZIELE | Ansprache der Patient:innen in direkt-indirekter Form

UMSETZUNG

Eine Besonderheit der deutschen Sprache bietet der Hypnotherapie eine elegante Art, um jemanden direkt-indirekt anzusprechen: Da es sich bei der höflichen Anrede und beim Plural jeweils um dasselbe Wort handelt – Sie bzw. sie oder auch Ihnen bzw. ihnen –, kann einfach der Plural verwendet werden, wenn eine Person indirekt über ein Stellvertreterwesen angesprochen werden soll.

Beispielsweise können mehrere Personen in einer Geschichte auftreten, die Ängste überwinden („… und sie bewältigen ihre Ängste"). Das Wort sie kann aber auch als Anrede *Sie* verstanden werden („*Sie* bewältigen *Ihre* Ängste"). Wichtig ist dabei, dass Patient:innen dieses direkt-indirekte Sprechen als auf sich bezogen erleben können, aber nicht müssen, sodass eine Abwehr der vermittelten Inhalte hinfällig wird.

TIPPS

Wenn Stellvertreter genutzt werden, mit denen Patient:innen sich identifizieren sollen, ist es immer sinnvoll, den Plural zu nutzen: „Die Bäume – sie spüren ihre festen Wurzeln, die ihnen Halt und Nahrung geben" … will heißen: „*Sie* spüren *Ihre* festen Wurzeln, die *Ihnen* Halt und Nahrung geben."

Im Folgenden werden die entsprechenden Pronomen, die für diese Technik genutzt werden können, jeweils kursiv gesetzt.

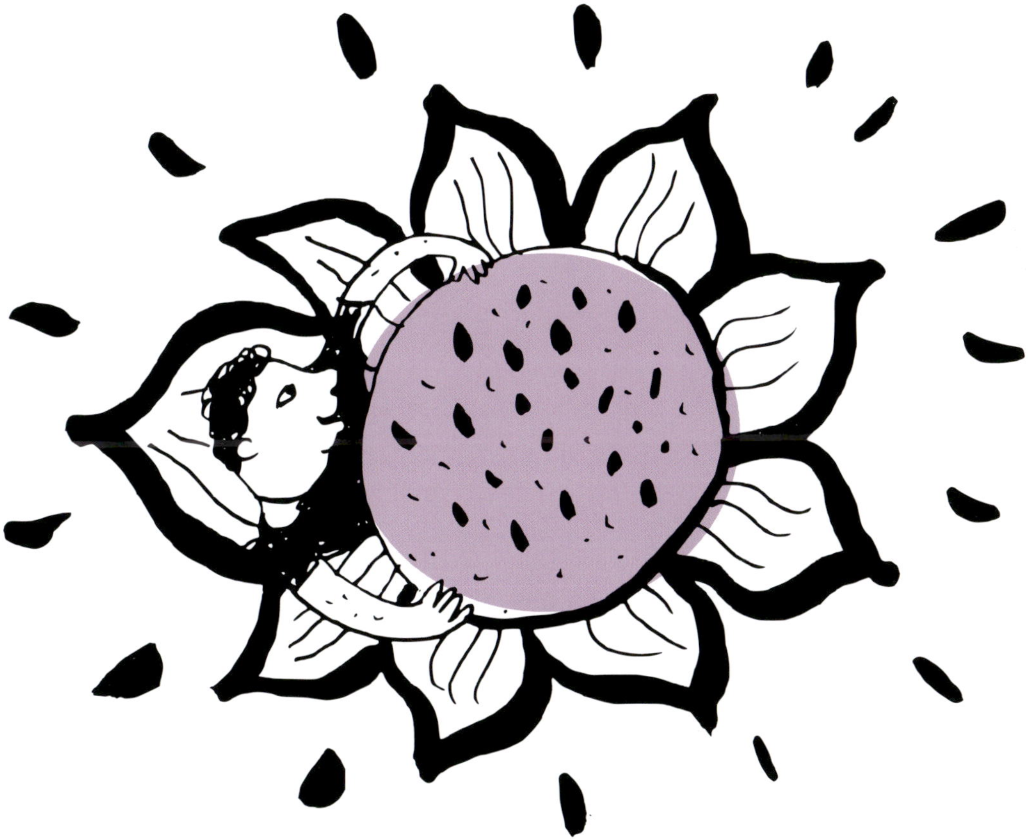

VAKOG

ZIELE | Ressourcen zum Leben erwecken, indem sie mit allen Sinnen wahrgenommen werden

UMSETZUNG

Das Einbeziehen aller Sinneskanäle hilft bei der Intensivierung von Erfahrungen, was insbesondere bei Ressourcensituationen wichtig ist, um diese möglichst lebendig werden zu lassen. Dabei ist Folgendes zu beachten:

- **Individuelle Präferenzen:** Menschen haben unterschiedliche Sinnespräferenzen. Durch das Einbeziehen aller Sinneskanäle stellen Sie sicher, dass die hypnotische Erfahrung jede:n Patient:in individuell erreicht.
- **Ganzheitliche Erfahrung:** Durch die Nutzung aller Sinneskanäle wird eine ganzheitliche und umfassende Erfahrung geschaffen. Dadurch wird die Ressourcensituation noch tiefer und intensiver erlebt, insbesondere wenn neben den affektiv weniger bedeutsamen Fernsinnen (sehen, hören) auch die affektiv stärker besetzten Nahsinne (fühlen, riechen, schmecken) angesprochen werden.
- **Verstärkung der Wirkung:** Das gleichzeitige Einbeziehen von unterschiedlichen Sinnen kann die Wirkung der hypnotischen Suggestion verstärken. Zum Beispiel kann das Bild einer beruhigenden Landschaft mit entspannenden Geräuschen aus der Natur, den dazu gehörenden Gerüchen und dem Gefühl von Wärme oder Leichtigkeit kombiniert werden.
- **Erhöhte Emotionalität:** Die Einbindung verschiedener Sinneskanäle steigert auch die emotionale Intensität einer Erfahrung.
- **Bessere Verankerung:** Durch die Aktivierung mehrerer Sinneskanäle wird die hypnotische Erfahrung besser im Gedächtnis verankert. Dadurch werden die positiven Effekte der Ressourcensituation auch außerhalb der Sitzung leichter abrufbar.

TIPPS

Um keinen Sinneskanal zu vergessen, hilft das Akronym VAKOG (visuell, auditiv, kinästhetisch, olfaktorisch, gustatorisch). Wenn keine Assoziation gewünscht ist, sondern im Gegenteil eine (traumatische) Erinnerung zum Schutz vor Überflutung besser dissoziiert erlebt werden soll, sollten die Nahsinne möglichst nicht angesprochen werden.

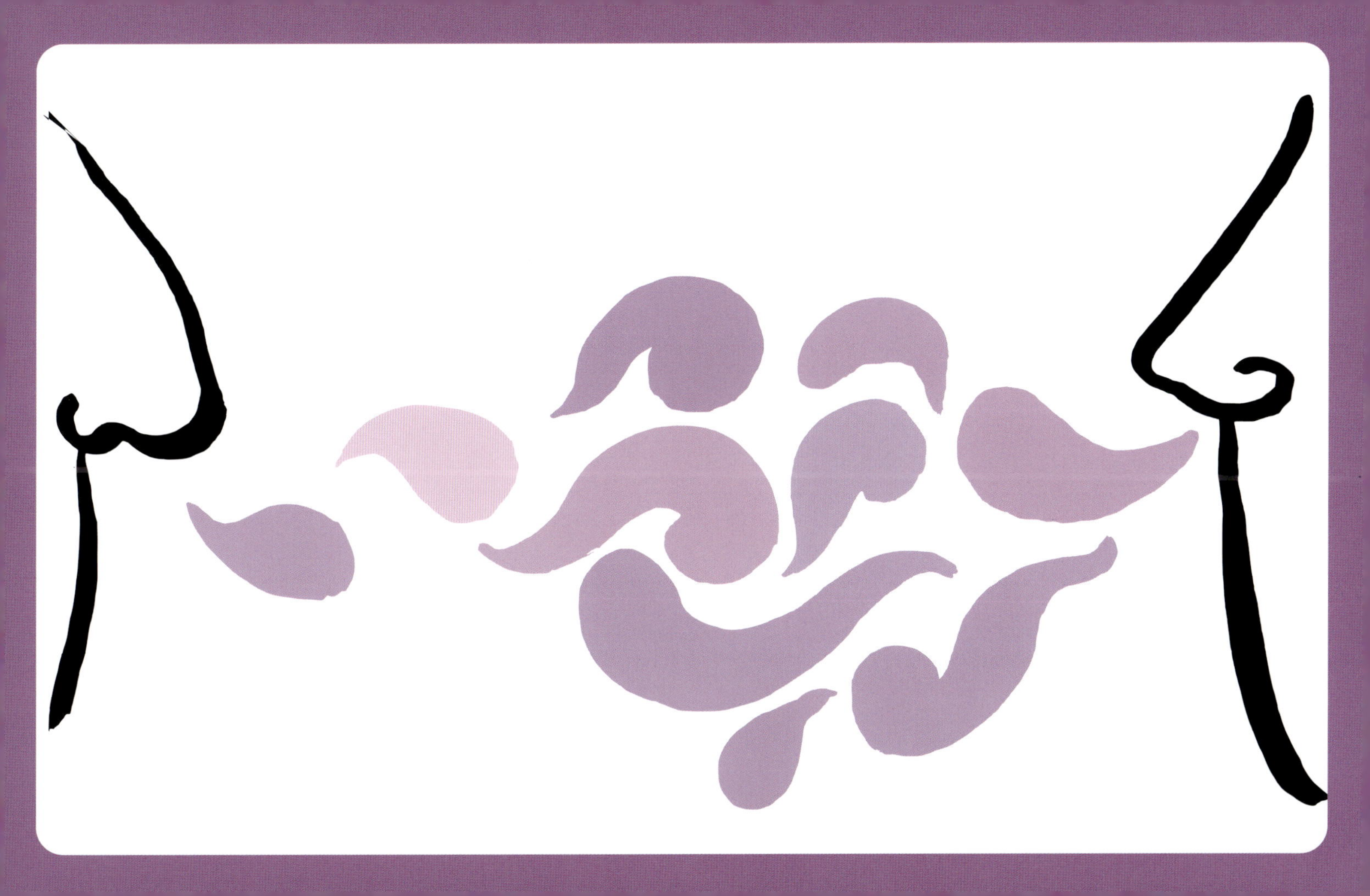

ATEMPACING

ZIELE | **Mit dem Atem abholen, begleiten und führen**

UMSETZUNG

Atempacing bedeutet, den Atemrhythmus des Gegenübers visuell und vielleicht über die Atemgeräusche auch akustisch wahrzunehmen und das eigene Atmen vorübergehend anzugleichen. Nach und nach kann der eigene Atem dann verändert werden, während die Patient:innen diesem Angebot unbewusst folgen.

Erst Pacing: Beim Atempacing nehmen Therapeut:innen zunächst den Atemrhythmus der Patient:innen auf und atmen synchron. Dazu wird der natürliche Atemrhythmus der Patient:innen beobachtet und der eigene Atem darauf abgestimmt. Dieses Pacing ermöglicht eine bessere Verbindung und ein tieferes Verständnis für den aktuellen Zustand der Patient:innen. Besonders leicht gelingt das Atempacing, wenn Sie Ihren eigenen Blick dabei entspannt defokussieren.

Dann Leading: Nachdem erfolgreich gepact wurde, wird auf Therapeut:innenseite der Atemrhythmus bewusst verändert – in der Regel verlangsamt und vertieft –, sodass Patient:innen ganz von selbst beginnen, sich den neuen Rhythmus zu eigen zu machen und dabei allmählich mehr und mehr zu entspannen. Die damit einhergehende Verlangsamung vermittelt Patient:innen nonverbal das Angebot, innezuhalten und sich den Raum und die Zeit für ihre inneren Prozesse zu nehmen.

Oft geschieht das Pacen des Atems unwillkürlich ganz von selbst. Möchten Sie es jedoch bewusster angehen, so warten Sie die Einatemphase der Patient:innen ruhig ab und beginnen Sie erst zu sprechen, wenn Ihr Gegenüber ausatmet. Sprechen (und atmen) Sie dann nach und nach langsamer und beobachten Sie, wie Ihre Patient:innen mit der Zeit ebenfalls langsamer atmen und ruhiger werden. Auf dem akustischen Kanal kann ein hörbares tiefes Einatmen von Patient:innen mit einem ebenfalls tiefen Einatmen von therapeutischer Seite aufgegriffen werden, bevor ein neues Angebot in Form eines tiefen Ausatmens gemacht wird.

TIPPS

Merke: Ohne Pacing kein Leading.
Literatur zur Vertiefung: Abschnitt 7.2.2 in Benaguid & Schramm (2016): *Hypnotherapie*. Junfermann und unter ↗ https://www.meg-bielefeld.de/netzwerk/audios

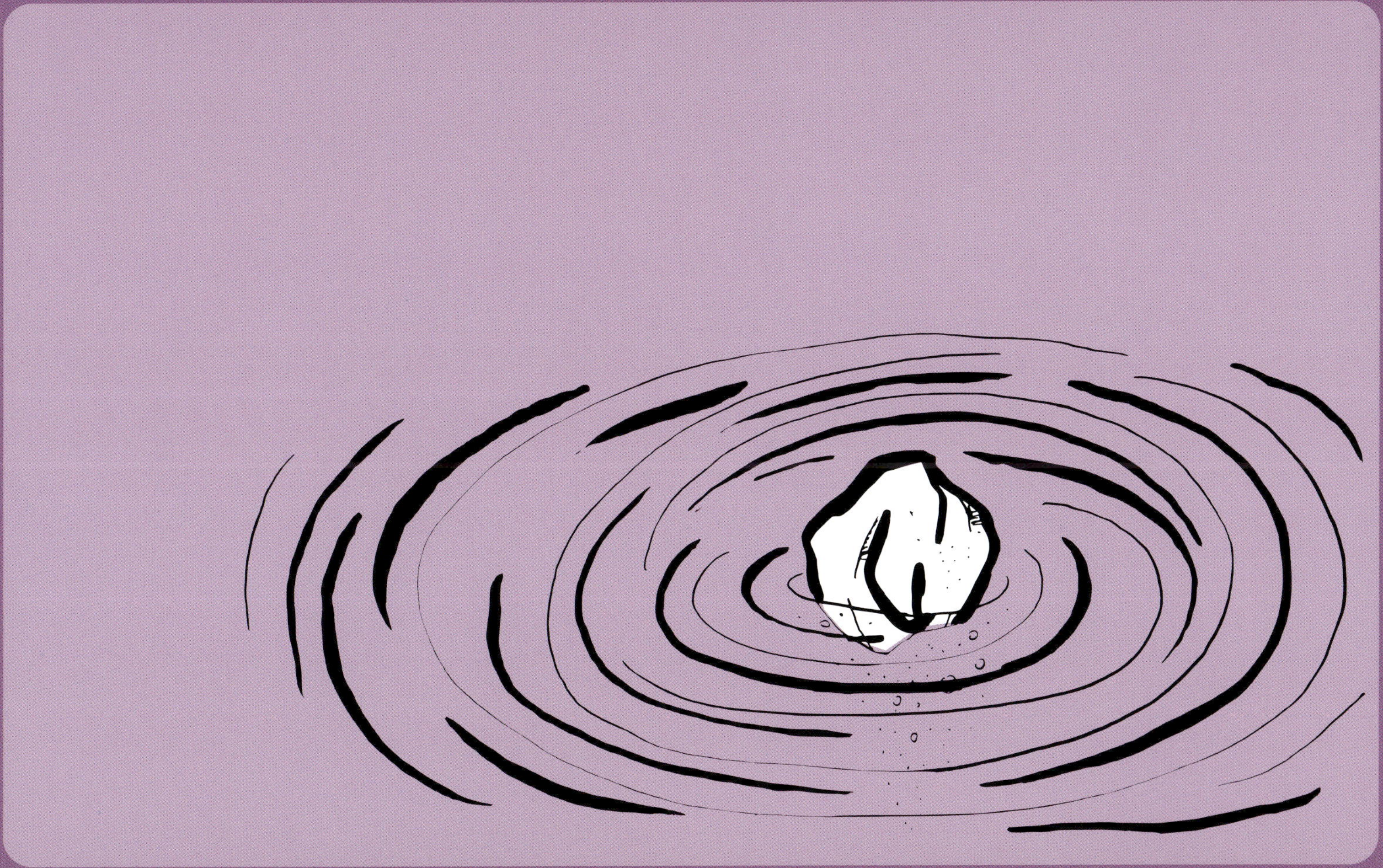

POSTHYPNOTISCHE SUGGESTIONEN

ZIELE | **Posthypnotische Suggestionen nebenher für Erfolge nutzen**

www.junfermann.de/aengste_1-8

UMSETZUNG

Ganz nebenher lassen sich immer wieder posthypnotische Suggestionen einstreuen:

- „Sie haben in der Trance bereits gespürt, dass Dinge sich unwillkürlich verändern, und ich bin ganz sicher, dass beginnende kleine Veränderungen sich nach und nach – oft ganz von selbst – zu größeren Veränderungen entwickeln."
- „Ich bin gespannt, von welchen beginnenden Veränderungen Sie mir nächste Woche bereits berichten werden."
- „Manchmal ist es ja so wie bei einem Stein, den Sie in einen stillen Teich werfen, und die kleinen Wellen, die da entstehen, breiten sich ganz von selbst aus."
- „… sodass Sie in schwierigen Situationen früher oder später feststellen werden, wie eine ganz spezielle Gelassenheit sich ganz von selbst ausbreiten kann."
- „Und lassen Sie sich überraschen, wie Sie nach und nach beginnen können, selbst in schwierigen Situationen in Ihrem Inneren Ruhe zu finden und sich auf positive Erfahrungen zu konzentrieren."
- „Jedes Mal, wenn Sie mit der Angst konfrontiert sind, kann überraschend etwas Neues und Gutes geschehen."
- „Sie können neugierig sein, welche Zeichen Ihnen den Weg hin zu einer anderen Art der Bewältigung weisen werden."
- „Was Ihnen wohl begegnen wird, das Ihnen hilft, Veränderungen immer mutiger und gelassener anzugehen?"

TIPPS

Passende posthypnotische Suggestionen können in jede Trance – vor allem gegen Ende – eingestreut werden. Weitere Anregungen dazu finden Sie in den jeweiligen zum Kartenset gehörenden Trancen.

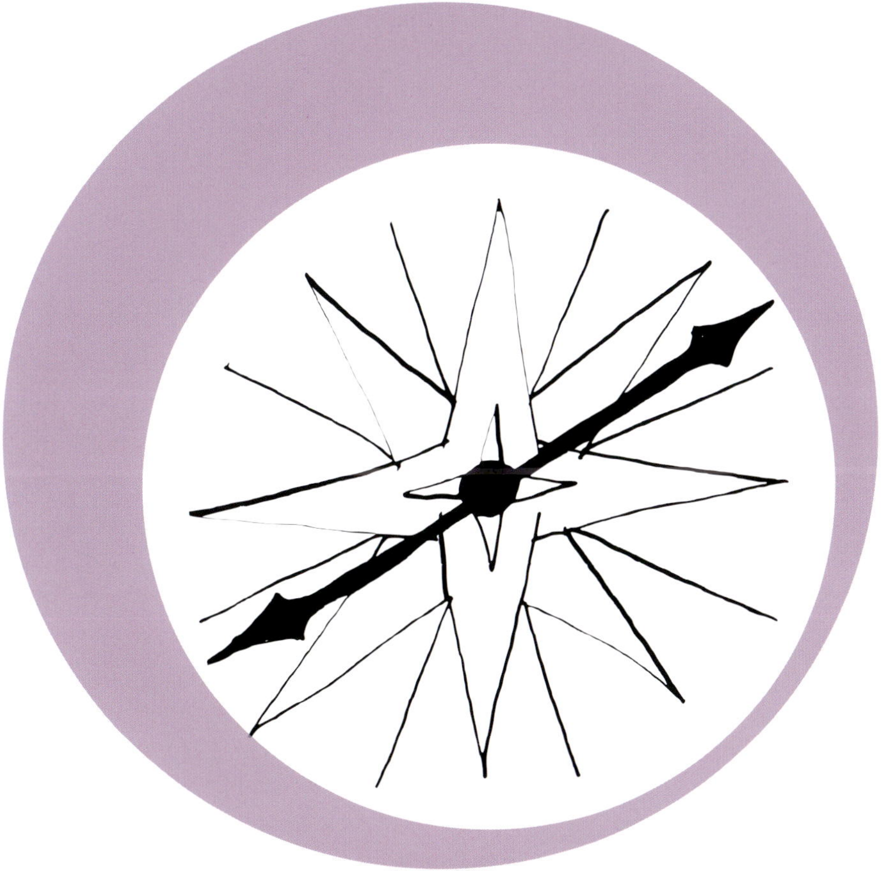

REORIENTIERUNG

ZIELE | **Patient:innen kommen sicher, frisch und munter aus der Trance zurück**

UMSETZUNG

Hier einige Anregungen, um Patient:innen gut und sicher zurückzuholen:
„Sie können nun die Trance noch für einen kurzen Moment vertiefen, um sich zu vergegenwärtigen, was Sie mitnehmen … und was Sie loslassen werden.
Nehmen Sie nun mit, was es mitzunehmen gibt, und lassen Sie los, was es loszulassen gibt.
Beginnen Sie dann, sich wieder hierhin in diesen Raum, in diese Zeit … zurückzuorientieren.
Wenn Ihre Hände, Arme oder Beine oder Ihre Augenlider sich während der Trance anders angefühlt haben als sonst, können Sie sie nun wieder ihr übliches Gefühl, ihr übliches Gewicht, ihre Beweglichkeit … zurückerlangen lassen.
Spannen Sie Arme und Beine einmal kurz an und lassen Sie sie wieder ganz locker.
Gönnen Sie sich einen tiefen, frischen Atemzug, der Sie wieder so richtig munter machen kann.
Und erst jetzt, wenn Sie sich wieder ganz frisch und gut und munter zurück fühlen, wieder ganz da sind, machen Sie die Augen wieder auf und Sie können sich umschauen … wie nach einem sehr erholsamen und guten Schlaf, der Sie munter und frisch erwachen lässt.“
Abschließend ist es nach jeder Trance sinnvoll, sich nochmals zu erkundigen, ob die Patient:innen sich wieder ganz zurück und munter fühlen. Wer besonders sichergehen möchte, notiert im Mitschrieb der Sitzung, dass eine „ordnungsgemäße“ Reorientierung stattgefunden hat.
Falls Patient:innen angeben, sich noch schläfrig zu fühlen, sollten diese auf jeden Fall entweder noch ein bisschen im Wartezimmer bleiben oder aber sich draußen zügig bewegen, bevor sie aktiv am Straßenverkehr teilnehmen oder anderen Tätigkeiten nachgehen, bei denen Konzentration gefragt ist.

TIPPS

Zusätzliche Hinweise zur Reorientierung finden Sie auch am Ende der jeweiligen zum Kartenset gehörenden Trancen. Wenn Sie sich bzgl. der Reorientierung noch unsicher fühlen, finden Sie auf Karte 8.2 weitere Anregungen für mehr Sicherheit.

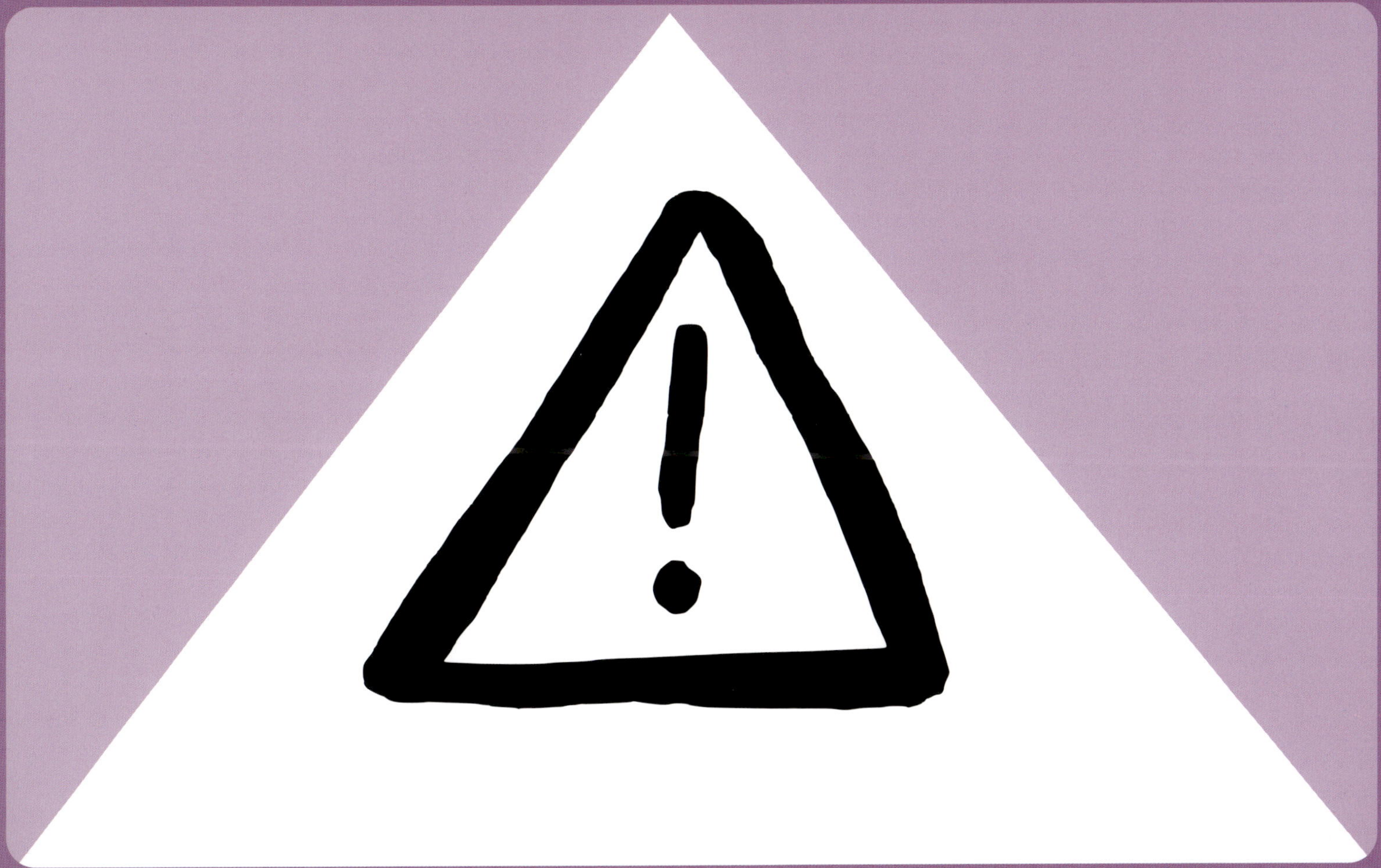

KONTRAINDIKATIONEN

ZIELE | Über mögliche Kontraindikationen informiert sein

UMSETZUNG

Auf das Vorliegen der folgenden möglichen Kontraindikationen sollten Sie achten:

- **Psychosen:** Wenn, dann assoziativ, integrativ, ressourcenorientiert arbeiten. Hypnose bei Menschen mit Psychosen sollte nur von in diesem Bereich erfahrenen Therapeut:innen durchgeführt werden!
- **Borderline-Störung:** Ebenfalls schwierig sind Fälle von Borderline wie generell Situationen, in denen die Beziehung zwischen Therapeut:in und Patient:in unklar ist. Voraussetzung für Trancearbeit ist immer eine klar definierte, vertrauensvolle Beziehung.
- **Passiv-rezeptive Grundhaltung:** Patient:innen mit passiv-rezeptiver Grundhaltung ist Hypnose zwar oft sehr willkommen, doch gerade dies ist problematisch. Da es in der hypnotischen Trance um ein aktives Erleben und Betrachten geht, ist eine gewisse Willensaktivierung Voraussetzung.
- **Hypnose als Mittel zur Wahrheitsfindung:** Eine Reihe von Einwänden spricht gegen die Verwendung des Trancezustandes zur Wahrheitsfindung (z. B. für eine Missbrauchs- und Trauma-Offenlegung), denn grundsätzlich müssen Tranceerlebnisse nicht unbedingt der objektiven Realität entsprechen.
- **Histrionische Persönlichkeitsstörung:** Explizite, tiefere Trancen werden hier vielleicht nicht schaden, aber auch nicht wirklich nützlich sein, da die Erlebnisse in der Trance oft nicht zieldienlich weiterverwendet werden. Hypnotherapie in Form von dialogischen Trancen ist hier oft nützlicher als tiefe Tranceerlebnisse.
- **Eine symptomorientierte Behandlung wird trotz deutlichem Krankheitsgewinn gefordert:** Hypnotisiere nie gegen einen offensichtlichen Krankheitsgewinn!
- **Eine notwendige somatische Behandlung wird abgelehnt:** Grundsätzlich ist Hypnosetherapie nicht angezeigt, wenn eine somatische Therapie dringend erforderlich ist, von den Patient:innen aber abgelehnt wird.

TIPPS

Für ausführliches Nachlesen: Revenstorf, D., Peter, B. & Rasch, B. (2023): *Hypnose in Psychotherapie, Psychosomatik und Medizin*. Springer.

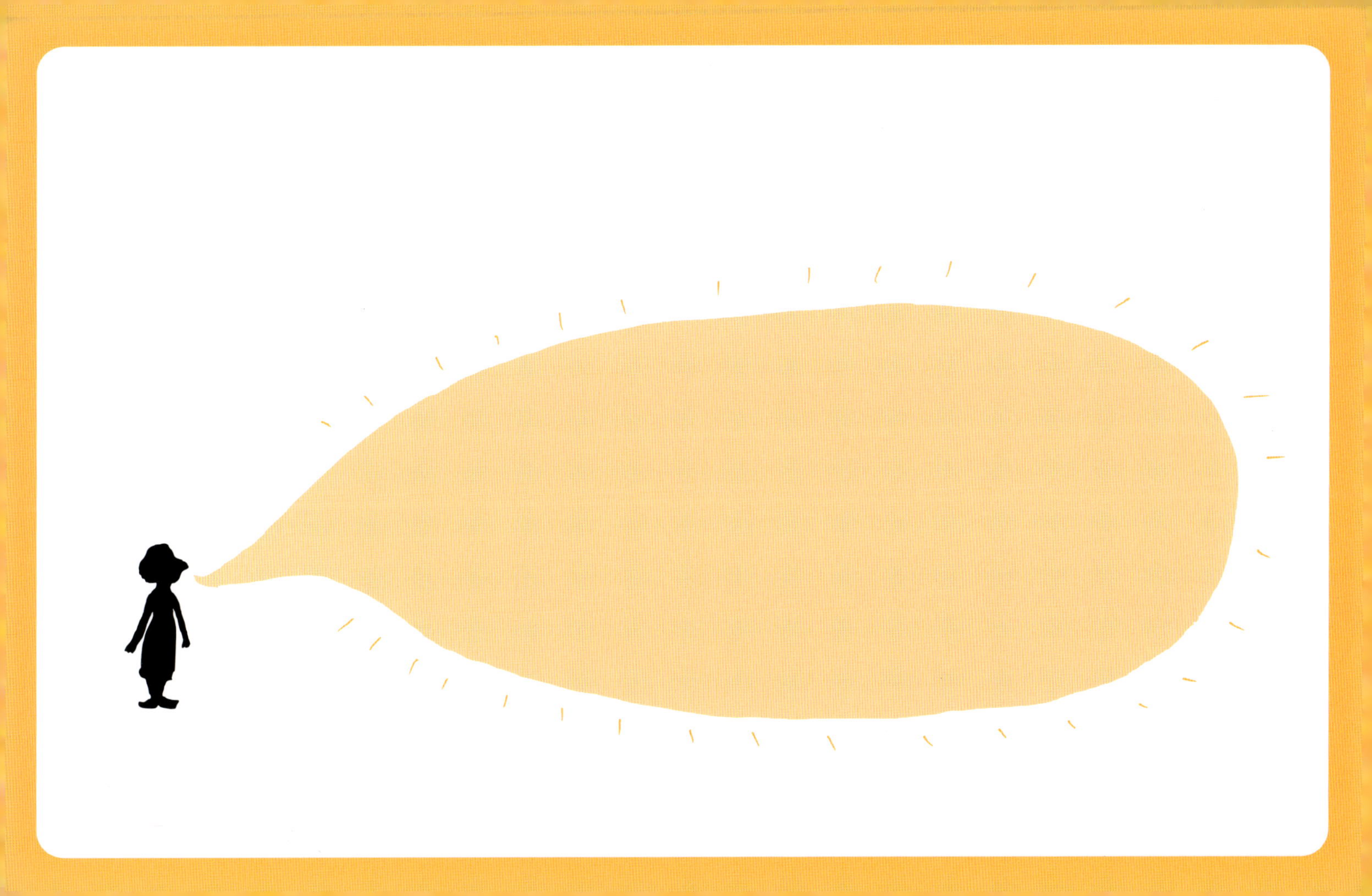

*„Man muss mit Begeisterung, Geduld, großer Sicherheit und Reichtum an Kniffen und Einfällen ausgerüstet sein.
Wer nach einem gegebenen Schema hypnotisieren will, wer sich vor dem Misstrauen,
vor dem Lachen seines Subjekts fürchtet, wer in verzagter Stimmung beginnt, wird wenig erreichen.“*

Sigmund Freud

Sicherlich gilt Sigmund Freud mittlerweile nicht mehr als die Autorität im Bereich moderner Psychotherapie. Seine oben aufgeführten Prinzipien sind dennoch zeitlos. In diesem Sinne wünsche ich Ihnen

Begeisterung und Leidenschaft (nicht nur) bei Ihrer Arbeit,
Geduld mit sich selbst und Ihren Patient:innen,
entspanntes Zutrauen in Ihre Kräfte und die Ihres Gegenübers
und eine große Portion Flexibilität und Kreativität – auch bei der Umsetzung der Anleitungen dieses Kartensets.

Vor dem Lachen der Patient:innen über Ihre Interventionen brauchen Sie sich sicher nicht zu fürchten.
Viel eher werden Sie ein Staunen oder eine Irritation angesichts Ihrer im allerbesten Sinn merk-würdigen Ideen erleben – und das ist auch gut so.
Und trotz der Tränen, die bei dieser oft intensiven therapeutischen Arbeit manchmal fließen, hoffe ich, dass Sie auch immer wieder gemeinsam mit Ihren Patient:innen herzlich lachen.

Viel Zuversicht, Freude und Erfolg bei der Arbeit mit dieser *Kompetenz!Box* wünscht Ihre

Cornelia Schweizer

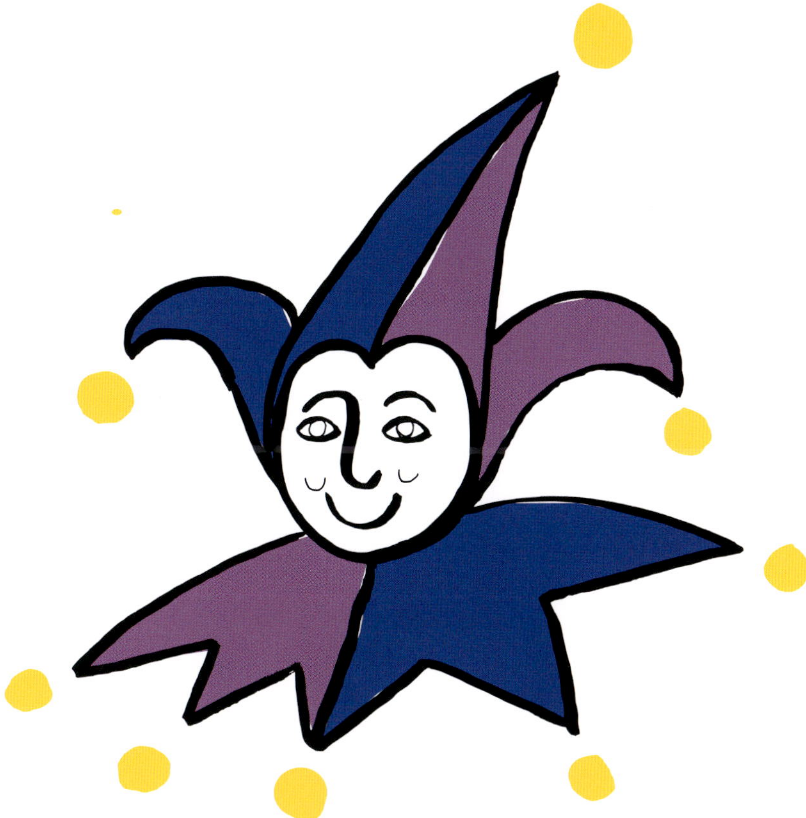

PLATZ FÜR IHRE KOMPETENZEN

ZIELE |

UMSETZUNG

NOTIZEN

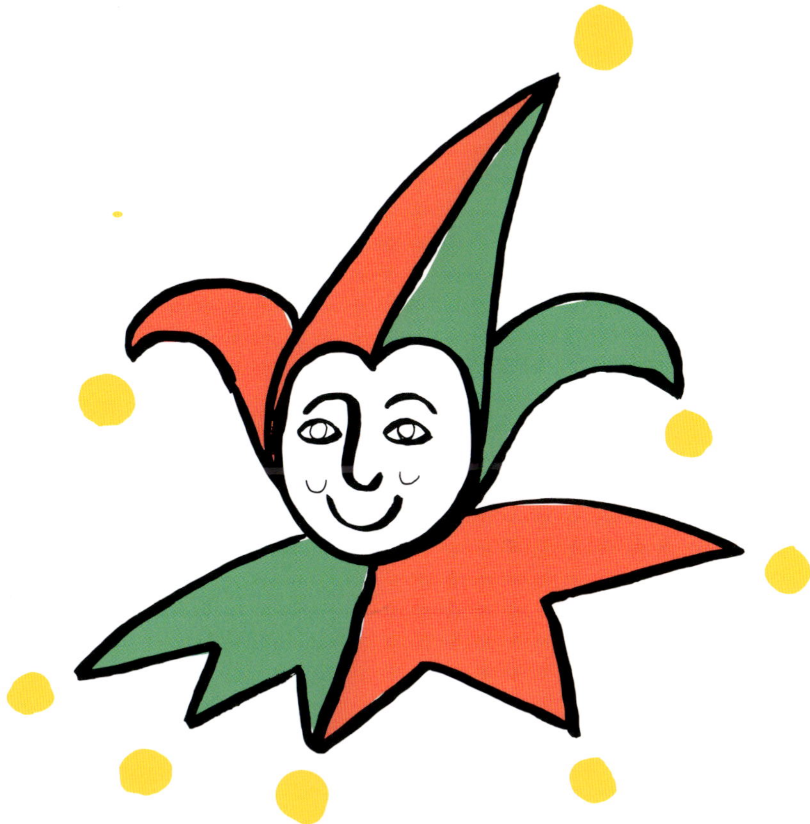

ZIELE |

UMSETZUNG

NOTIZEN

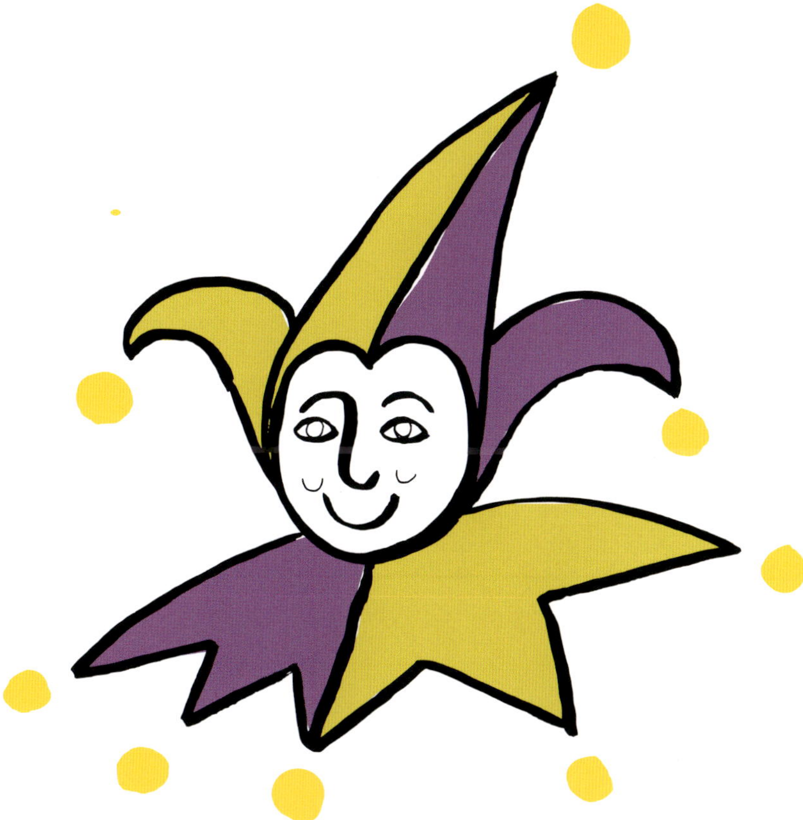

IHRE KOMPETENZEN

ZIELE |

UMSETZUNG

NOTIZEN

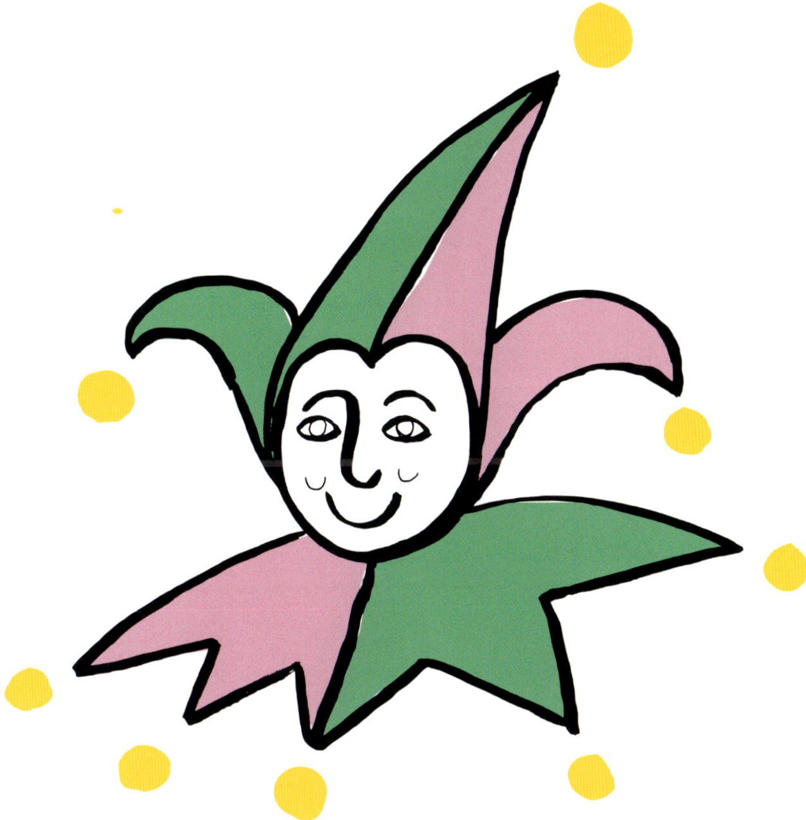

IHRE KOMPETENZEN

ZIELE |

UMSETZUNG

NOTIZEN

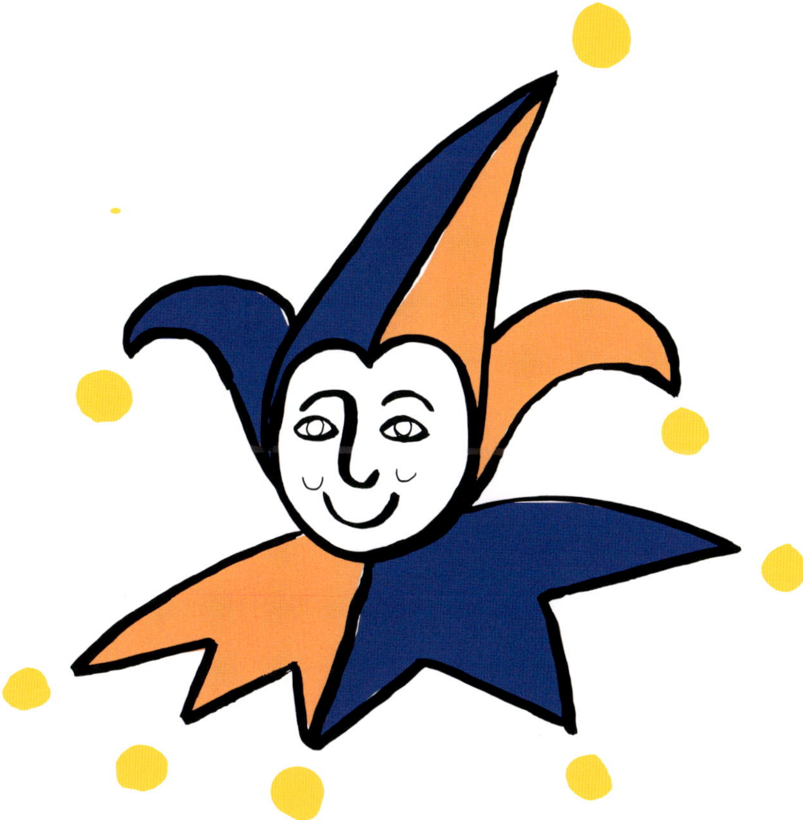

ZIELE |

UMSETZUNG

NOTIZEN

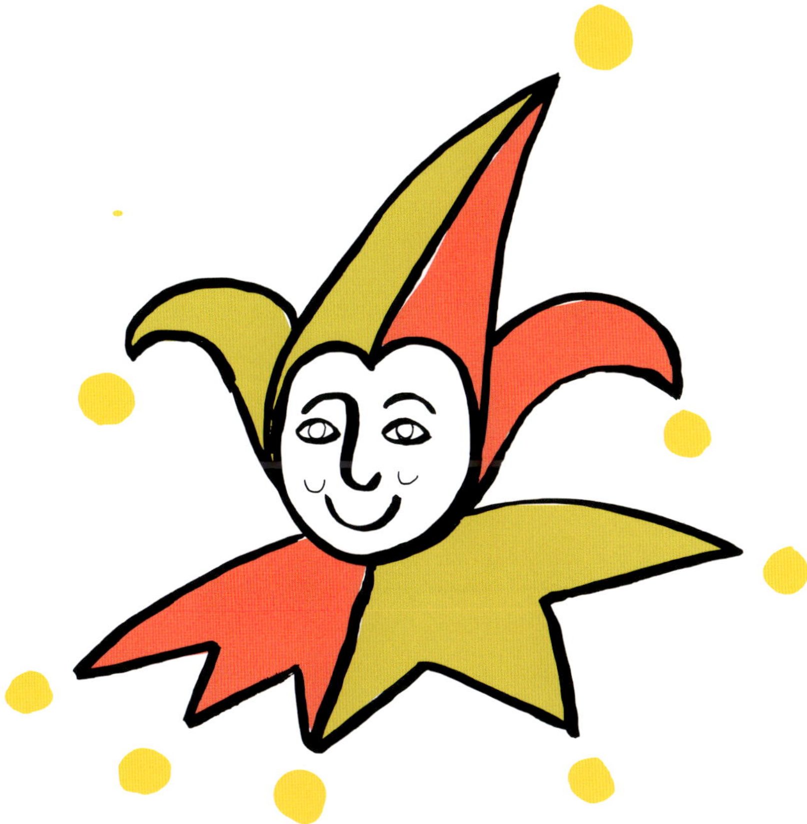

ZIELE |

UMSETZUNG

NOTIZEN

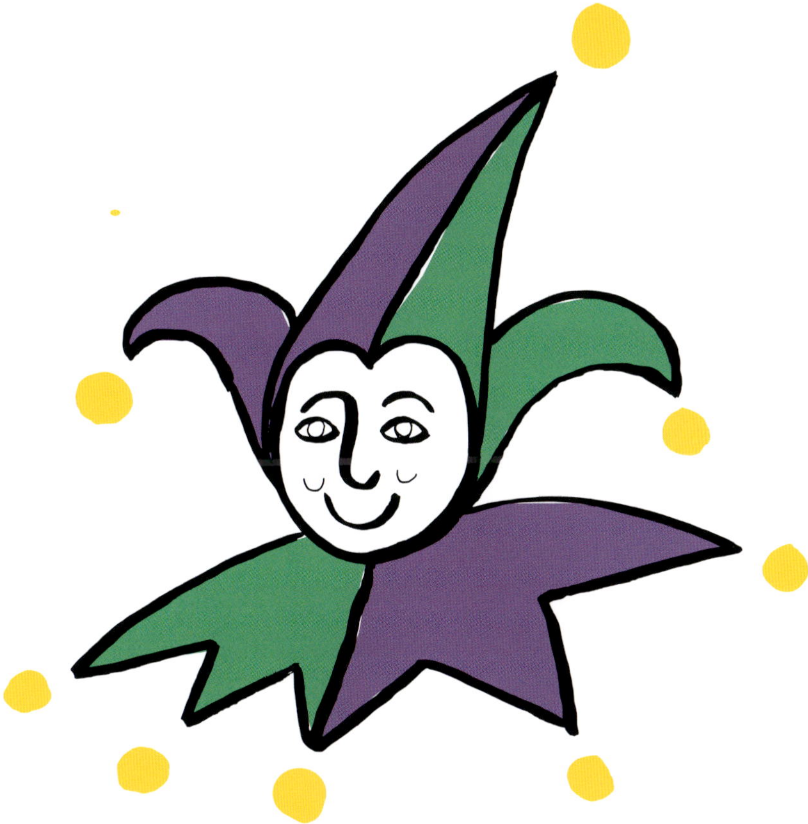

IHRE KOMPETENZEN

ZIELE |

UMSETZUNG

NOTIZEN

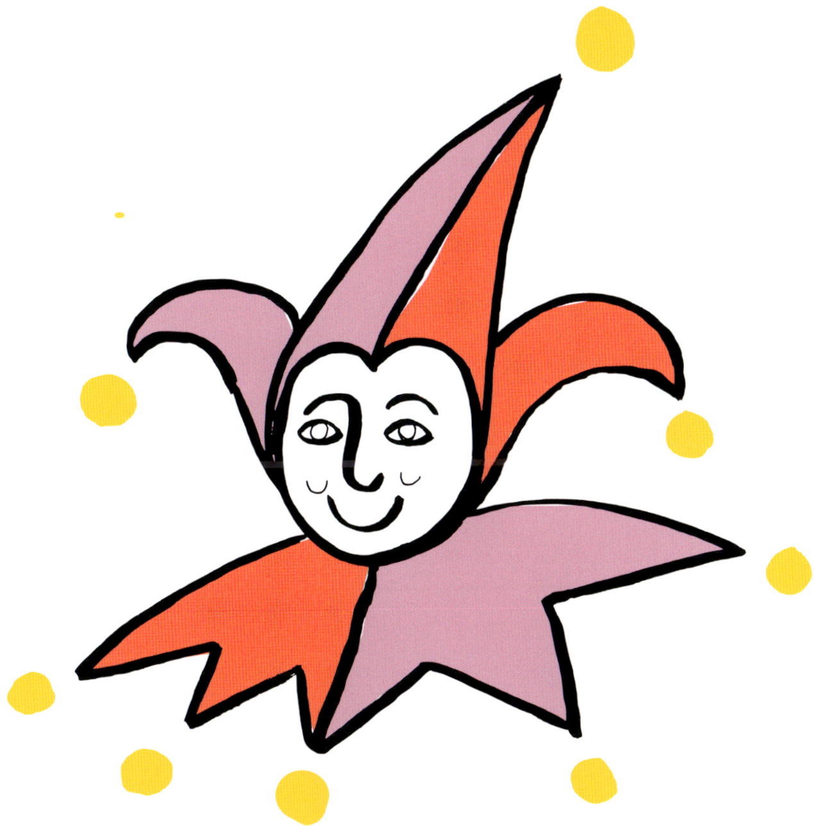

IHRE KOMPETENZEN

ZIELE |

UMSETZUNG

NOTIZEN

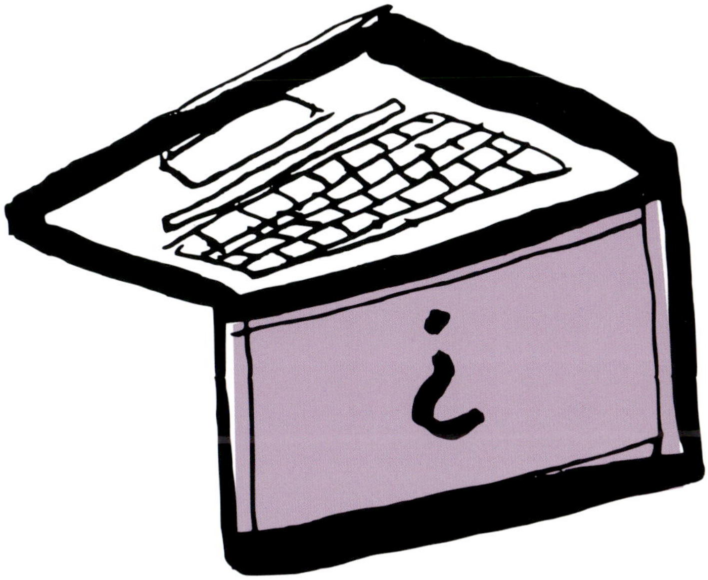

GEHT DAS AUCH ONLINE?

ZIELE | Checkliste zur Beurteilung der Onlineoption

UMSETZUNG

Prinzipiell können die beschriebenen Techniken auch online angewandt werden, allerdings möglichst nur unter den folgenden Voraussetzungen:

- Patient:in und Therapeut:in fühlen sich mit der Onlinetherapie wohl und sicher.
- Patient:in und Therapeut:in verfügen über ein stabiles Internet und haben für den Fall, dass dennoch die Verbindung abbricht, jeweils eine Telefonnummer, unter der sie sofort erreichbar sind. Tipp: Machen Sie einen Testanruf, um sicherzugehen, dass das Telefon auf laut gestellt und der Akku ausreichend geladen ist.
- Für Patient:innen: Es ist ein ungestörtes und entspanntes Arbeiten möglich; keine Störungen durch Familienmitglieder, keine Unsicherheit, ob andere trotz geschlossener Türen hören könnten, was gesprochen wird.
- Für Therapeut:innen: Sie sind sicher, dass Ihre physische Anwesenheit nicht erforderlich werden wird, etwa weil Patient:innen weglaufen und Sie hinterhergehen müssen oder so verzweifelt weinen, dass es dringend nötig ist, sie in den Arm zu nehmen.

Wenn alle obigen Punkte gewährleistet sind, spricht nichts gegen eine Onlinetherapie. Dennoch besteht der Nachteil darin, dass die Körpersprache nicht wie bei einer Behandlung in Präsenz wahrgenommen werden kann. Dies lässt sich zum Teil durch eine gute Einstellung der Kamera beheben, indem diese nicht nur das Gesicht, sondern auch den Oberkörper zeigt. Die Bewegungen der unteren Körperhälfte (ein nervöses Wippen des Fußes etc.) bleiben dennoch unsichtbar. Allerdings können Therapeut:innen auch online einige zusätzliche Informationen bekommen: Wie sieht es in der Wohnung aus? Halten sich Angehörige daran, nicht zu stören? Etc.

TIPPS

Für manche Patient:innen ist die Onlinebehandlung die bessere Option, weil sie sich in den eigenen vier Wänden sicherer fühlen oder die als stressig erlebte Anfahrt entfällt. Falls Patient:innen nicht wach genug aus der Trance zurückkommen, ist dies zudem weniger gravierend als bei der Behandlung in der Praxis. Im Zweifel ruhen Patient:innen noch ein Weilchen auf dem eigenen Sofa, bevor sie sich ganz zurückorientieren.

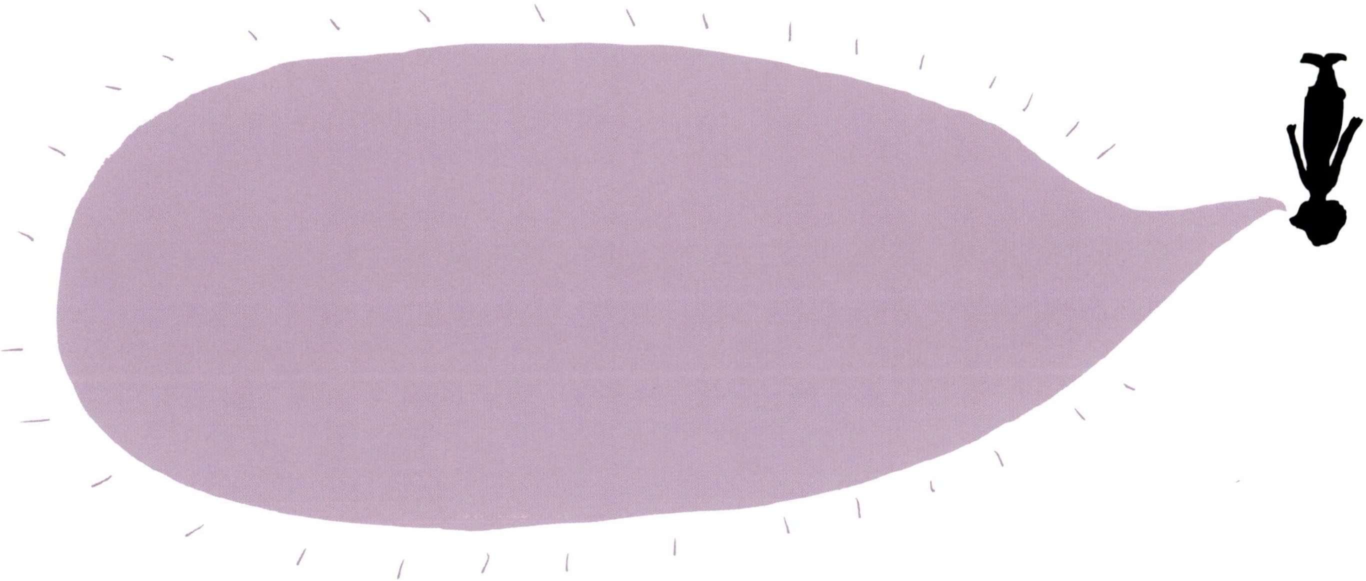

DAZU FÄLLT MIR EIN ZITAT EIN …

ZIELE | Zitate, die helfen, anfängliche Unsicherheiten zu überwinden

„Das größte Hindernis für den Fortschritt ist nicht die Unwissenheit, sondern die Illusion des Wissens.“
Daniel Boorstin

„In der Mitte von Schwierigkeiten liegen Möglichkeiten.“
Albert Einstein

„Manchmal muss man das Alte loslassen, um Platz für das Neue zu schaffen.“
Siddhartha Gautama (Buddha)

„Wer immer tut, was er schon kann, bleibt immer das, was er schon ist.“
Henry Ford

„Mut steht am Anfang des Handelns, Glück am Ende.“
Demokrit

„Die größte Belohnung im Leben besteht darin, das zu tun, von dem die Menschen sagen, es sei unmöglich.“
Walter Bagehot

„Kreativität kann man nicht aufbrauchen. Je mehr Sie verwenden, desto mehr haben Sie.“
Maya Angelou

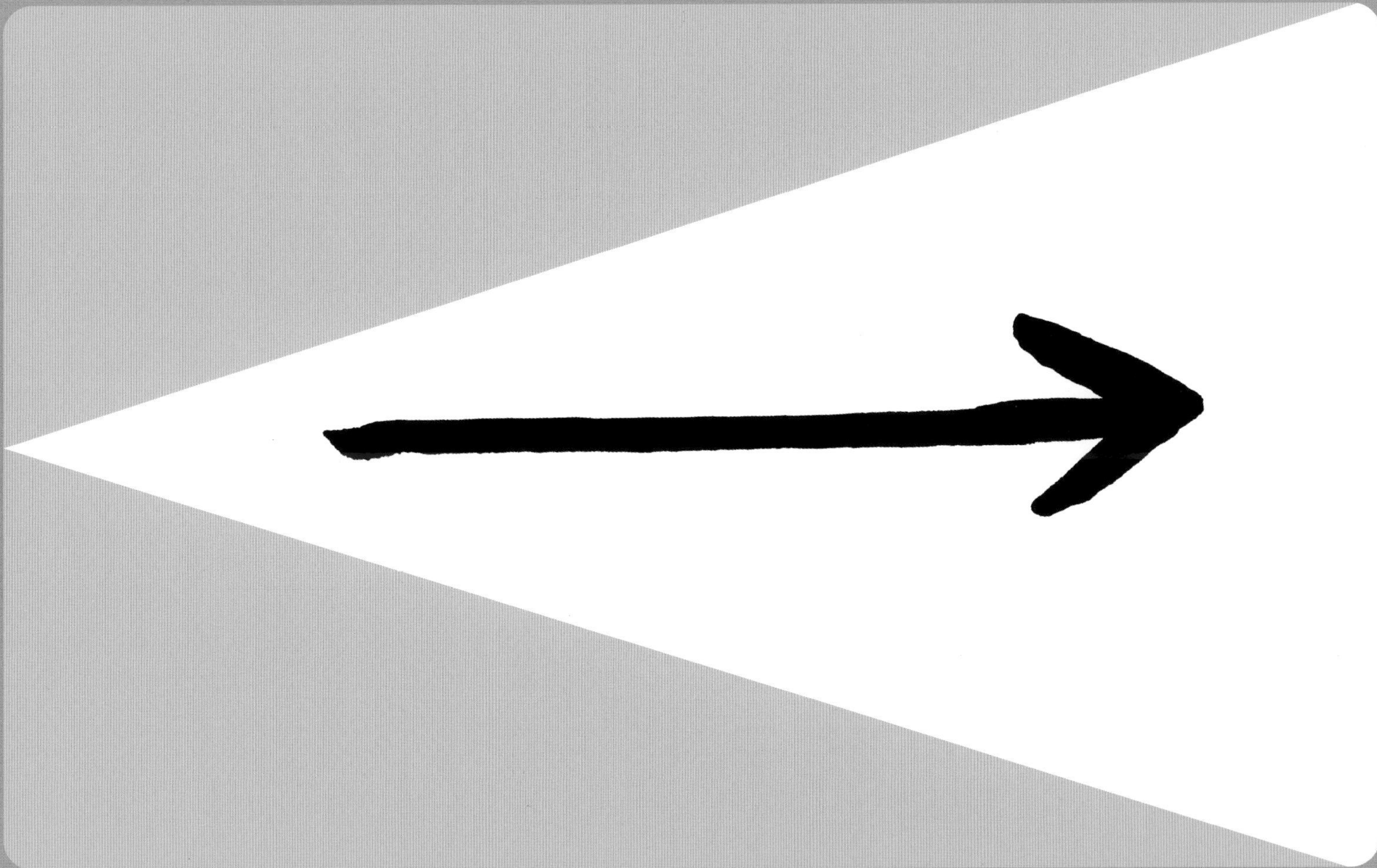

BESSERUNG SÄEN – SCHON VOR DEM ERSTEN TREFFEN

www.junfermann.de/aengste_2-1

ZIELE | Das erste Treffen vorbereiten und eine positive, selbstwirksame Haltung initiieren

Mit den folgenden Fragen, die Patient:innen bereits bei der Terminbestätigung vor dem ersten Treffen in schriftlicher Form bekommen, können Sie noch vor Therapiebeginn eine hilfreiche Haltung fördern (angelehnt an Prior, 2022).

UMSETZUNG

„Zusätzlich zu dem, was Sie mir erzählen werden, damit ich Sie verstehe, wäre es in unserem ersten Gespräch für mich gut zu wissen …

- was Sie durch unsere Gespräche erreichen wollen,
- was Sie schon versucht haben und mit welchem Erfolg sowie
- welche Verbesserungen zwischen heute und unserem ersten Treffen möglicherweise schon eingetreten sind.“

Und noch eine Information für Ihre Sitzungen: Vielen tun die Tranceerfahrungen so gut, dass sie sie gerne mit nach Hause in den Alltag nehmen wollen. Wenn Sie möchten, bringen Sie deshalb zu den Hypnosesitzungen Ihr Handy mit, dann können Sie sich die Trancen aufzeichnen und zur Selbsthypnose nutzen.“

TIPPS

Es ist gut, wenn Patient:innen eine möglichst genaue und „fühlbare“ Vorstellung davon haben, was sie erreichen möchten. Zu bedenken ist allerdings: Eine Psychotherapie vollbringt nur manchmal Wunder. Die Ziele sollten daher immer realistisch und erreichbar sein. Eruieren Sie dies zu Anfang und auch regelmäßig im Laufe der Therapie und sorgen Sie für eine positive Einstellung bezüglich möglicher „Symptomreste“, die am Ende der Behandlung noch übrig bleiben könnten.

Sehen Sie hierzu auch Manfred Priors Ausführungen zum Thema „Beratung und Therapie optimal vorbereiten“, indem Sie dem obigen QR-Code folgen.

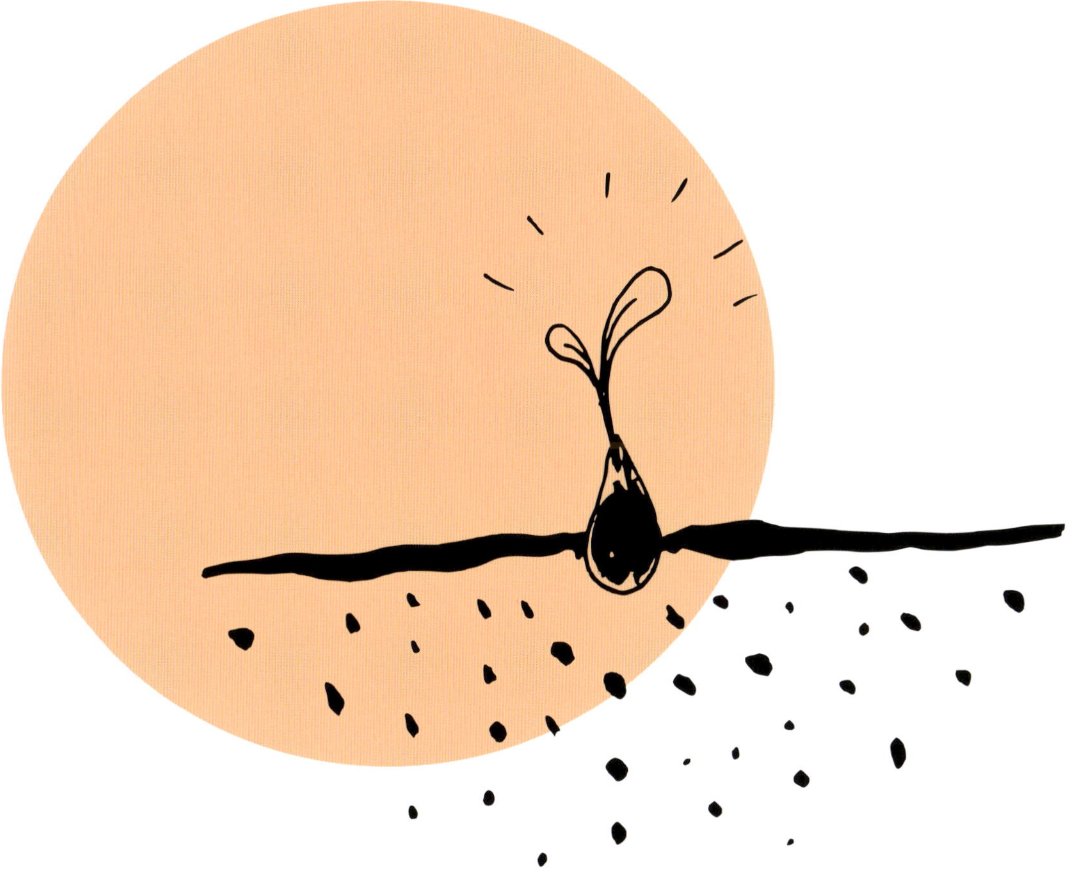

BESSERUNG SÄEN – DURCH ERFOLGSSTORYS ANDERER

ZIELE | Durch erfolgreiche Angstbewältigungsgeschichten anderer stärken und motivieren

Immer, wenn eine zusätzliche Portion Hoffnung, Optimismus, Mut und Motivation gebraucht wird, kann es die Patient:innen (neu) motivieren, zu hören, wie andere ihre Ängste bewältigt haben.

UMSETZUNG

Ganz besonders erfolgversprechend ist das sogenannte Seeding (also das „Säen" gewünschter Veränderungen) durch Erfolgsstorys anderer, wenn Sie selbst diese Personen und deren (Leidens-) und Erfolgsgeschichte kennen. Notieren Sie sich deshalb an dieser Stelle eigene erfolgreiche Fälle und auch persönliche Erfahrungen zum Thema Angstbewältigung oder solche, die Sie in Ihrem Umfeld erlebt haben.

Bei dieser Technik unbedingt beachten sollten Sie Ihre Verschwiegenheitsverpflichtung gegenüber den Patient:innen, indem Sie Ihre Ausführungen entsprechend anonymisieren (und dabei möglichst darauf achten, die Beschreibung so anzupassen, dass Patient:innen sich mit der Fallgeschichte besonders gut identifizieren können). Wenn Sie eigene Erfahrungen schildern, sollten diese für Sie persönlich kein Problem mehr darstellen. Ansonsten schildern Sie die Geschichte besser mithilfe der Erickson'schen „My-Friend-John-Technik" – als sei dasselbe einem Freund oder einer Freundin passiert (was Sie ja hoffentlich auch für sich selbst sind). Wenn Sie über Familienmitglieder sprechen, fragen Sie zuvor, ob dies gewünscht ist, denn Patient:innen haben keine Schweigepflicht.

TIPPS

Beachten Sie hierzu auch Karte 1.5.

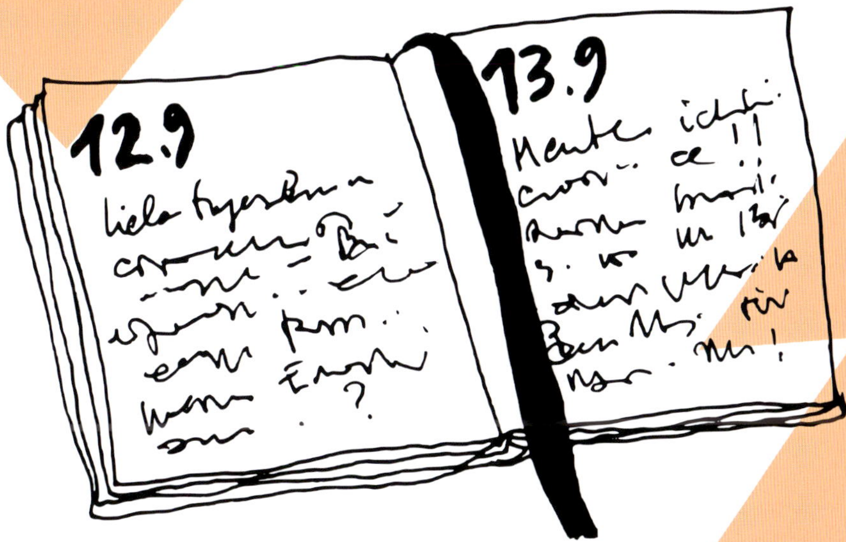
12.9
13.9

EIN TYPISCHER TAGESABLAUF

ZIELE | **Sich ins Leben der Patient:innen einfühlen und diese besser kennenlernen**

UMSETZUNG

In einem ersten Gespräch kann die Schilderung des typischen Tagesablaufs wichtige Informationen vermitteln:

- Welche Gewohnheiten, Vorlieben, Freizeitbeschäftigungen, mögliche Ressourcen gibt es?
- In welchen Arbeitskontexten befindet sich die Person und wie geht sie mit dem Thema berufliche Leistung und Erfolg um?
- Wie gestalten sich die sozialen Bezüge? Gibt es Freundinnen, Freunde, Familie, hilfreiche Kolleg:innen oder lebt die Person einsam und ist eher auf sich gestellt?
- Wann treten die Ängste auf? Was passiert unmittelbar davor, was danach?
- Wie geht das Umfeld mit den Ängsten um? Welche Bewältigungsstrategien nutzt die Person selbst?
- Wie ist der Umgang mit den schwierigen Gefühlen? Spricht sich die Person selbst gut zu oder verurteilt sie sich für die eigenen Gefühle?
- Gibt es körperliche Einschränkungen oder Krankheiten, die den Alltag prägen?
- Schläft die Person gut und fühlt sich nach der Nacht erholt oder gibt es Schlafstörungen und Albträume?

TIPPS

Die Schilderung des typischen Tagesablaufs ist bei allen Patient:innen fester Bestandteil zu Therapiebeginn, vor allem, um sie besser kennenzulernen, aber auch zur Erhebung von Ressourcen (Hobbys, soziale Kontakte) oder möglichen Hinweisen auf weitere Problemfelder (z. B. Schlafstörungen als möglicher Indikator für depressive Verstimmungen).

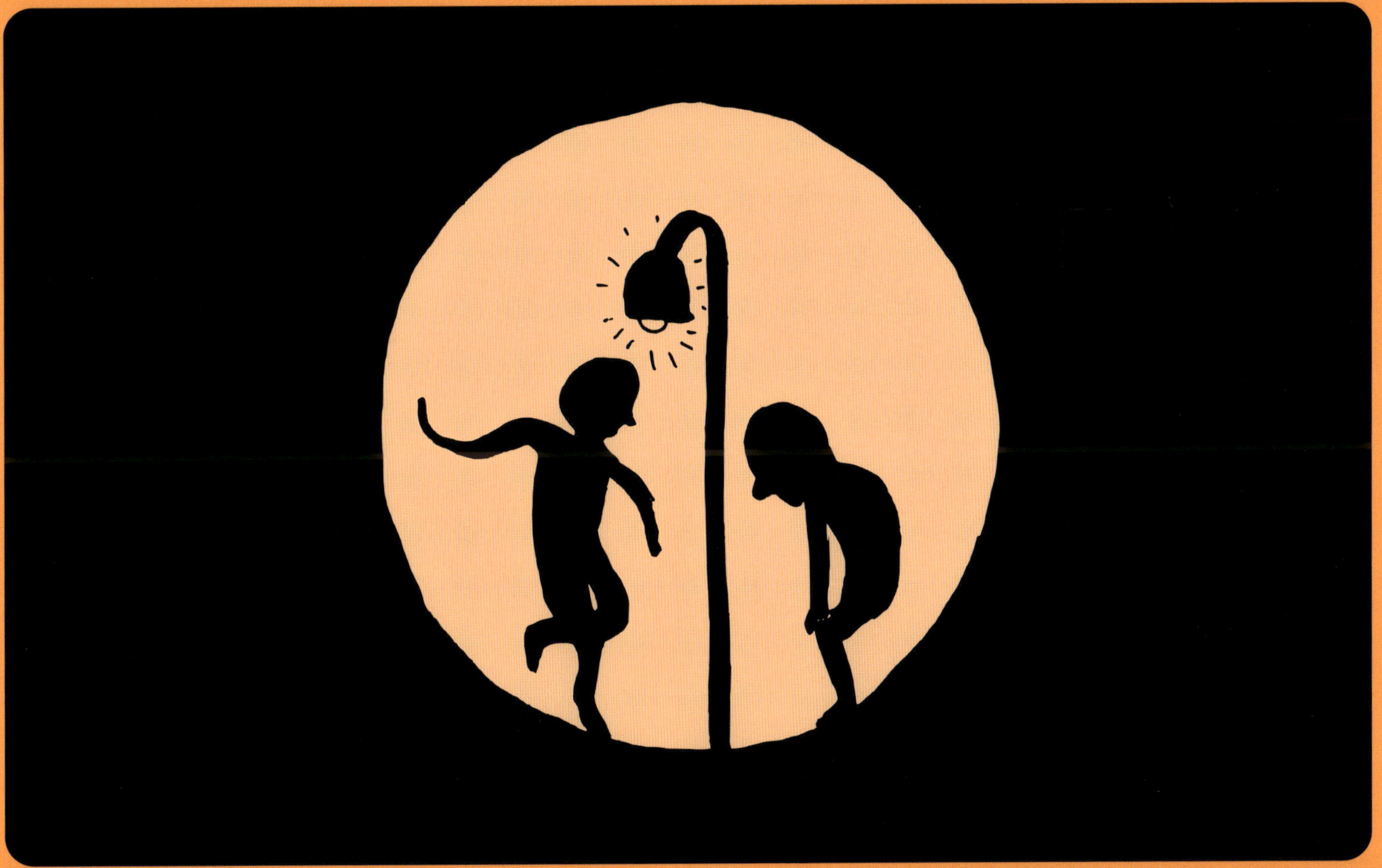

NEUKONSTRUKTION DER VERGANGENHEIT

ZIELE | **Verdeutlichen, dass die aktuellen Ängste oft mit früheren Ereignissen zusammenhängen und die Folgen selbst schmerzhaftester Erfahrungen beeinflussbar sind**

UMSETZUNG

„Wenn wir weiter bei den aktuellen Erfahrungen nach Lösungen suchen, geht es uns womöglich wie in diesem Witz: Ein Betrunkener sucht unter einer Straßenlaterne seinen Schlüssel. Ein Polizist hilft ihm bei der Suche. Als der Polizist wissen will, ob der Mann sicher sei, den Schlüssel hier verloren zu haben, antwortet jener: ‚Nein, nicht hier, sondern dort – aber dort ist es zu finster.' … Wir müssen also manchmal in der finsteren Vergangenheit nach Lösungen suchen, damit Gegenwart und Zukunft heller werden können. Eine Lösung ist dann häufig eine Art Neukonstruktion der Vergangenheit – denn: Es ist nie zu spät für eine glückliche Kindheit. Und gleichzeitig ist Ihre Kindheit vor allem: Vergangenheit. Ob und wie die Vergangenheit Ihre Gegenwart beeinflussen soll, ist Ihre Entscheidung. Und natürlich bleibt Ihre reale Geschichte, wie sie war, aber Sie werden lernen, aus einer anderen möglichen Vergangenheit großen Nutzen zu ziehen, auch wenn sie ‚nur' vorgestellt ist. Diese Vergangenheitsmodifikationen müssen auch nicht umfassend sein, es reicht, wenn ein paar Aspekte besser werden. Ihr Gehirn ist in der Lage, diese selbst kreierte Neufassung Ihrer Geschichte in Trance zu erleben und die Erfahrung wie eine reale Erfahrung für sich zu nutzen. Ihr Unbewusstes gibt Ihnen durch die Bewältigung der Angst die Chance zur Heilung alter Wunden!

Welche ersten Ideen haben Sie schon, welche alten Erfahrungen mit Ihrer Angst zusammenhängen könnten?" (Siehe hierzu auch Karte 2.12.)

TIPPS

Es kann sich eine Erläuterung möglicher Ziele anschließen: „Unser Ziel kann keine perfekte Vergangenheit sein, aber eine, mit der sich gut leben lässt. Ein Denkmal an das Schlimme, ein ‚Stolperstein der Erinnerung' darf am Ende aus Pietätsgründen bleiben. Wie groß dürfte in Ihrem Fall das Denkmal sein, damit es gut für Sie ist?" (Angelehnt an Fuhrmann, 2019, und Watzlawick, 2009)

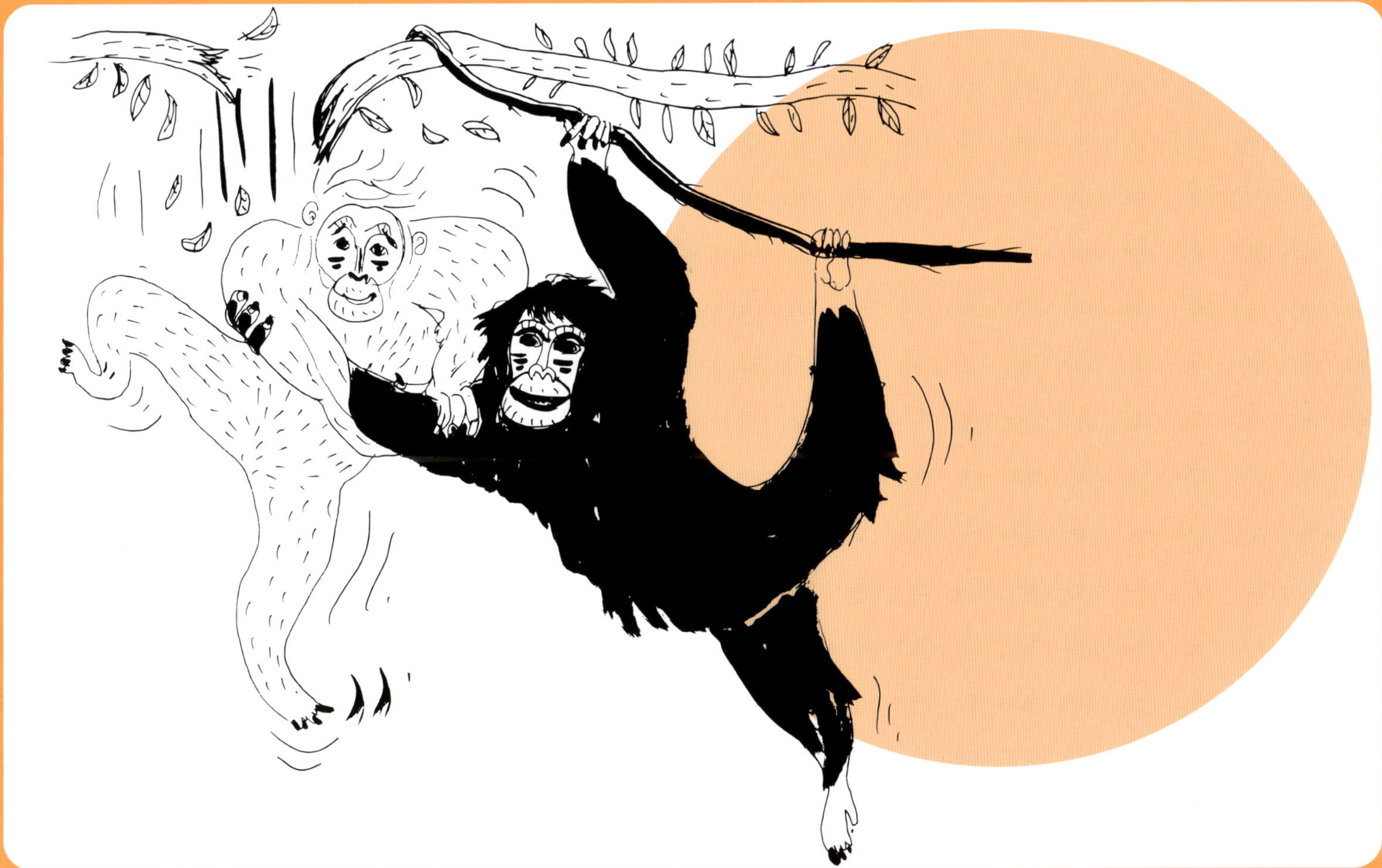

AFFENKUMPEL

ZIELE | Verständnis für die Wertigkeit der Beziehung im therapeutischen Prozess schaffen

Vor allem bei sehr verzweifelten Patient:innen und/oder solchen, die schwer Vertrauen ins Gegenüber fassen können, hilft diese Intervention.

UMSETZUNG

Der Neurobiologe Gerald Hüther (2005) beschreibt ein spannendes Experiment, von dem Sie Ihren Patient:innen erzählen können: „Ein Affe sitzt allein in seinem Käfig und wird gestresst, indem man einen bellenden Hund um den Käfig herumlaufen lässt. Der Affe reagiert mit deutlichen Stress- und Angstsymptomen, wie sie auch Menschen zeigen würden, wenn sie sich ängstlich fühlen. Setzt man aber einen zweiten Affen dazu, der vorher ein Beruhigungsmittel bekommen hat, dann ist nicht nur der sedierte Affe viel entspannter, sondern auch der Affe ohne Medikamente. Allerdings funktioniert das nur, wenn die Affen miteinander vertraut sind. Affen brauchen also nicht einfach nur ein entspanntes Modell, um sich sicher zu fühlen; sie brauchen Freunde, denen sie vertrauen."

Uns Menschen geht es genauso: Vertraute Gefährt:innen geben uns Sicherheit und Hoffnung. Dabei haben wir den Affen aber etwas voraus: Wir haben die Fähigkeit, zu imaginieren – wenn wir sehr lebhaft an unsere guten, wohlwollenden Freunde denken, hilft uns das bereits, uns eingebunden und damit sicherer zu fühlen. Wir sind sogar in der Lage, aus einem eher theoretischen Konzept von „Glaube, Liebe, Hoffnung" Kraft und Sicherheit zu schöpfen.

Und genau dies ist die Ressource, die wir hier zusammen nutzen werden: Ein Teil Ihrer Probleme hängt vermutlich damit zusammen, dass Sie früher in schwierigen Situationen ganz allein waren. Ein Freund oder eine Freundin hätte für Sie vieles besser gemacht. Hier in der Therapie werden Sie sich mit Ihren Ängsten auseinandersetzen und ich werde so etwas wie Ihr Affenkumpel sein, damit Sie sich dabei sicher und gut aufgehoben fühlen.

TIPPS

Wie wichtig Bindung im psychotherapeutischen Setting ist und warum wir einen „Affenkumpel" brauchen, finden Sie auch in folgendem Buchbeitrag: Benaguid, G. (2015): Die Bedeutung nonverbaler Aspekte der Kontaktgestaltung. In: Muffler, E., *Kommunikation in der Psychoonkologie*. Carl-Auer.

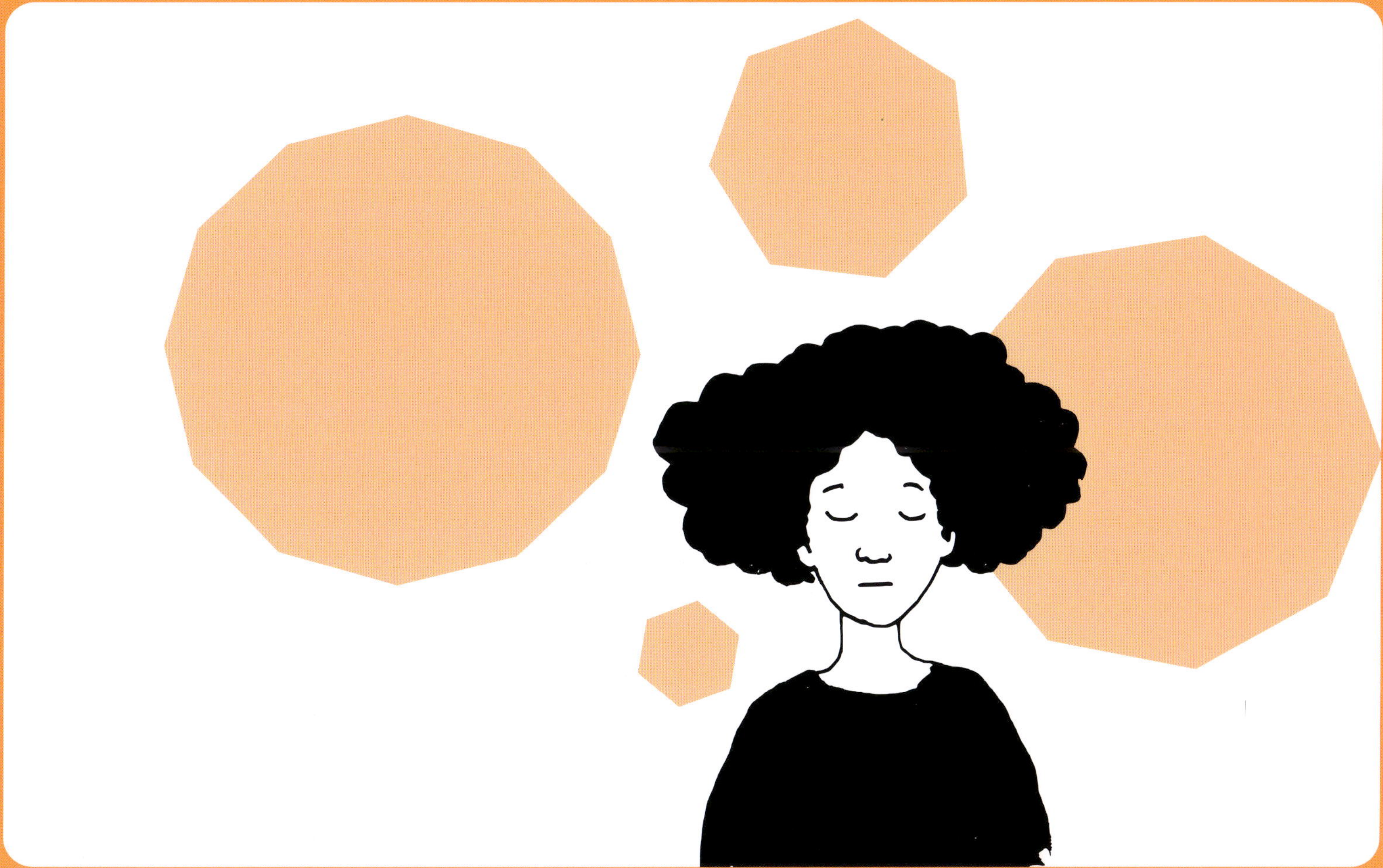

INFORMATIONEN ÜBER KLINISCHE HYPNOSE

ZIELE | Fragen und mögliche Befürchtungen bzgl. Hypnotherapie klären

Der Begriff Hypnose löst nicht immer nur positive Assoziationen aus. Zwar sind Patient:innen zunehmend informierter und kennen die Unterschiede zwischen klinischer und Showhypnose, einige haben aber dennoch Sorge, beispielsweise vor Kontrollverlust.

UMSETZUNG

Mögliche (typische) Frage: „Wie fühlt sich Trance an? Hat es Ähnlichkeit mit irgendetwas, das ich schon kenne?"

Antwort: „Trance ist etwas, was jede:r kennt. Sie waren bestimmt schon einmal völlig vertieft in die Arbeit oder als Kind ins Spiel. Sie haben dabei die Zeit und alles um sich herum vergessen, weil Sie so konzentriert auf diese eine Sache waren. Einen solchen hoch konzentrierten Zustand bezeichnet man als Alltagstrance."

Frage: „Werde ich Ihnen während der Trance hilflos ausgeliefert sein? Mache ich alles, was Sie mir sagen?"

Antwort: „Jede Hypnose ist Selbsthypnose. Wenn Sie das, was ich Ihnen sage, nicht aufnehmen und für sich innerlich umsetzen wollen, wird gar nichts passieren. Niemand geht gegen seinen Willen in Trance oder tut dann Dinge, die er sonst nicht getan hätte."

Frage: „Werde ich tief genug in Trance gehen können?"

Antwort: „Eine sehr tiefe Trance, bei der Sie sich anschließend vielleicht an nichts mehr erinnern, also eine Amnesie entwickeln, bräuchten wir nur dann, wenn wir Sie beispielsweise ohne Betäubung am Herzen operieren wollten, aber das haben wir ja nicht vor. Für das, was wir wollen, reicht eine leichte Trance aus und die erreicht jede:r spätestens, nachdem wir ein bisschen geübt haben und Ihnen dies alles vertraut geworden ist."

TIPPS

Für weitere Fragen gibt es umfassende und fundierte Informationen auf der Website der deutschsprachigen Hypnose-Gesellschaften unter: ↗ https://hypnose.de/

Weitere Tipps zum Thema Trancetiefe finden Sie auch auf Karte 8.3 am Ende dieser Box.

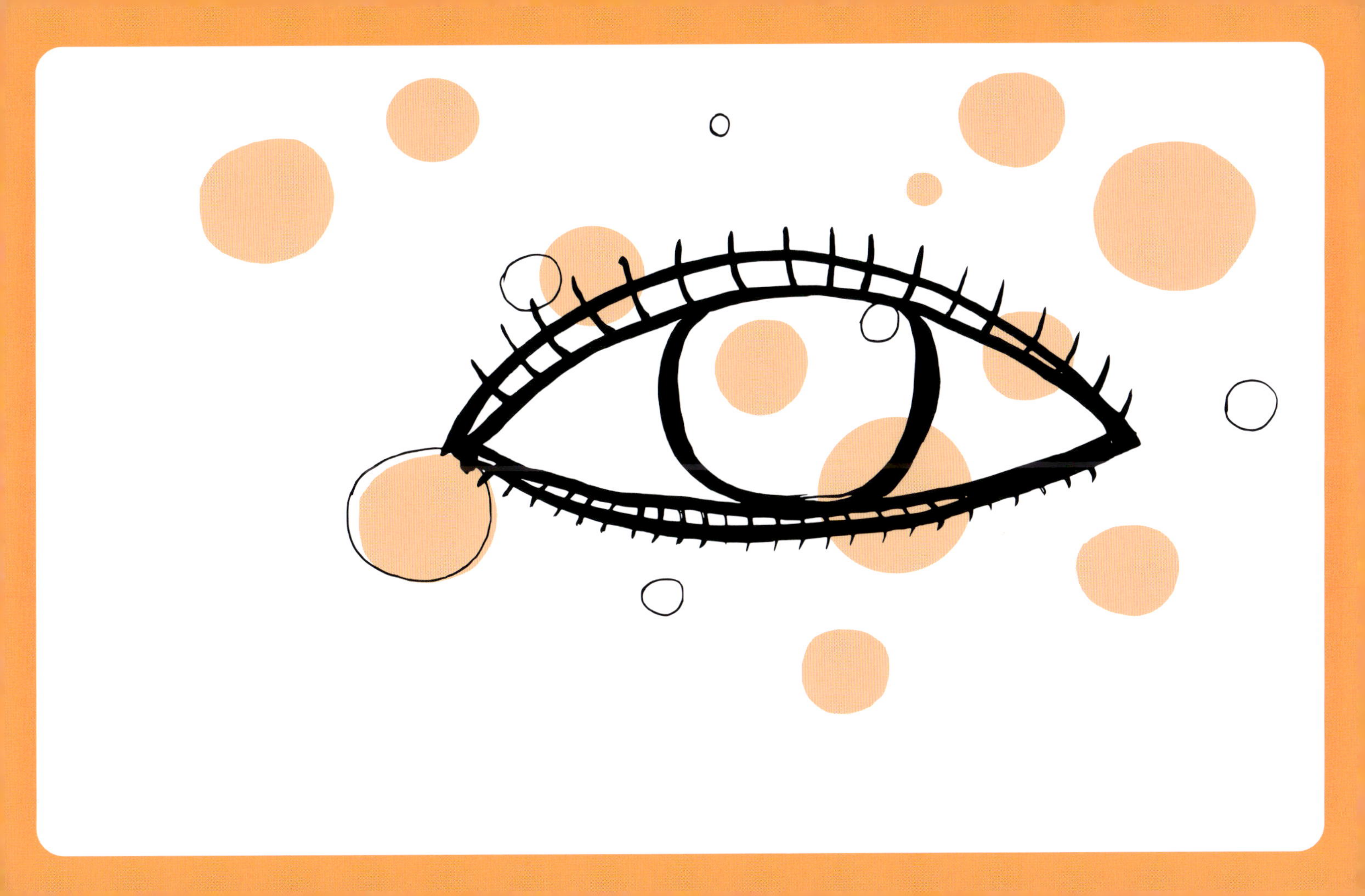

INDIVIDUELLE HYPNOTISIERBARKEIT

ZIELE | Fragen zur individuellen Hypnotisierbarkeit klären

Menschen sind unterschiedlich suggestibel. Für die Therapie ist es in jedem Fall wichtig, die Patient:innen zu motivieren, ihre (bisher unbewusste) Kompetenz im Erreichen von Trancezuständen hervorzuheben und positive Zielvorstellungen daran zu knüpfen.

UMSETZUNG

Frage: „Bin ich womöglich gar nicht in der Lage, in Trance zu gehen?"

Antwort: „Ich bin mir völlig sicher, dass Sie richtig bei einer Hypnotherapie sind. Sie sind schon oft in einem hypnotischen Zustand gewesen, nämlich immer dann, wenn Sie intensiv Angst und Panik erlebt haben. Die entsprechenden Symptome dabei sind hypnotische Phänomene: Ihre Atmung, Ihr Herz-Kreislauf-System, Ihre Muskulatur verändern sich ohne willkürliche Kontrolle: Sie nehmen sich nicht vor, Angst zu bekommen, sondern es passiert einfach. Sie erleben dabei eine Zeitverzerrung: Minuten kommen Ihnen ewig vor. Dies alles und vor allem die Unwillkürlichkeit sind Kennzeichen des Erlebens in Trance. Sogenannte Problemtrancen kennen Sie also schon gut.

Ohne besondere Fähigkeiten in diesem Bereich wären Sie gar nicht in der Lage gewesen, eine Angststörung zu entwickeln, denn dazu muss man sich Dinge gut vorstellen können, und das können Sie!

Kennen Sie den Spruch von Erich Kästner ‚Wenn einer keine Angst hat, hat er keine Fantasie'? Wir können also sicher sein: Sie haben Fantasie! Und genau diese brauchen Sie nicht nur, um Angst zu haben, sondern auch, um hypnotherapeutisch richtig viel zu erreichen. Bei Patient:innen mit Ängsten bin ich deshalb immer ganz sicher, dass *sie* genau diejenigen sind, die besonders gut von hypnotischen Zuständen profitieren können … weil *sie* nämlich schon Profi darin sind!"

TIPPS

Erkrankungen wie Migräne, psychische Erkrankungen oder die Einnahme bestimmter Medikamente können die Trancetiefe beeinträchtigen. Deshalb sollte in der Anamnese nach Erkrankungen oder Medikamenten gefragt werden. So kann die hypnotische Vorgehensweise daran angepasst werden (z. B. längere Sitzungsdauer etc.).

Weitere Tipps zum Thema Trancetiefe finden Sie auch auf Karte 8.3 am Ende dieser Box.

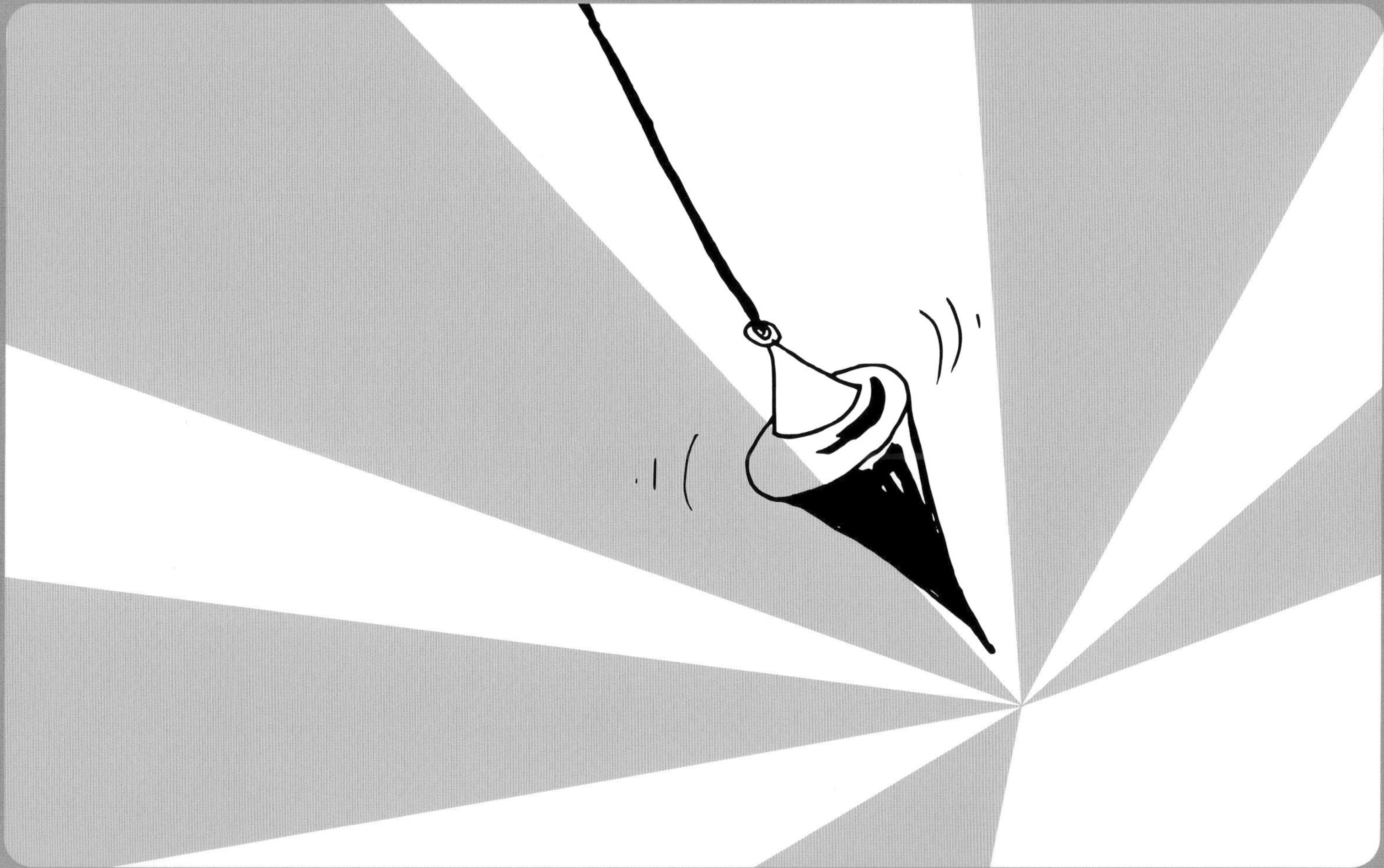

PENDELTRANCE

www.junfermann.de/aengste_2-8

ZIELE | Wirksamkeit der Hypnose und eigene Hypnotisierbarkeit ohne viele Worte „beweisen"

Sie können Patient:innen nicht nur verbal versichern, dass sie suggestibel und damit ausreichend hypnotisierbar sind, sondern dies auch ganz praktisch demonstrieren.

UMSETZUNG

Die Patient:innen erhalten eine an einer Schnur befestigte Glaskugel (oder ein Pendel aus dem Esoterikbedarf o. Ä.). Die Schnur wird an ihrem äußersten Ende zwischen Daumen und Zeigefinger festgehalten. Mit ausgestrecktem Arm lassen die Patient:innen das Pendel knapp über dem Boden baumeln. Nun folgen Suggestionen, die eine unwillkürliche Bewegung des Pendels initiieren.

Geeignete Bilder für eine Kreisbewegung sind: Karussell fahren, ein großes, rundes Objekt (Melone, Sonne, Vollmond etc.), in einem großen Topf rühren und dabei den Brei ganz am Rand mit dem Kochlöffel auskratzen etc.

Anschließend kann erst eine ellipsenförmige Bewegung und schließlich eine Hin- und Herbewegung angeleitet werden. Dazu eignen sich folgende Bilder: Pendel einer Uhr, (Schiff-)Schaukel, ein auf dem Boden aufgemalter Strich, dem das Pendel folgt. Diese Bewegungen werden zur Ratifikation der Trance genutzt.

Anschließend wird suggeriert, dass das Pendel wieder zur Ruhe kommt: „Sie können sich eine Verankerung für das Pendel im Boden vorstellen, die es zügig wieder zur Ruhe kommen lässt, während auch Sie selbst eine zunehmende Ruhe genießen können."

TIPPS

Im Anschluss oder auch schon vor der Trance wird erklärt, wie die Pendelbewegung durch subliminale Bewegungen zustande kommt: Die Vorstellung einer bestimmten Bewegung kann die Tendenz zur Ausführung ebendieser Bewegung auslösen (Carpenter-Effekt).

Es gilt zu vermeiden, dass Patient:innen die Intervention im Sinne eines esoterischen Auspendelns auffassen. Ist zu befürchten, dass die Patient:innen die (wissenschaftlichen) Wirkmechanismen nicht erfassen können, ist vom Pendeln abzuraten.

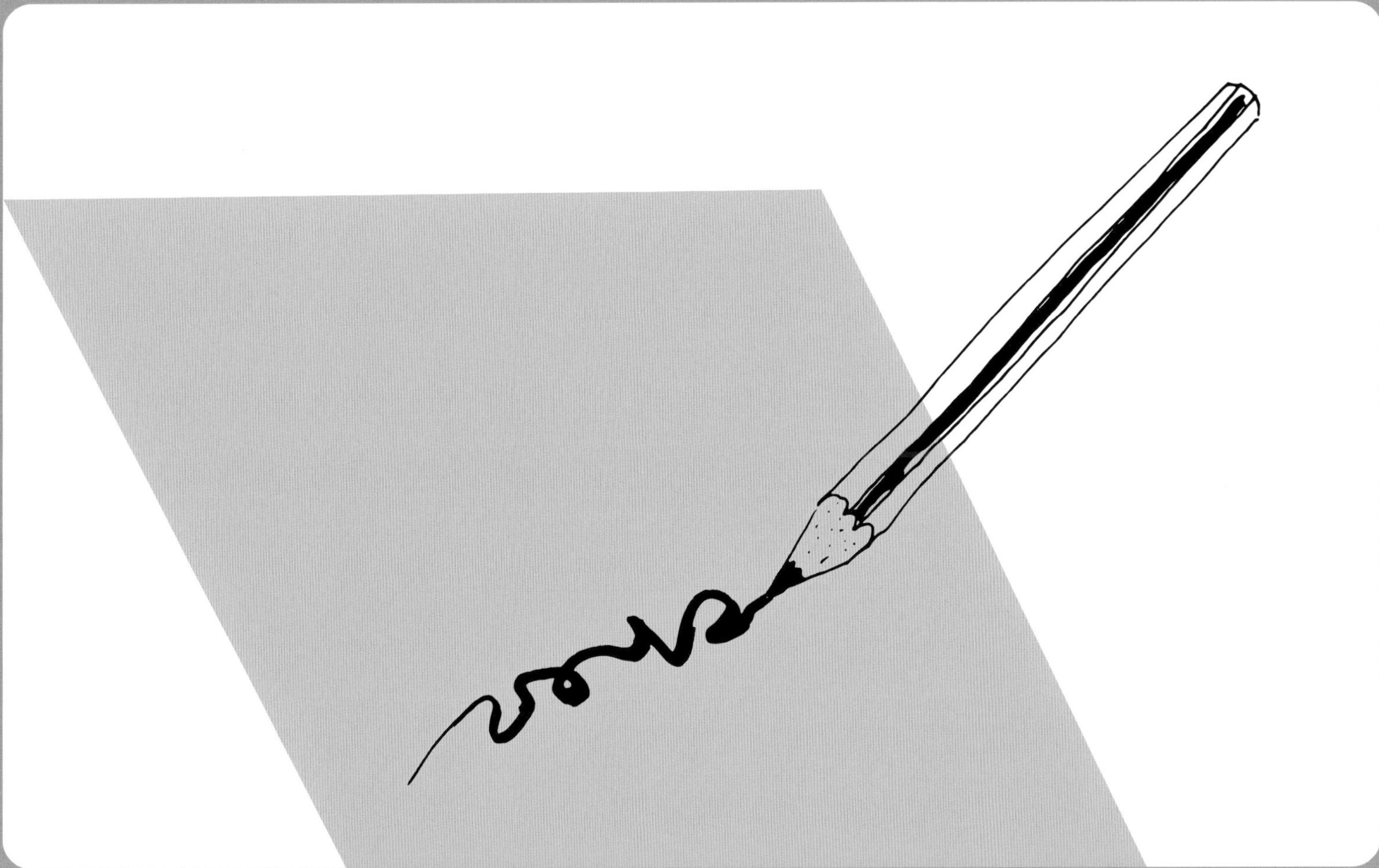

ANGST- UND POSITIVE ERLEBNISSE

www.junfermann.de/aengste_2-9

ZIELE | **Herausragende Angst- und positive Erlebnisse erheben**

Um einen ersten Überblick über die Symptomatik und deren Ausprägung zu bekommen sowie Hypothesen zur Entstehung zu formulieren, empfiehlt sich Biografiearbeit. Damit Patient:innen durch die Aufzählung der Angsterlebnisse nicht in einen negativen Zustand kommen, sollten auch positive Ereignisse erhoben werden.

UMSETZUNG

Händigen Sie den Patient:innen das Arbeitsblatt aus und erörtern Sie mit ihnen positive wie angstbesetzte Ereignisse im Laufe ihrer Biografien.

Angst- (☹) oder positives Erlebnis (☺)	Beschreibung des Ereignisses / der Erinnerung daran	Alter zum Zeitpunkt des Ereignisses	Einschätzung der Stärke der Angst / Freude auf einer Skala von 1 (kaum Angst / Freude) bis 10 (maximale Angst / Freude)

TIPPS

Eine mögliche Variante ist das Zeichnen einer Lebenslinie am Flipchart mit relevanten Lebensereignissen.
Siehe die folgende Karte 2.10.

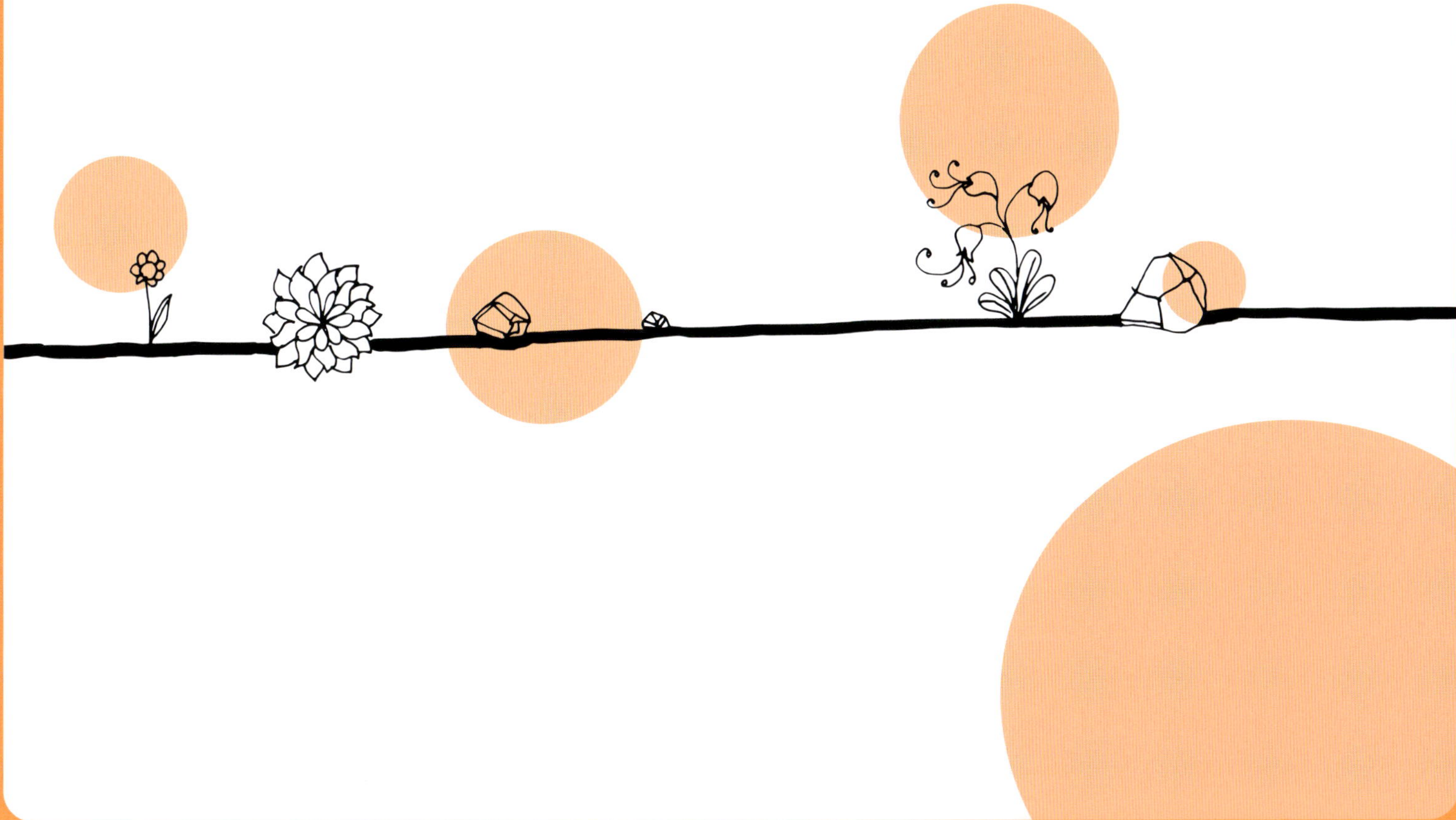

LEBENSLINIE ZUR SYMPTOMANAMNESE

www.junfermann.de/
aengste_2-10

ZIELE | **Angst- und positive Erlebnisse biografisch einordnen**

UMSETZUNG

Vorzugsweise die Patient:innen selbst zeichnen eine waagerechte Linie als Zeitachse mittig auf einen großen Bogen Papier. Diese wird in Fünf- bis Zehner-Jahresschritten von der Geburt bis zum jetzigen Zeitpunkt unterteilt. Links bleibt Platz für lebensrelevante Ereignisse schon vor der Geburt und rechts für mögliche künftige Ereignisse und Zukunftsvisionen.

Die Patient:innen werden dann gebeten, alle für das Symptom relevanten Ereignisse aufzumalen, und zwar:

- unterhalb der waagerechten Linie die Ereignisse und Erfahrungen, die das Problem bedingt oder verschlimmert haben, und
- oberhalb der Linie alles, was sich positiv und stärkend ausgewirkt hat, also die Ressourcen.

Den beiden Bereichen können zusätzlich unterschiedliche Farben zugeordnet werden: eine Farbe für den Problem- und eine Farbe für den Lösungsbereich.

Oft fällt es Patient:innen leichter, die untere Blatthälfte mit den Aspekten des Problemerlebens zu füllen. Umso wichtiger ist es, dass Therapeut:innen konsequent immer wieder auch nach der Ressourcenseite fragen!

TIPPS

Meist wird die Gestaltung nicht in einer Stunde abgeschlossen, sondern fortgeführt und ergänzt. Fotos des jeweils aktuellen Stands helfen, diesen Prozess zu dokumentieren.

Zu Fragen nach Ressourcen siehe auch Karte 3.1.

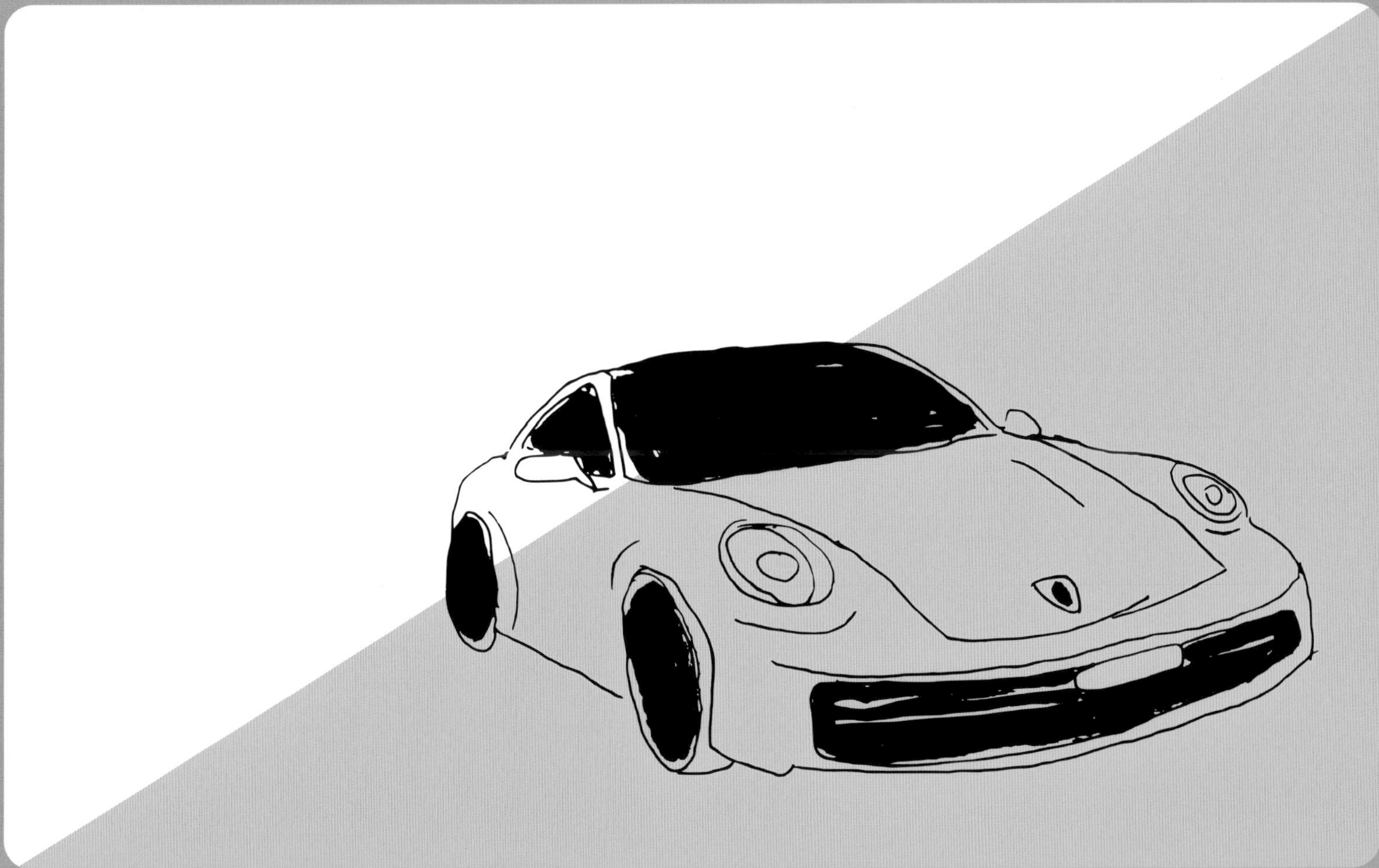

KEIN ANGSTHASE

www.junfermann.de/aengste_2-11

ZIELE | Beruhigende Informationen zur Physiologie der Angst vermitteln

Wenn Patient:innen unter besonders starken Ängsten leiden, die oft mit Gefühlen von Todesangst einhergehen, und / oder sich für ihre Beschwerden abwerten, eignet sich diese Intervention.

UMSETZUNG

„Wer unter Angst leidet, klagt oft über Schwindel, Schwarzwerden vor Augen, Mundtrockenheit, Kloßgefühl im Hals, Atembeschwerden, Herzklopfen, Kälte- / Hitzeschauer, Kribbeln in Armen / Beinen, Übelkeit, weiche Knie oder Schweißausbrüche. Dies alles fühlt sich sehr unangenehm für Sie an, es sind aber natürliche Reaktionen zur Bereitstellung von Energie, die jedoch nicht abgerufen wird. Man könnte auch sagen: Ihre Angst versetzt Sie in Handlungsbereitschaft. Dieselben Reaktionen treten auch bei intensivem Sport auf. Dort werden sie allerdings als positiv und gesund erlebt. Ihre Energiebereitstellung erfolgt sehr schnell, denn für Ihren Körper geht es evolutionär bedingt um Leben und Tod. Die Angst warnt und schützt Sie bei möglichen Gefahren und das ist ja zunächst einmal etwas sehr Gutes und Erfreuliches!

Bei einer Angststörung fällt die Angst aber oft übermäßig aus und sie kommt auch nicht immer dann, wenn sie wirklich gebraucht wird: Sie sind wie ein Sportwagen, der richtig Gas geben kann. Ihr Adrenalin verhilft Ihnen zu einem sehr schnellen Start. Allerdings … wenn so ein Ferrari in eine Spielstraße einbiegt, ist so viel Power gar nicht nötig, sondern bewirkt nur sinnloses Röhren des getunten Motors, obwohl leise, gemütlich und achtsam zu fahren viel besser wäre.

Und eines ist besonders wichtig: Sie haben vielleicht manchmal das Gefühl, Sie könnten vor lauter Herzklopfen sterben. Aber: Das können Sie nicht! Dem Porsche geht irgendwann der Sprit aus und Sie beruhigen sich von selbst wieder. Ihr Körper kann das hohe Erregungslevel nicht lange aufrechterhalten. Es gibt nur ein einziges Säugetier, dass sich so lange aufregen kann, bis es daran stirbt, und das ist der Hase. Sie sind aber kein Hase und können sich deshalb völlig sicher sein: Egal, wie schlimm sich die Angst anfühlt, sie ist harmlos."

TIPPS

Wenn Patient:innen an den biologischen Details zu ihrer „Startreaktion" interessiert sind, kann das entsprechende Arbeitsblatt gemeinsam angeschaut werden.

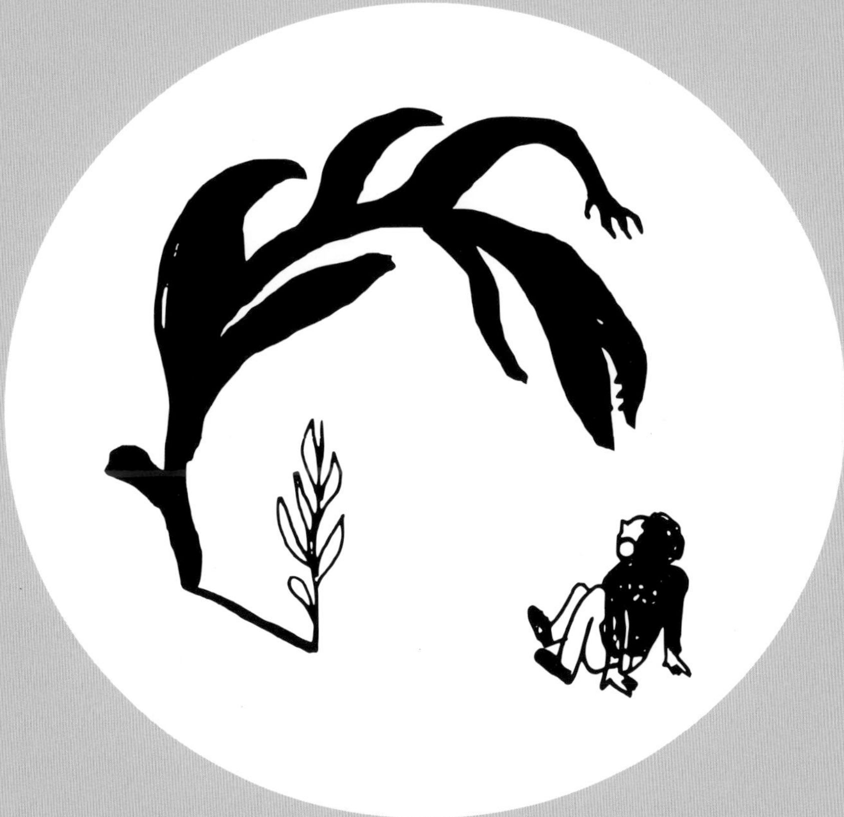

ENTSTEHUNG VON ANGSTSTÖRUNGEN

ZIELE | Verständnis für die Entstehung von Angststörungen schaffen

Häufig findet man als Ursache für eine Angststörung ein Schlüsselerlebnis – manchmal auch mehrere –, bei dem Patient:innen aus realen Gründen extreme Angst erleiden mussten. Mit den folgenden Ausführungen legen Sie den Grundstein für eine neue Sichtweise auf die Ängste.

UMSETZUNG

„Vielleicht waren Sie zum Zeitpunkt Ihrer Schlüsselerlebnisse noch jung, vielleicht sogar ein Baby. In diesem Fall sind Ängste ungleich schwerwiegender als im Erwachsenenalter, denn Erwachsene können sich gut zureden, dass die Situation vorbeigehen wird. Kinder können das nicht – und selbst Erwachsene scheitern daran, wenn eine Situation ihre Kräfte übersteigt, zum Beispiel bei einem schweren Unfall. Bei einem Kind reicht ein Krankenhausaufenthalt ohne Bezugspersonen, um extreme Angst und Panik zu erleben. Die Angst führt zu Atemnot, Herzklopfen oder Schwitzen. Diese Stressreaktionen treten bei Menschen, die so etwas schon früh erlebt haben, leichter auf und werden mit der Zeit intensiver beachtet, sodass ein Teufelskreis der Erwartungsangst entsteht. Oft wirken Situationen oder Gegebenheiten, die der vergangenen Angstsituation ähneln, angstauslösend, zum Beispiel eine bestimmte Straße, die aussieht wie die, auf der der Unfall geschehen ist, oder wenn sich hinter jemandem, der als Kind oft allein eingeschlossen wurde, eine Tür schließt. Auch Gedanken an das Angstthema können angstauslösend wirken. Verständlicherweise meiden Menschen angstbesetzte Reize, was zunächst zu einer Erleichterung führt. Langfristig vermeiden sie jedoch immer mehr, was die Angst weiter verstärkt und das Leben einschränkt."

TIPPS

Betonen Sie abschließend, wie gut es ist, dass den Ängsten nun gemeinsam auf den Grund gegangen werden kann: „Die Symptome von heute weisen uns den Weg zu den Problemen von damals, und die Probleme, die Sie damals hatten, werden die Lösung für die Ängste von heute sein. Künftig können Sie Ihre Probleme gemeinsam mit Ihrem jüngeren Ich von damals lösen."

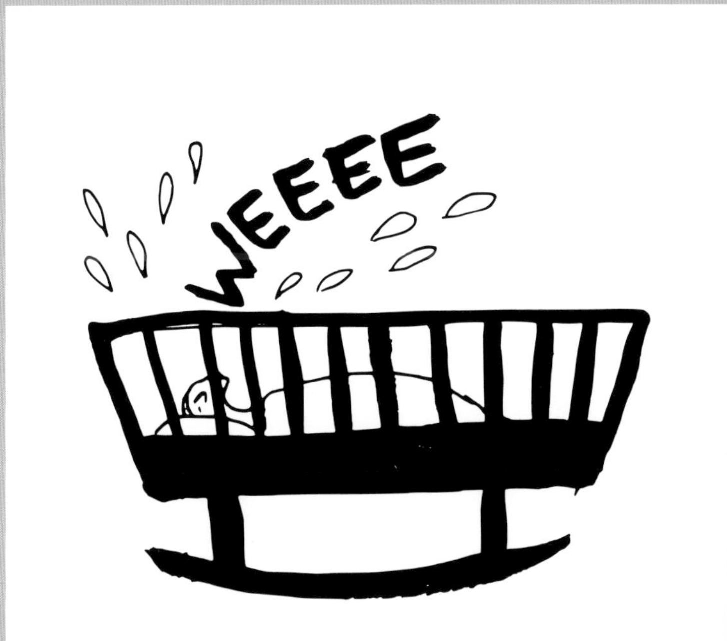
WEEEE

ALLEIN GELASSENE DEUTSCHE KINDER

ZIELE | Informationsvermittlung zu einer Besonderheit der deutschen Geschichte

Manchmal besteht die Vermutung, dass Ängste mit Situationen des Verlassenwerdens in der Kindheit zusammenhängen. Insbesondere in den Jahrgängen bis circa 1980 kann dies sehr häufig der Fall sein, aber auch bei jüngeren Patient:innen kommt dies mitunter vor. Die Zusammenhänge mit der deutschen Geschichte (und Pädagogik) zu thematisieren, kann entlasten.

UMSETZUNG

Bis in die frühen 1980er-Jahre hinein war es in Deutschland üblich, weinende Babys schreien zu lassen, um diese nicht zu sehr zu „verwöhnen". Teilweise handelt es sich hier um ein Erbe aus der Nazizeit von Hitlers „Spezialistin" für Kinderpflege Johanna Haarer: Mutige deutsche Soldaten und tüchtige Hausfrauen glaubte man nur dann heranzuziehen, wenn diese als Säuglinge nicht „verzärtelt" wurden. Die Empfehlung lautete daher, Kinder allein schlafen zu lassen, sie nach rigidem Zeitplan zu stillen und auf keinen Fall zu trösten, wenn sie weinten.

Nach dem Ende des dritten Reichs lebte diese Tradition leider fort: Das Standardwerk von Johanna Haarer fand sich bis in die 1980er-Jahre hinein in vielen deutschen Haushalten und wurde viel zu häufig auch beherzigt. In der Folge wurden Kinder nicht nur als Säuglinge allein gelassen, sondern auch unbegleitet „zur Erholung" in Kinderheime verschickt oder während Krankenhausaufenthalten nicht besucht. Später kamen verhaltenstherapeutische (VT-)Programme in Mode, mit denen Kinder zum Durchschlafen erzogen werden sollten. Die Folgen dieser Behandlung sind bei vielen Patient:innen der entsprechenden Jahrgänge zu beobachten, teils als definierte Ängste (z. B. vor Krankenhausaufenthalten oder Reisen), teils als diffuse Angst, verlassen zu werden, oder als panikartige Angst vor Einsamkeit und Tod.

TIPPS

Manche Patient:innen haben ihre eigenen Kinder in ähnlich unguter Weise behandelt, indem sie z. B. bestimmte VT-Schlafprogramme genutzt haben. Hier ist besonderes Fingerspitzengefühl nötig, um dieses sensible Thema zu besprechen.

Vgl. hierzu auch Chamberlain, S. (2010): *Adolf Hitler, die deutsche Mutter und ihr erstes Kind*. Psychosozial-Verlag.

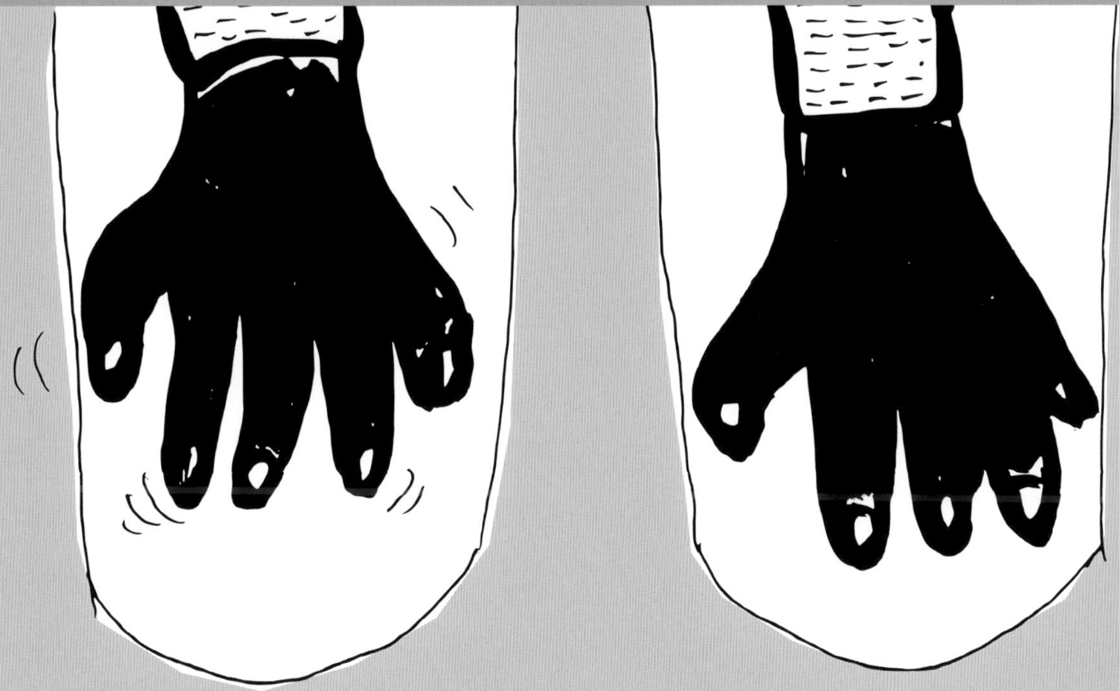

HANDLEVITATION

www.junfermann.de/aengste_2-14

ZIELE | **Etablierung eines unwillkürlichen Ja- / Nein-Signals (Variante 1)**

Die Katalepsie (Verharren in einer starren Körperhaltung) ist notwendig, wenn unwillkürliche Bewegungen der Hände oder Arme als ideomotorisches Signal genutzt werden sollen.

UMSETZUNG

Etablierung ideomotorischer Signale: „Sie können Ihrem Unbewussten auf eine ganz einfache Weise Gelegenheit geben, sich zu äußern: Sie können spüren, wie Ihre Hände auf den Oberschenkeln (auf den Stuhllehnen) liegen, und Sie können auch die Veränderungen in Ihren Händen und Unterarmen genau wahrnehmen, nicht wahr? *(Warten auf Bestätigung.)*
Also jetzt meine Frage: Wird Ihr Unbewusstes Sie bei der Überwindung Ihrer Ängste (bzw. je nach Ziel: Veränderung, Klärung, besserem Verstehen usw.) in vollem Umfang unterstützen? Wenn ja, wird sich gleich eine Ihrer beiden Hände langsam heben."

Wenn nach einigen Minuten keine Veränderungen sichtbar sind: „Konnten Sie irgendwelche Veränderungen bemerken?" Wenn mit Nein geantwortet wird, ist es sinnvoll, eine Hilfe anzubieten: „Wenn Sie erlauben, werde ich Ihren Arm leicht am Handgelenk führen … Ist das okay?" *(Am einfachsten ist es, wenn der Ellenbogen auf der Lehne aufliegt. Sobald der Arm sich positioniert, loslassen und die obige Frage wiederholen.)*

Bei Nein-Reaktion: Erfragen, was zum Nein geführt hat.

Bei Ja-Reaktion: „Das ist schön, dass eine von Ihrem bewussten Denken unabhängige Kraft Sie unterstützt, nehmen Sie sich Zeit, dies wirken zu lassen …"

Posthypnotische Suggestionen: „Und wenn Sie sich das nächste Mal so hinsetzen, werden Sie sich erinnern …"

Anschließend kann die Handlevitation weiter genutzt werden, siehe Karten 4.2, 5.2, 5.6, 6.11 und 6.12. Eine Variante finden Sie außerdem auf der folgenden Karte 2.15.

TIPPS

Wenn für die Tranceeinleitung zu ausführliche Entspannungssuggestionen gegeben werden, ist u. U. eine Handlevitation mit den damit verbundenen Gefühlen von Leichtigkeit schwer möglich. Gleiches gilt, wenn Patient:innen versiert im autogenen Training sind und Entspannung an ein Schweregefühl gekoppelt ist. Dieses kann utilisiert werden.

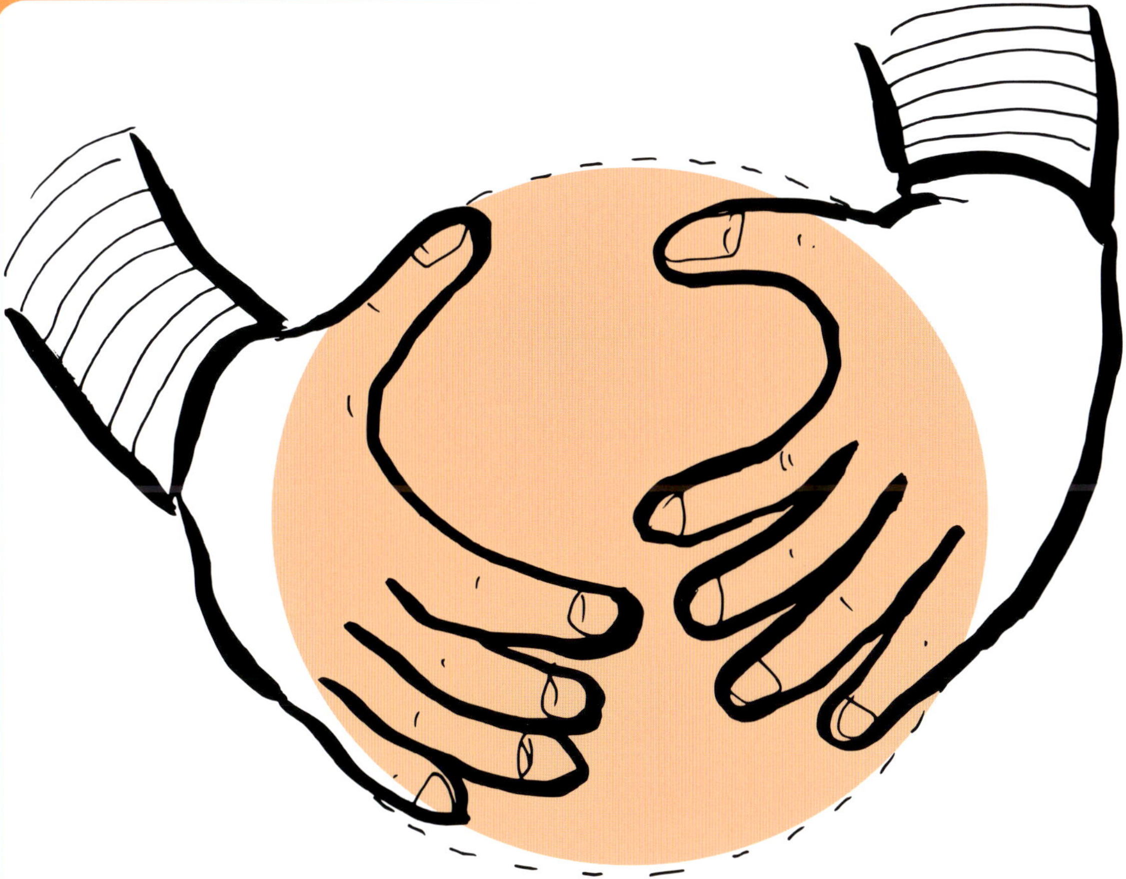

MAGNETISCHE HÄNDE

ZIELE | **Etablierung eines unwillkürlichen Ja- / Nein-Signals (Variante 2)**

Die Katalepsie der Hände (hier angelehnt an Harrer & Ebell, 2023) ist notwendig, wenn unwillkürliche Bewegungen der Hände oder Arme als ideomotorisches Signal genutzt werden sollen. Im Vergleich zur Handlevitation nach Karte 2.14 kann hier zusätzlich eine „Jein-Antwort" gegeben werden.

UMSETZUNG

Einleitung: „Machen Sie es sich bequem, halten Sie den Oberkörper aufrecht. Lassen Sie die Schultern locker fallen. Die Arme hängen angenehm locker an den Schultern. Heben Sie nun die Hände ein wenig an, bis im Ellenbogengelenk ein ungefähr rechter Winkel entsteht. Wenden Sie nun die Handflächen einander zu, sodass sie auf gleicher Höhe etwa 30 cm voneinander entfernt sind, als würden Sie einen Ball mit beiden Händen vor sich halten."

Ratifizierung: Wenn die magnetischen Hände nur als Vorübung oder zur Ratifizierung der Trance genutzt werden sollen, geht es folgendermaßen weiter:
„Fühlen Sie ein Kribbeln in den Händen, das die Trance ankündigt, oder diese ganz gewisse Art von Kälte wie ein kühler Wind ...?"

Beantwortung einer Frage: Wenn die magnetischen Hände genutzt werden sollen, um eine Frage zu beantworten, die ans Unbewusste gestellt wird, erfolgt hier die Formulierung der Frage (welche als geschlossene Frage gestellt werden muss).
„Wenn Ihr Unbewusstes bereit ist, sich mit unserer Frage zu befassen *(Frage nennen)*, wird ein Energiegefühl zwischen Ihren Händen entstehen. Wenn nichts geschieht, ist jetzt nicht der richtige Zeitpunkt oder die Frage nicht richtig gestellt.

Antwortmöglichkeiten: Wenn die Antwort ein klares Ja ist, bewegen sich die Hände aufeinander zu. Wenn die Antwort Nein ist, bewegen sie sich auseinander. Entwickelt sich Widerstand, der die Bewegung hemmt, geht es um Ambivalenz. Ich möchte Sie nun bitten, die Augen zu schließen und Ihre Hände einfach machen zu lassen."

Anschließend können die magnetischen Hände weiter genutzt werden (siehe Karten 4.2, 5.2, 5.6, 6.11 und 6.12).

TIPPS

Wenn für die Tranceeinleitung zu ausführliche Entspannungssuggestionen gegeben werden, ist u. U. eine Handlevitation schwerer möglich. Gleiches gilt, wenn Patient:innen versiert im autogenen Training sind.

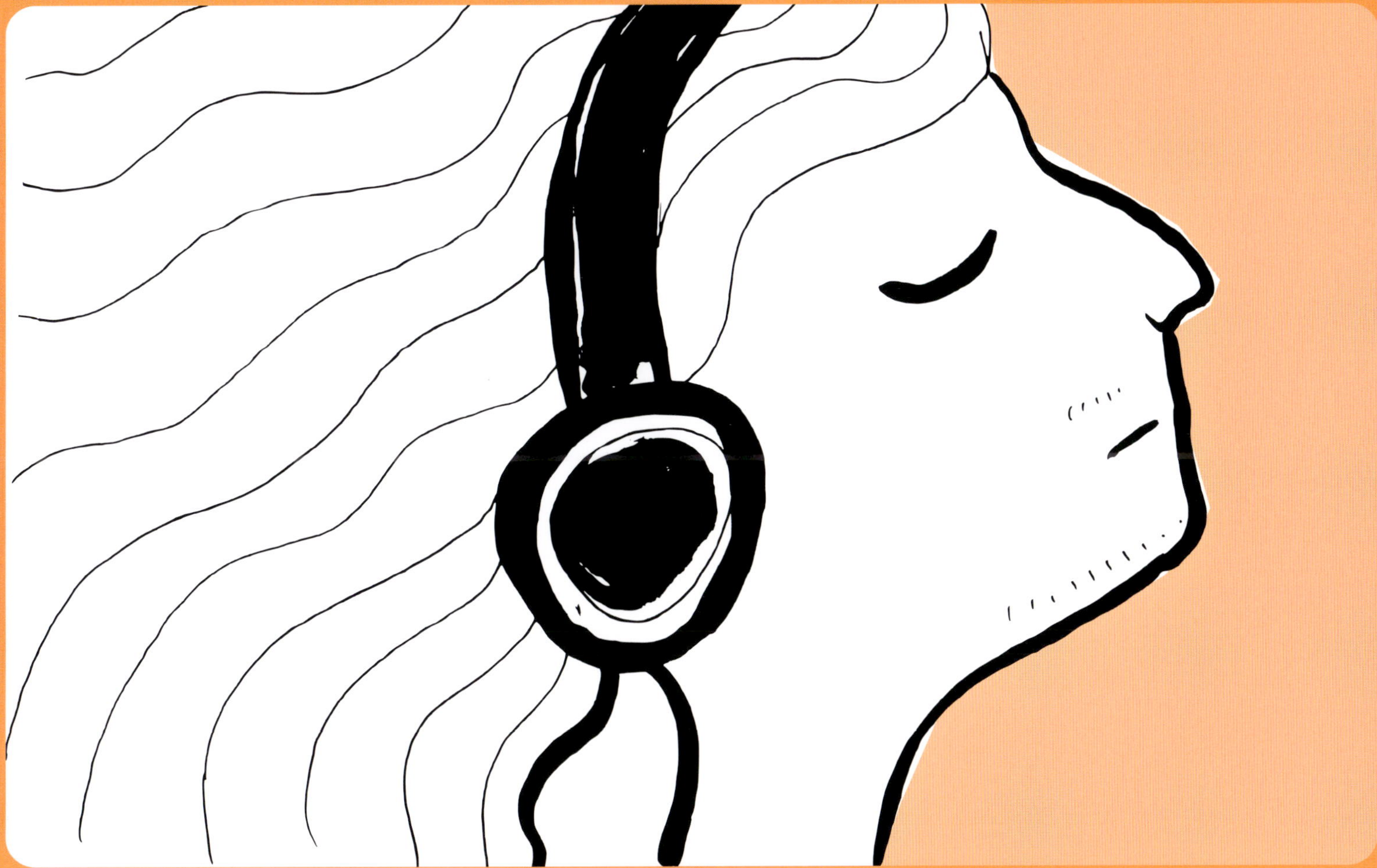

SELBSTHYPNOSE

ZIELE | Selbsthypnose durch Audioaufnahmen unterstützen

Um optimal von der Behandlung zu profitieren, ist es sinnvoll, dass Patient:innen Trancezustände auch zwischen den Sitzungen gezielt für sich nutzen.

UMSETZUNG

Es hat sich bewährt, Aufnahmen der Trancen aus den Sitzungen zum wiederholten Anhören mit nach Hause zu geben. Dies ist am einfachsten, wenn die Trancen direkt während der Sitzung mit der Diktierfunktion ins Handy der Patient:innen gesprochen werden oder – falls diese nicht bedient werden kann – einfach als Video aufgezeichnet werden, ohne dass dabei gefilmt wird.

Damit Trancen regelmäßig gehört werden können, ist es wichtig, vorher abzuklären, wie viel Zeit im Alltag dafür zur Verfügung steht, und die Trancen eventuell entsprechend kürzer zu halten oder mehrere kurze Trancen einzusprechen anstelle einer langen. Gegebenenfalls können Patient:innen eine längere Trance auch leise zum Einschlafen hören. In diesem Fall muss die Aufnahme vor den Suggestionen zur Reorientierung gestoppt werden.

TIPPS

Zur Sicherheit sollte immer darauf hingewiesen werden, dass die Aufnahmen niemals während oder kurz vor dem Autofahren oder anderen Tätigkeiten, bei denen Schläfrigkeit oder mangelnde Konzentration problematisch werden könnten, gehört werden dürfen und dass immer auf eine ausführliche Reorientierungsphase (Muskeln anspannen, strecken, bewegen, im Raum umschauen) nach der Selbsthypnose geachtet werden sollte.

Patient:innen können zudem ermuntert und angeleitet werden, die Trancen bei mehrmaligem Anhören für sich zu modifizieren und entsprechend ihren sich verändernden Bedürfnissen beim Hören innerlich neu anzupassen.

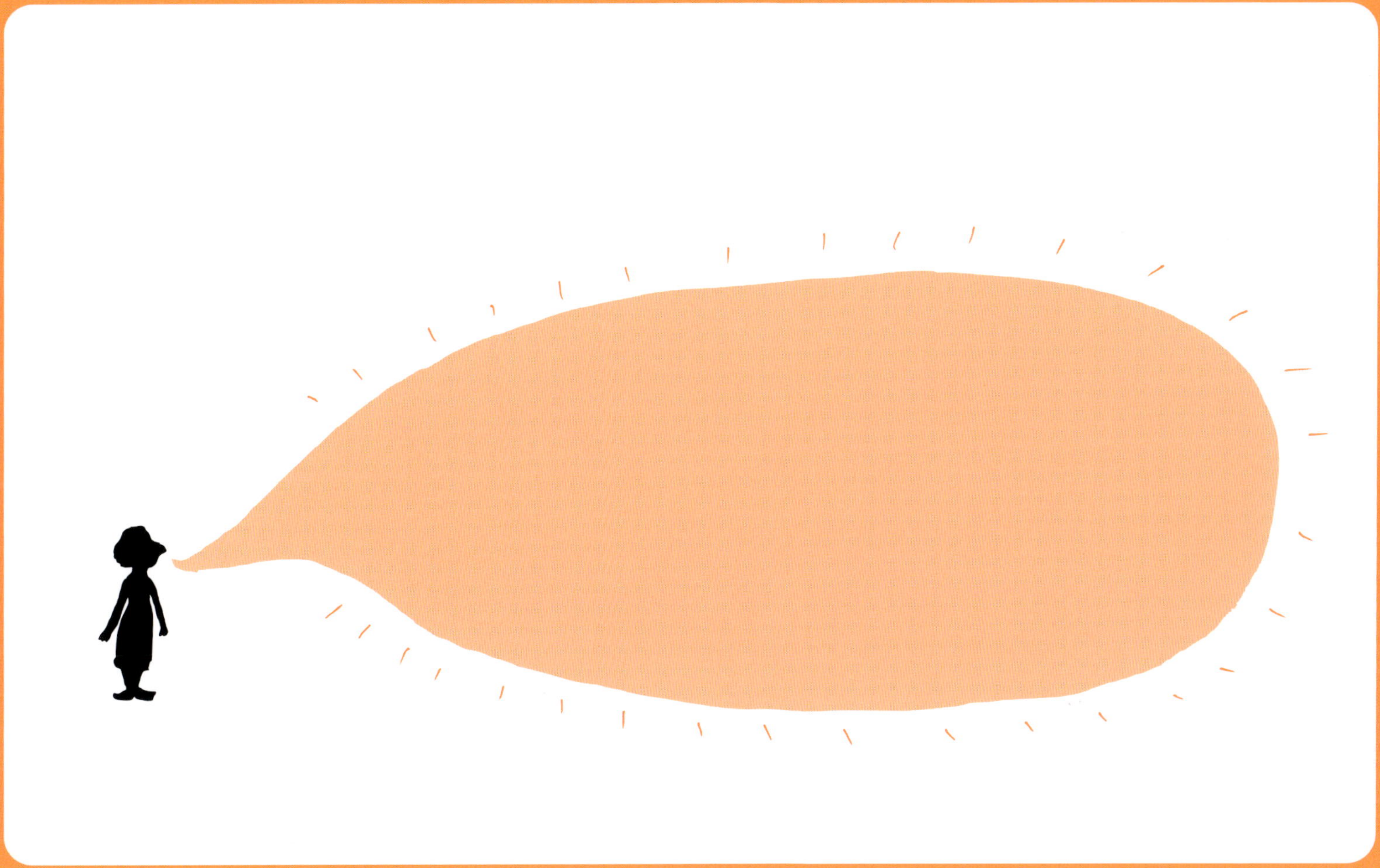

DAZU FÄLLT MIR EIN ZITAT EIN …

ZIELE | **Zitate nutzen, die im Rahmen der Therapie und / oder als Aushang in der Praxis Impulse geben können**

„Das älteste und stärkste Gefühl ist Angst, die älteste und stärkste Form von Angst ist die Angst vor dem Unbekannten.“
H. P. Lovecraft

„Angst ist für das Überleben unverzichtbar.“
Hannah Arendt

„Die ganze Welt ist voll armer Teufel, denen mehr oder weniger angst ist.“
Goethe

„Wir brauchen Freude, wie wir Luft brauchen. Wir brauchen Liebe, wie wir Wasser brauchen. Wir brauchen einander, wie wir die Erde brauchen, die wir teilen.“
Maya Angelou

„Vor einer Welt ohne Angst müsste einem angst und bange werden.“
Friedrich Löchner

„Furcht hat große Augen, aber wenig Verstand.“
Gustav Freytag

„Angst ist etwas Gutes, weil Psychopathen keine Angst haben.“
Jon Ronson

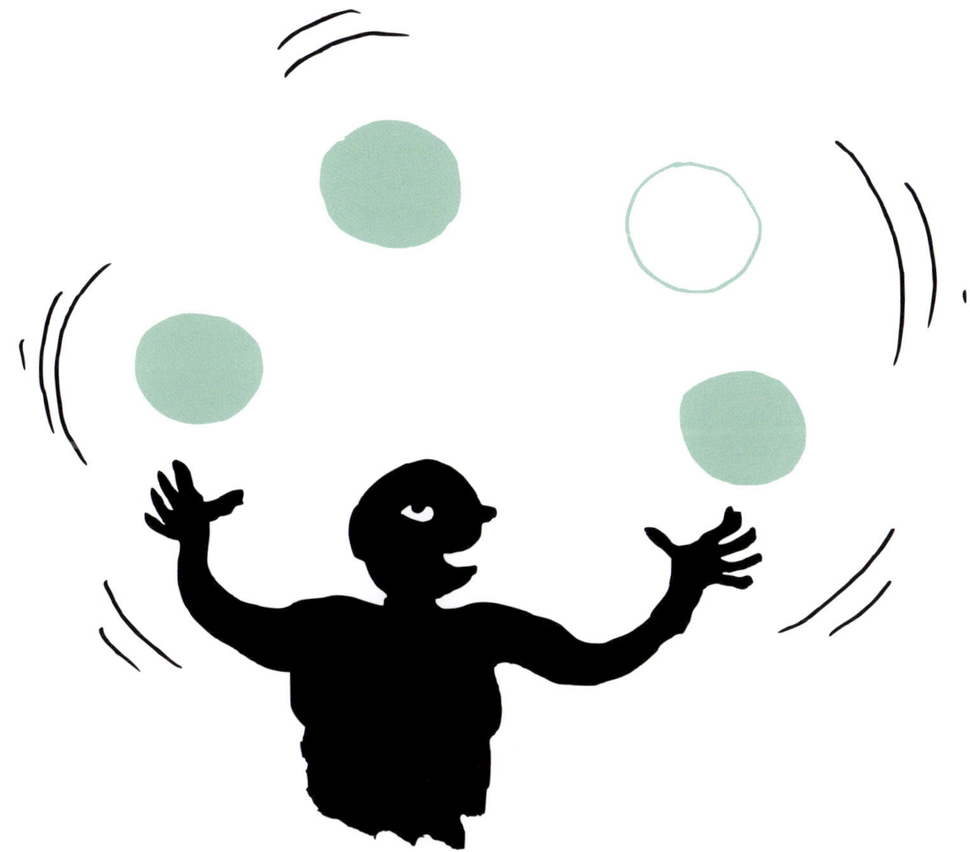

RESSOURCEN-CHECK

www.junfermann.de/aengste_3-1

ZIELE | Ressourcen (wieder) aktivieren

Ressourcen bezeichnen alles, was einem Menschen zur Verfügung steht, um Situationen positiv zu beeinflussen und unangenehme Einflüsse zu reduzieren. Jeder Mensch verfügt über viele solcher Ressourcen, seien es innere (Kreativität, Flexibilität, Humor), soziale oder kulturelle. In Krisenzeiten ist der Zugang zu diesen Ressourcen oft erschwert. Sie wiederzuentdecken hilft bei vielen Aspekten des weiteren Weges.

UMSETZUNG

Folgende Fragen (nach Benaguid, 2023) helfen dabei, Ressourcen (wieder) zu aktivieren:

- An welche Situationen erinnere ich mich, in denen ich mich besonders mutig / stark / selbstbewusst gefühlt habe?
- Was vermittelt mir Geborgenheit / Sicherheit? Was tröstet mich?
- Wie beruhige ich mich selbst?
- Gibt es (imaginäre) Schutzschilde / Talismane?
- Wann habe ich es geschafft, mit der Angst gut umzugehen?
- Auf welche bewältigte Angstsituation bin ich besonders stolz?
- Wie fühlt es sich an, wenn ich mich einer angstauslösenden Situation gestellt habe?
- Wo im Körper merke ich, dass ich ruhiger werde? Was denke ich dann über mich und die Welt?
- Wenn Angst eine Energiebereitstellungssituation ist, wofür möchte ich die Energie einsetzen und nutzbar machen?
- Wobei will die Angst mir helfen? Wofür tritt sie ein? Wogegen schützt die Angst mich? Was ist das Gute daran?

TIPPS

Anschließend kann die Erhebung der Angstereignisse folgen (Karten 2.9 und 2.10).

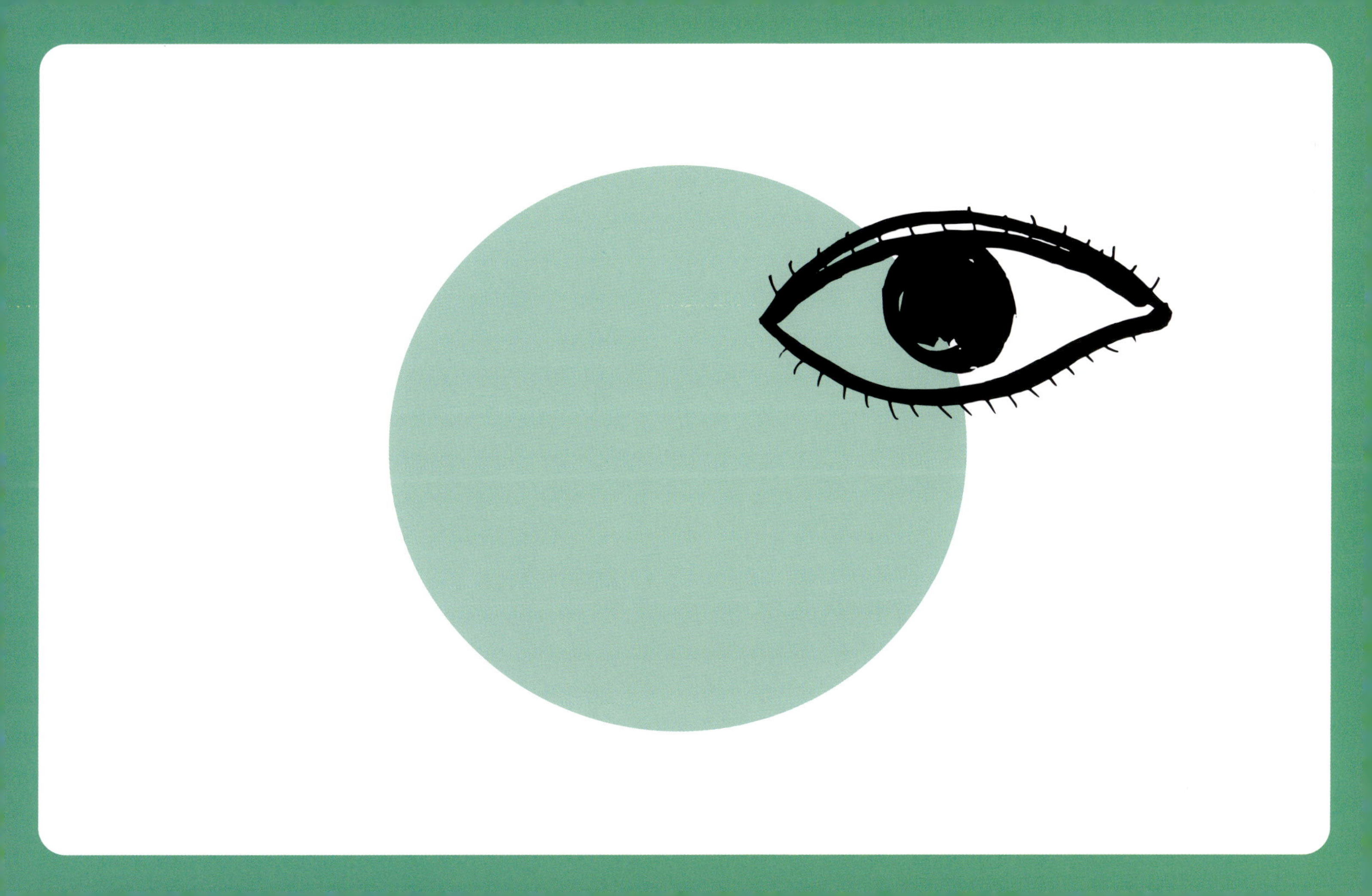

ERSTE TRANCEERFAHRUNG

www.junfermann.de/aengste_3-2

ZIELE | Erste Erfahrungen mit angeleiteten Trancezuständen, positive Lernhaltung und Hoffnung auf Erfolg vermitteln

Bei der ersten Trance geht es darum, Patient:innen Sicherheit zu geben und eine zuversichtliche Haltung zum Thema „Neues lernen“ zu etablieren.

UMSETZUNG

„Das Schöne an Hypnose ist, dass Sie nur darauf zu achten brauchen, dass Sie bequem sitzen … Sie können auch jederzeit die Trance unterbrechen … und Sie erlauben mir, dass ich Ihnen etwas erzähle …

Wenn Unruhe- und Stressanzeichen zu bemerken sind: „Und wenn die Aufmerksamkeit sich mehr nach innen richtet, ist es ganz normal, wenn Sie ein wenig Unruhe spüren, beispielsweise das Klopfen Ihres Herzens wahrnehmen … Vielleicht bemerken Sie nach einiger Zeit leichte Veränderungen … zu etwas mehr Ruhe …“
Es folgt eine kurze Unterbrechung vor der Trancevertiefung, um auf die dialogische Trance vorzubereiten. Holen Sie das Feedback der Patient:innen ein: „Wie fühlen Sie sich? Soll lauter / leiser gesprochen werden? Wird noch etwas benötigt (Kissen / Decke)?“ Machen Sie auch ggf. ein Angebot zur Dissoziation, wenn auf die Unterbrechung sehr zögernd reagiert wird, da die Patient:innen schon tief entspannt sind: „Und Sie können diese Unterbrechung auf eine besondere Weise durchführen, nämlich dass Sie von den Schultern bis zu den Füßen ganz still und entspannt bleiben und sich nur mit dem Kopf, ab den Schultern aufwärts … zurückorientieren.“

Fahren Sie dann fort: „Sie werden bemerken, dass Sie sehr leicht an den vorigen Zustand anknüpfen können … Und auch, wenn ich gerade sagte, dass Sie Entspannung nicht zu lernen brauchen, ist es trotzdem auch so, dass wir vieles, was wir im Leben brauchen, lernen müssen … Sie lernen, solange Sie leben, und deshalb liegt eine tiefe Wahrheit darin, dass kein Mensch seine Fähigkeiten wirklich kennt … und daher ist es auch sicher, dass Sie alles mitbringen, um Ihr Problem zu lösen …“

Posthypnotische Suggestionen: „Und wenn Sie das nächste Mal sich so ähnlich wie jetzt hinsetzen, werden Sie sich erinnern … die Veränderungen, die Sie wahrgenommen haben … die inneren Bilder … alles wird wieder leicht und von selbst verfügbar sein.“

TIPPS

Diese erste Tranceerfahrung ist als Einstieg bei allen Patient:innen sinnvoll.

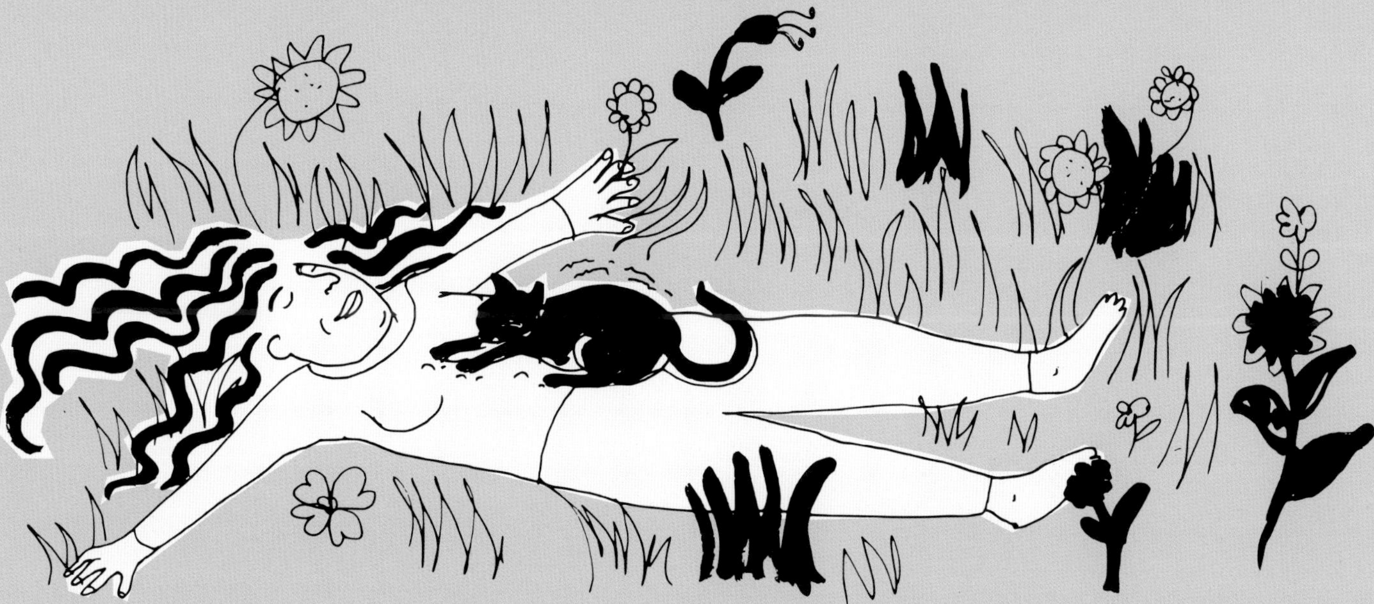

ORT DER GEBORGENHEIT

www.junfermann.de/aengste_3-3

ZIELE | **Etablierung eines sicheren Orts**

Der Ort der Geborgenheit sollte in einer der ersten Sitzungen eingeführt und immer dann genutzt werden, wenn diese Ressource aufgrund von anstrengender therapeutischer Arbeit als Sicherheit und zur Erholung benötigt wird.

UMSETZUNG

Vorab: Vermitteln Sie den Patient:innen, dass es für das Gelingen der neuen Erfahrung keiner Anstrengung bedarf. Laden Sie Ihre Patient:innen auf eine imaginative Reise ein, die an keine Erwartungen geknüpft sein sollte.

Einleitung: Die Patient:innen sollen eine angenehme Körperhaltung einnehmen, die jederzeit verändert werden kann.

Vertiefung: Ermutigen Sie die Patient:innen dazu, ihre innere Wahrnehmung zu öffnen für einen Ort, an dem sie sich geborgen fühlen, den nur sie betreten können und andere Personen, Tiere, Pflanzen ... nur erreichen, wenn die Patient:innen das wünschen.

Gestaltung / Begrenzung: Machen Sie Vorschläge für die Gestaltung des sicheren Ortes („eine Insel, eine Landschaft, vielleicht auch ein Raum in einem Gebäude ... in einem anderen Land, auf einem anderen Planeten oder in einer Geschichte ...“), für die Reise zum sicheren Ort („ein Reittier, ein sicheres Gefährt, ein fliegender Teppich, mit dem Sie diesen Ort erreichen ...“) und die Begrenzung („nur für Sie selbst erreichbar“) sowie für die Art der Begrenzung („vielleicht eine Mauer, eine Membran ...“).

Überprüfung und Ankern: „Prüfen Sie, ob dieser geborgene Ort so für Sie gut ist. Falls es etwas gibt, was Sie stört, verändern Sie es, löschen Sie es. Sie allein bestimmen, was sich an diesem Ort befindet.“ Im Anschluss kann ein Anker für den sicheren Ort gefunden werden: „ein Symbol, eine Berührung oder Geste ... etwas, das Sie jederzeit an diesen Ort zurückführt, und das geschieht von selbst.“

Reorientierung: „... und Sie orientieren sich zurück in die Realität, in diesen Raum, hier und jetzt ... mit einem Gefühl von Ruhe und Gelassenheit.“

(Angelehnt an Wilhelm-Gößling, 2020)

TIPPS

Es sollen alle Sinneskanäle angesprochen werden. Um keinen Sinneskanal zu vergessen, hilft das Akronym VAKOG (siehe Karte 1.6). Die Trance kann als Ein- oder Überleitung zu einem anderen Modul verwendet werden.

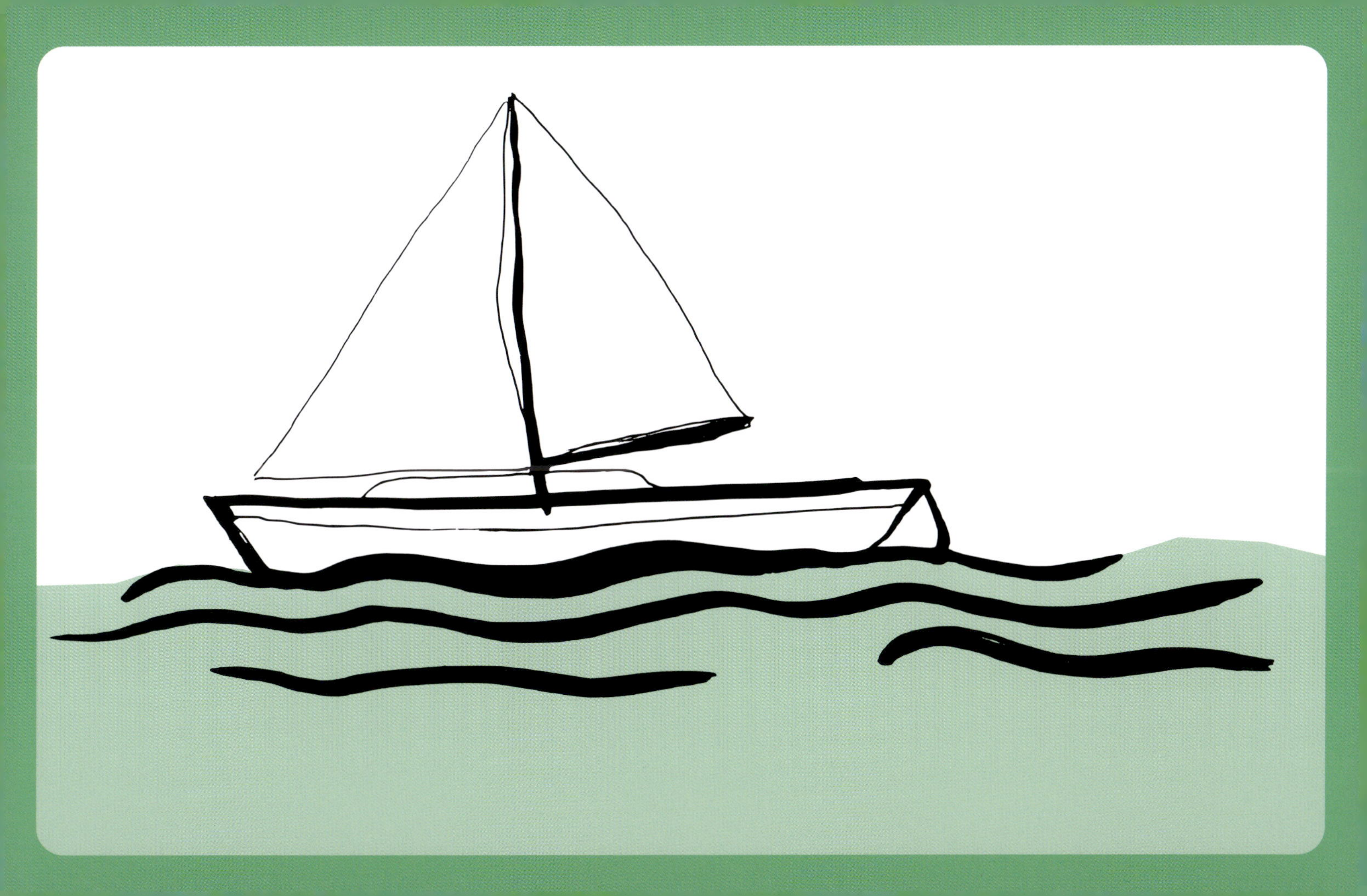

GELASSENHEIT UND MEHR

www.junfermann.de/aengste_3-4

ZIELE | Aufgewühlte Patient:innen erden und ihnen Ruhe vermitteln

Zu Beginn einer Therapiestunde und / oder immer dann, wenn Patient:innen sich gestresst und ruhelos fühlen, können Sie ihnen mit einer leichten Trance dabei helfen, zu mehr Ruhe und Klarheit zu finden.

UMSETZUNG

Einleitung: „Den ersten Schritt haben Sie getan ... und da ist auch schon der zweite ... Zwei Seiten hat jede Tür ... Was auf der anderen Seite liegt, sehen Sie nach dem Hindurchgehen ... Sie können einen dritten Schritt tun ... Drei Blätter hat ein Kleeblatt oder sogar vier und es ist ein Glücksklee ... ein fünfter Schritt ... fünf Finger hat Ihre Hand, um Dinge zu halten und wieder loslassen zu können ... sechs ... noch ein weiterer Schritt hin zu Ihrem inneren Erleben ... während das Äußere nach und nach in den Hintergrund treten kann ... sieben ... sieben Weltmeere, sieben ist eine magische Zahl ...“

Nutzung der Trance: „Jeder und jede weiß, dass Schiffe gebaut werden, um auf den Meeren umherzufahren ... aber Sie wissen auch, dass Schiffe einen sicheren Hafen brauchen ... Jedes Schiff sucht sich den Sturm aus, in den es hineinsegelt ... und weiß dann im rechten Moment, jetzt ist es Zeit, den Hafen anzusteuern ... Glücklicherweise gibt es solche Häfen, wo Schiffe vor Anker gehen ... zur Ruhe kommen ... sich die Mannschaft ausruht ... Und es kann eine gute Entscheidung sein, den Motor zu warten, Dinge herzurichten, zu reinigen und die Ruhe zu nutzen. Und Sie können sich erlauben, diesen Ort der inneren Mitte ... diesen Ort der Stabilität ... in Ruhe zu genießen ... Viele kennen diese Sätze ... die Gelassenheit zu haben ... die Dinge lassen zu können ... die ich nicht ändern kann ... und die Kraft ... die Dinge zu ändern ... die ich ändern kann ... und die Weisheit, das eine vom anderen zu unterscheiden.“

Reorientierung: „... nochmals zu vertiefen, was Sie vertiefen möchten ... und alles loszulassen, was es loszulassen gibt ... mitzunehmen, was es mitzunehmen gibt ... auf Ihre ganz eigene Art ... Und dann zu beginnen, sich langsam wieder hierher, in diese Zeit, an diesen Ort ... zurückzuorientieren ...“

TIPPS

Die Trance kann auch genutzt werden, wenn es um nötige Auszeiten für Patient:innen geht (z. B. Klinikaufenthalt).

Transferfragen können sein: „Wie haben Sie die Trance erlebt? Was können Sie regelmäßig tun, um Ihre innere Ruhe zu bewahren?“

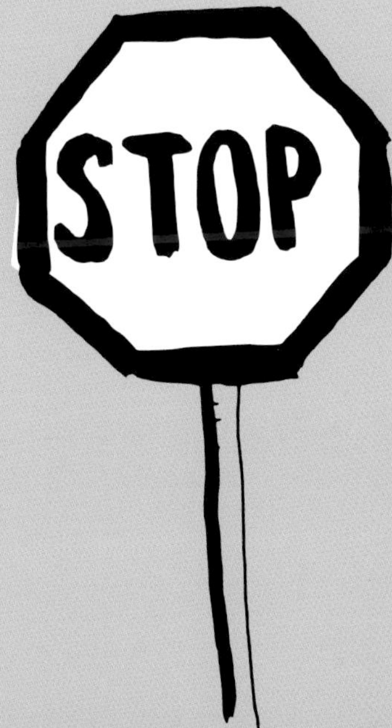
STOP

GEFÜHLE SIND KEINE SATELLITENSCHÜSSEL

www.junfermann.de/aengste_3-5

ZIELE | **Reframing von Emotionen**

Bei den vielen Patient:innen, die mit ihren Angstgefühlen verknüpfen, dass das Befürchetete sicherlich auch eintreten wird, helfen diese Formulierungen (angelehnt an Barker, 2017).

UMSETZUNG

„Erkunden Sie Ihre Katastrophengedanken, ohne ihnen dabei von vornherein Glauben zu schenken. Ihr Gehirn sagt Ihnen, dass schreckliche Dinge geschehen werden, aber in den meisten Fällen können Sie sicher sein, dass das nicht stimmt.

Sagen Sie sich: ‚Bloß weil du es fühlst, ist es noch nicht real.' Gefühle sind keine Satellitenschüssel, die Signale von ewiger Wahrheit empfängt. Gehen Sie am besten in einer naturnahen Umgebung spazieren und wenden Sie sich Ihren Befürchtungen zu. Fragen Sie sich: ‚Was kann realistischerweise im schlimmsten Fall passieren und wie wahrscheinlich ist dieser Fall?'

Hinterfragen Sie Ihre eigenen Formulierungen zu Ihren Ängsten. Sich immer wieder zu sagen, dass Sie eine aufkommende Panik verspüren und gleich eine ausgewachsene Panikattacke bekommen werden, ist nicht unbedingt günstig. Versuchen Sie es besser mit: ‚Ich spüre eine bestimmte Aufregung und im Moment überflüssige Energie in mir.'

Ganz besonders, wenn Sie hungrig, müde, einsam, wütend oder bereits aus anderen Gründen gestresst sind, ist es keine gute Idee, den eigenen Gedanken und Gefühlen in dieser Situation Glauben zu schenken. Besser Sie essen erst einmal etwas, ruhen sich aus, reden mit jemandem oder schreiben auf, was Sie gerade belastet.

Satt, ausgeruht, in Gesellschaft und entspannt werden Sie Ihre Gefühle mit Sicherheit bereits völlig anders bewerten, auch wenn sich an den sonstigen Bedingungen gar nichts verändert hat. Aber: Nehmen Sie Ihre Gefühle dennoch in einer Hinsicht ernst und glauben Sie an deren Wahrheit: Ziemlich sicher gab es in Ihrer Vergangenheit Situationen oder Lebensphasen, in denen die Ängste, die jetzt unrealistisch sind, sehr real waren. Diese Ereignisse können der Schlüssel zur Bewältigung Ihrer Angst sein."

TIPPS

Für die weitere Bearbeitung siehe Interventionen in der Kategorie „Regression".

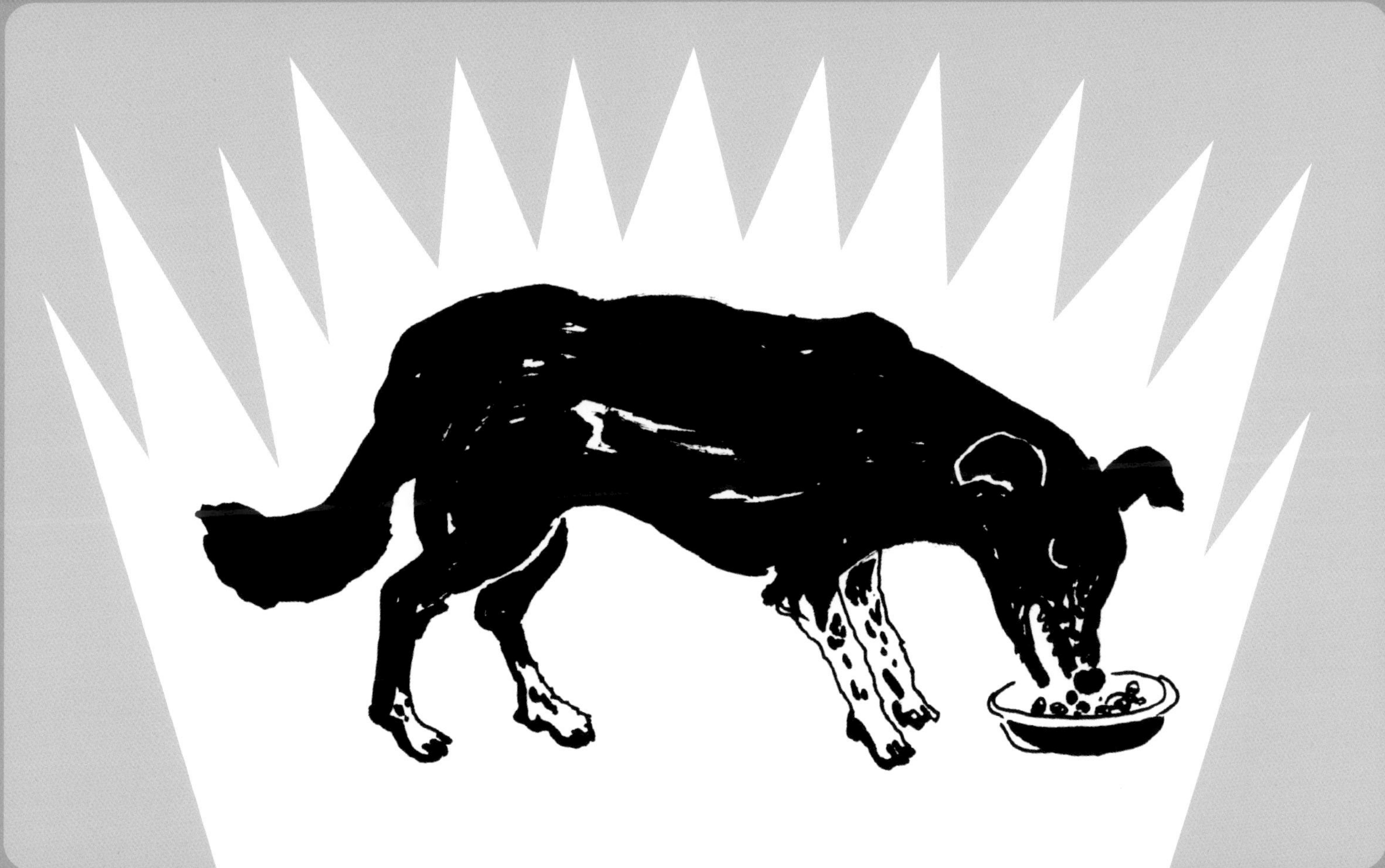

KREIS DER ZUVERSICHT

ZIELE | **Ressourcenanker im Alltag nutzen**

Wenn Sie eine unauffällige Methode benötigen, um Ihre Patient:innen zuverlässig in einen Ressourcenzustand zu bringen, dann eignet sich die folgende Trance (vgl. Egeling & Egeling, 2015). Wie alle ideomotorischen Techniken ist sie besonders gut geeignet, wenn Patient:innen sich mit komplexen Bildern eher schwertun.

UMSETZUNG

Zunächst wird die **Idee des Ankerns** erklärt: „Sie kennen vielleicht aus der Schule die Pawlow'schen Hunde. Immer, wenn sie leckeres Futter bekommen, klingelt ein Glöckchen, und nach kurzer Zeit läuft den Hunden das Wasser im Mund zusammen, sobald sie das Glöckchen hören. Natürlich sind Sie ein komplexeres Wesen als ein Hund, aber die Konditionierung funktioniert trotzdem. Und darauf basiert die folgende Trance."

Innerer Ort der Geborgenheit wird entweder neu kreiert (vgl. Karte 3.3) oder aus einer bereits stattgefundenen Trance übernommen und mit allen Sinnen in der Trance intensiv erlebbar gemacht.

Dann: „Und nun nutzen Sie eine ganz eigene Geste, die sich mit den guten Gefühlen, die Sie gerade erleben, automatisch verbinden wird, nachdem Sie es ein wenig geübt haben. Bilden Sie mit Daumen und Zeigefinger derselben Hand einen Kreis. Vielleicht nehmen Sie Ihre nicht dominante Hand dafür, denn die haben Sie im Alltag eher frei. Spüren Sie, wie die Spitzen von Daumen und Zeigefinger sich berühren, während Sie gleichzeitig weiter und noch tiefer diese angenehmen Gefühle, die mit Ihrem guten inneren Ort verbunden sind, wahrnehmen. Erlauben Sie sich dann, wieder etwas munterer zu werden, und öffnen Sie gleichzeitig den Kreis. Schließen Sie dann den Kreis wieder und gehen Sie zurück an Ihren angenehmen Ort. Und je häufiger Sie dies wiederholen, desto leichter wird Ihre Reaktion erfolgen.

Reorientierung und kurze Nachbesprechung.

TIPPS

Der Vorgang (beim Öffnen des Kreises munterer werden und beim Schließen des Kreises intensiver an den angenehmen Ort gehen) sollte einige Male wiederholt und auch zu Hause – mit offenen und geschlossenen Augen – geübt werden.

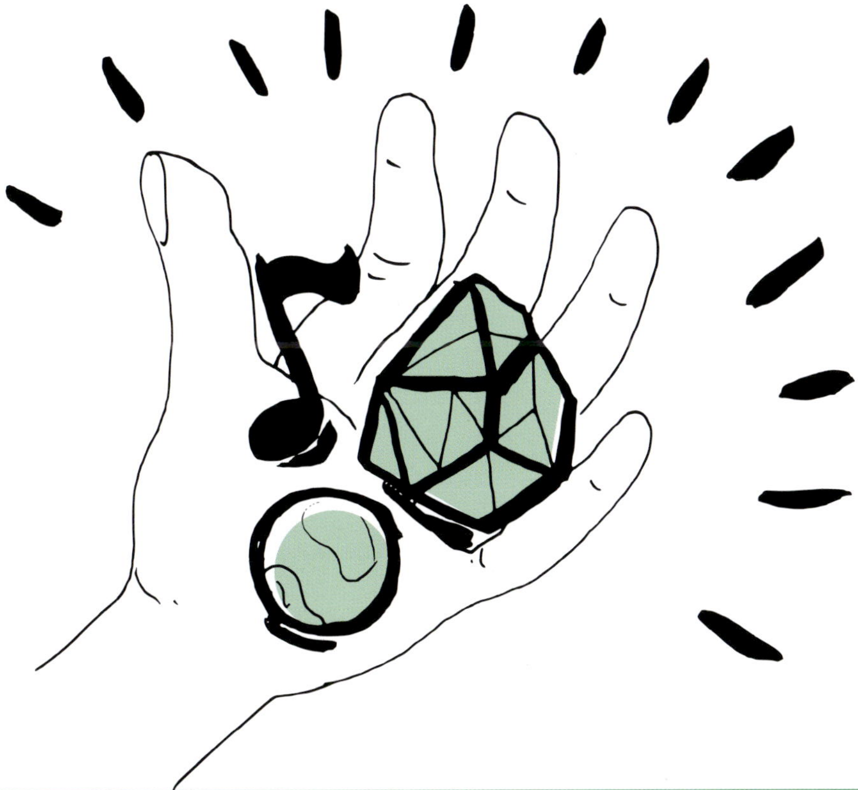

KOMPETENZSTÄRKUNG ERLEBEN

www.junfermann.de/aengste_3-7

ZIELE | Patient:innen Selbstwirksamkeitserleben ermöglichen

Wenn es Patient:innen schwerfällt, an die eigenen Möglichkeiten zu glauben, um ihr Angsterleben zu bewältigen, bietet ihnen die folgende Strategie (nach Wilhelm-Gößling, 2020) einen ersten Zugang.

UMSETZUNG

Therapeut:in: „Bitte nennen Sie mindestens drei Fähigkeiten, die Sie benötigen, um das entsprechende Angstereignis besser zu bewältigen."

Danach werden zu jeder Fähigkeit die folgenden Informationen erfragt (Antworten jeweils notieren):

„Wann haben Sie in der Vergangenheit diese Fähigkeit schon mal gehabt?" Falls dies schon öfter der Fall war: „Wann besonders deutlich?"

„Bitte beschreiben Sie kurz diese Situation. Was könnte eine passende Überschrift für dieses Ereignis sein?"

„Angenommen, diese Fähigkeit hätte eine Farbe – welche wäre das?"

„Angenommen, diese Fähigkeit hätte eine Melodie / einen Ton / ein Geräusch – welche/-r/-s wäre das?"

„Angenommen, diese Fähigkeit hätte einen ganz bestimmten Geruch / Geschmack – was wäre das für einer?"

„Angenommen, diese Fähigkeit wäre in Ihrem Körper zu spüren – wo wäre das? Wie würde sich das anfühlen?"

„Angenommen, diese Fähigkeit wäre irgendwo im Raum um Sie herum spürbar – wo wäre das lokalisiert?"

Im nächsten Schritt werden die explorierten Fähigkeiten in Trance intensiviert und verankert. Fahren Sie dazu mit 3.8 fort.

TIPPS

Wenn Patient:innen keine Kompetenzen in den Sinn kommen, empfiehlt es sich, Karte 3.9 („Lösungserfahrungen") zu nutzen.

Im Anschluss an diese oder Karte 3.9 kann mit der Intervention „Zukunftsprojektion" (Karte 7.4) weitergearbeitet werden.

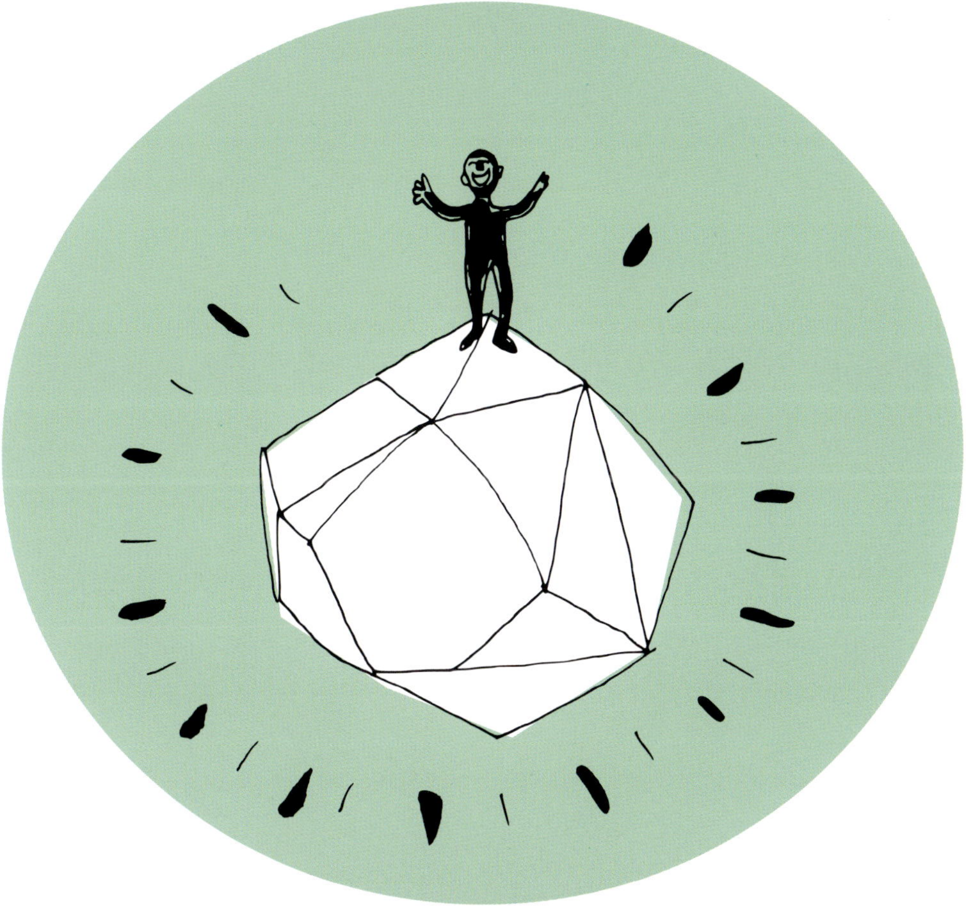

KOMPETENZSTÄRKUNG UNTER BELASTUNG

ZIELE | **Selbstwirksamkeitserleben intensivieren und erproben**

UMSETZUNG

Therapeut:in leitet an: „Und nun, mit all diesen Fähigkeiten, die Sie haben – *(Fähigkeiten aufzählen)* –, rufen Sie die Belastungssituation in Ihrer Vorstellung wach und schauen Sie, wie ist das jetzt. Wie ist das jetzt, wenn Sie all diese Fähigkeiten im Rücken oder im Bauch oder woanders in Ihrem Körper spüren und merken, wie die Farbe, die Melodie ... *(ankern unter Einbezug aller Sinne)* Ihnen helfen und Sie stützen.

Und ganz unabhängig davon, was Sie jetzt dabei empfinden ... können Sie sich innerlich wieder ganz Ihren Fähigkeiten – *(Fähigkeiten aufzählen)* – zuwenden. Und wann immer eine Belastung wie diese auftritt, werden Sie sich ganz wie von selbst daran erinnern, was Sie brauchen und was Sie für Fähigkeiten haben ... was bei Ihnen oder sogar in Ihnen ist ... und mit den Fähigkeiten auf die Belastung schauen. Was ist nun anders als zuvor?"

Den neuen Ressourcenmodus und die Unterschiede zu vorher sollten Sie Ihre Patient:innen intensiv erleben lassen. Um keinen Sinneskanal zu vergessen, hilft das Akronym VAKOG (siehe Karte 1.6).

Im Anschluss erfolgt die **Reorientierung**: „Sie können ein paar tiefe Atemzüge nehmen ... und bevor Sie sich gleich reorientieren, noch einmal tiefer gehen und Ihre Fähigkeiten einfach genießen ... und ich weiß nicht, ob sich zuerst Ihre Füße, Ihre Beine ... oder erst die Hände und Arme bewegen werden ... wann Sie beginnen, sich zu recken und zu strecken, und die Augen öffnen, um wieder ganz hier in diesem Raum zu sein ... Schauen Sie sich um und seien Sie wieder frisch und munter ganz zurück, während Ihre innere Veränderung weiterwirkt und sich festigt und vertieft."

(Angelehnt an Wilhelm-Gößling, 2024)

TIPPS

Karte 3.7 zeigte Ihnen bereits einen Weg auf, um Ihren Patient:innen das (Wieder-)Erleben verborgener Kompetenzen zu ermöglichen. Dies allein bewirkt oft schon einen positiven Wechsel der Stimmung und Selbstmotivation. Es geht nun aber auch darum, diese „erfühlten" Kompetenzen „unter Belastung" einsetzen zu können.

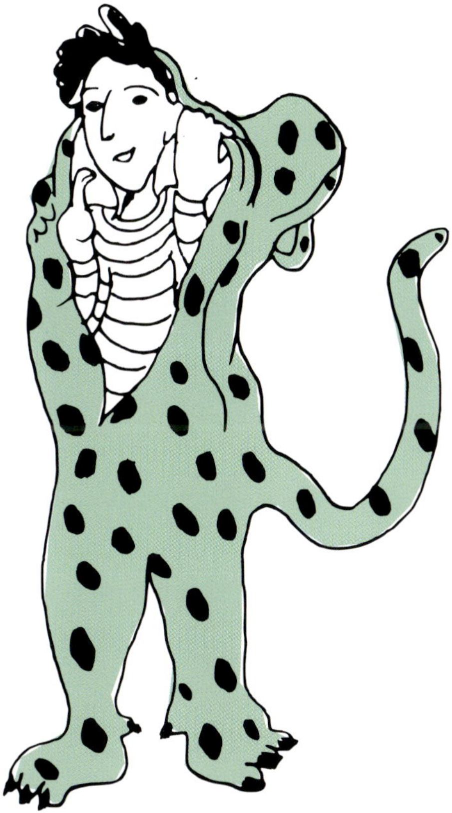

LÖSUNGSERFAHRUNGEN

www.junfermann.de/aengste_3-9

ZIELE | **Gewünschtes Verhalten mithilfe eines Stellvertreters einüben**

Wenn die eigenen Lösungsmöglichkeiten von Patient:innen erschöpft zu sein scheinen und es ihnen zu schwerfällt, neue Wege für sich zu finden, kann eine Stellvertreterfigur benötigt werden (vgl. Krause, 2020).

UMSETZUNG

Zunächst Explorieren des **problematischen Verhaltens**. Dann wird erörtert: „Was wäre ein gutes **alternatives Verhalten**? Welche Person kennen Sie oder wen können Sie sich vorstellen, die dieses eher ungünstige Verhalten, das Sie im Moment noch bei sich selber beobachten, absolut gar nicht und niemals zeigen würde?"

Diese Person kann jemand sein, den die Patient:innen persönlich kennen, aber auch Schauspieler:innen, Politiker:innen und sonstige Personen des öffentlichen Lebens sind geeignet. Es muss auch kein Mensch sein, sondern kann ebenso ein Tier oder ein anderes Wesen sein.

In der Trance wird die Person, die das unerwünschte Verhalten niemals zeigen würde, in die für die Patient:innen noch schwierige Situation gebracht. Dabei zeigt sie ein anderes, erwünschtes Verhalten.

„Schlüpfen Sie nun in diese Person, ziehen Sie sie an wie ein Kleidungsstück, das Ihnen perfekt passt wie eine zweite Haut. Fühlen Sie sich hinein in diese Person, verschmelzen Sie sogar ein wenig mit ihr …"

Lassen Sie die Patient:innen die nun entstandene Ressourcensituation aufsuchen und mit allen Sinneskanälen erleben. Um keinen Sinneskanal zu vergessen, hilft das Akronym VAKOG (Karte 1.6).

Es folgt das **Ankern des neuen Verhaltens** im Alltag und in der Zukunft durch eine kurze Zeitprogression: „Schlüpfen Sie in Ihr künftiges Ich, das dieses neue Verhalten bereits völlig verinnerlicht hat. Welche Veränderungen nehmen Sie wahr?"

TIPPS

Noch etwas allgemeiner kann statt nach einer Person auch nach Tieren, Wesen, Gestalten oder sogar Gegenständen gefragt werden, die dieses Problem niemals hätten.

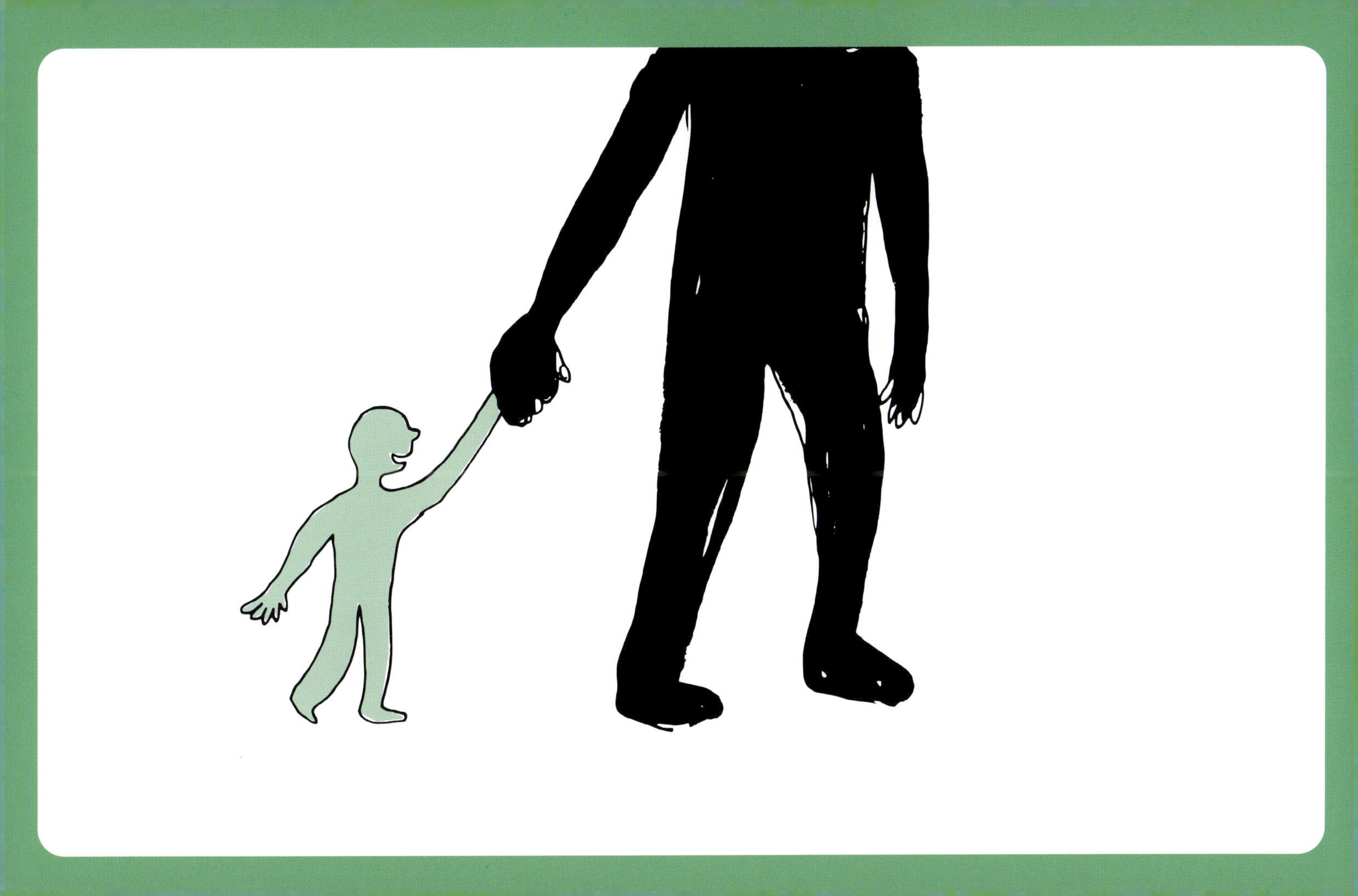

SELBSTWERTSTÄRKUNG

ZIELE | Verständnis für sich fördern, Scham aufgrund der bestehenden Problematik reduzieren

Angstpatient:innen werten sich wegen ihrer „peinlichen“ Problematik oft ab. Deshalb ist die wiederholte Arbeit an Hintergründen wichtig für die Selbstwertstärkung. Wenn das Symptom gewürdigt werden kann als in der vergangenen ursächlichen Situation sehr verständliche und sogar sinnvolle Reaktion, nimmt die empfundene Scham meist ab.

UMSETZUNG

Therapeut:in initiiert die „liebevolle Begegnung mit sich selbst“: „Wenn Sie jetzt zurückschauen auf die Zeit, die so schwer für Sie war, dann können Sie zunächst den inneren Abstand zu diesen Situationen passend einrichten ... genau ... Und wäre es nicht tröstlich, wenn jetzt jemand da wäre, der dieses Kind von damals an die Hand oder auf den Schoß oder in den Arm nimmt und ihm die Dinge erklärt: ‚Schau mal, diese Sache ist jetzt wirklich schwierig (schlimm / schrecklich / furchtbar / absoluter Horror) für dich ... Deine Angst ist total verständlich. Du hast noch keine Ahnung, wie du dich verhalten sollst, ob und wie du da jemals wieder rauskommst ... aber ich komme aus der Zukunft und ich kann dir sagen: Es wird am Ende gut werden, du machst das schon richtig ... und vor allem: Du bist so, wie du bist, in Ordnung ... Nichts hiervon ist deine Schuld, du machst das alles so gut du kannst, und du kannst wirklich stolz darauf sein, welche Lösungen du bereits für dich gefunden hast, um so gut damit umzugehen, wie du es jetzt kannst ... und ich bin immer an deiner Seite und begleite dich und sage dir: Es gibt allen Grund, dich dafür zu loben, wie du es hinbekommst und versuchst, mit dem Wissen und der Kraft, die dir jetzt zur Verfügung stehen, das Beste daraus zu machen, obwohl es jetzt noch so schwer für dich ist.“

Wichtig ist hier die individuelle Ausgestaltung der Situation von damals mit den Informationen, die darüber zur Verfügung stehen. Die Wortwahl der Erklärungen, die Art des Trosts und Beistands sollten dabei immer genau auf das Alter der Person / des Kindes von damals zugeschnitten sein.

TIPPS

Die „liebevolle Begegnung“ sollten Patient:innen zu Hause in Selbsthypnose öfter wiederholen.
Wenn Patient:innen als Kind Todesangst hatten, sollte betont werden, dass Todesangst die passende Empfindung ist, wenn Kinder sich verlassen glauben.
Fällt es Patient:innen schwer, den nötigen inneren Abstand zur belastenden Situation zu wahren, hilft Karte 6.1 weiter.

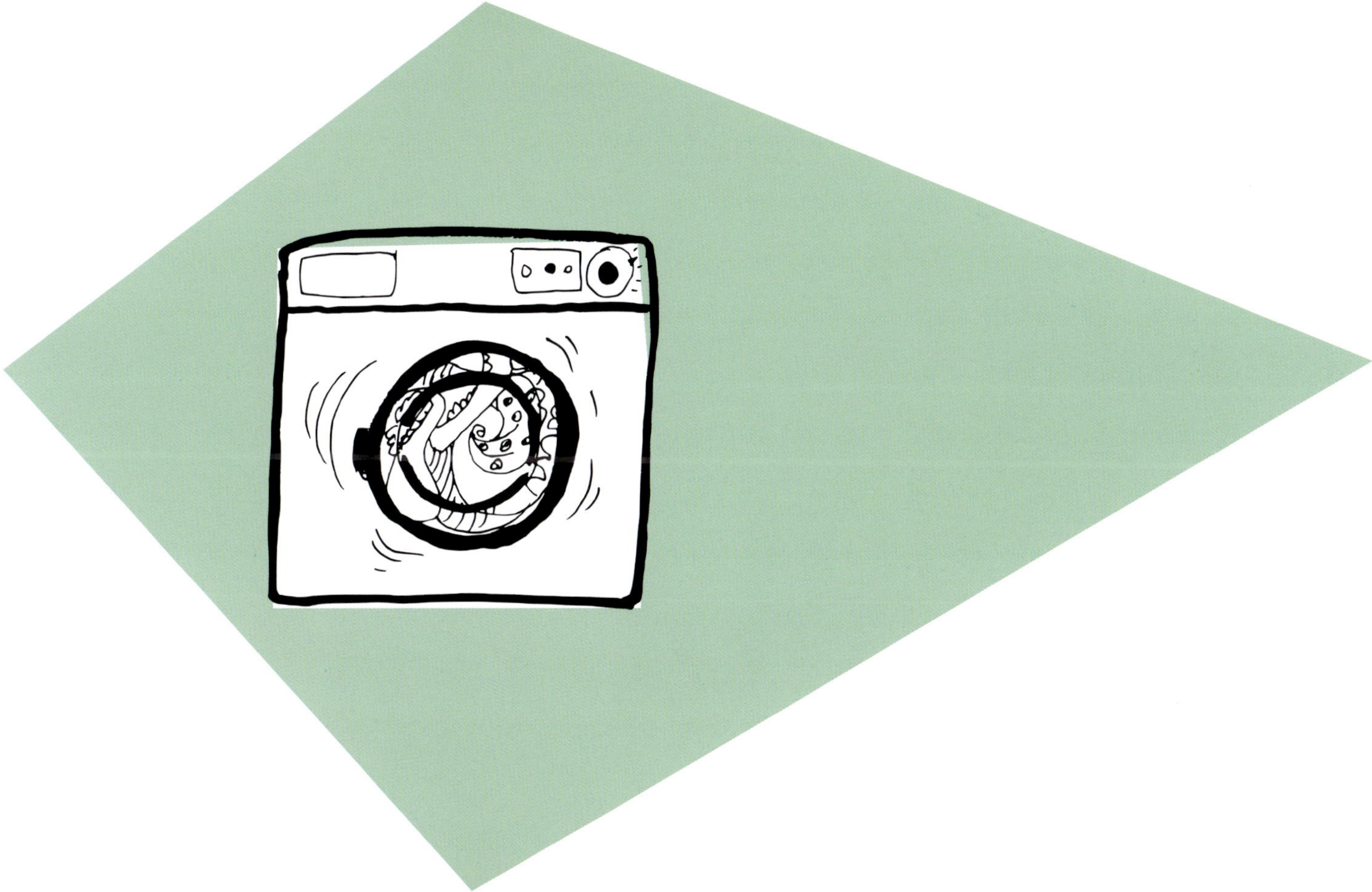

SUPER-EGO TEIL 1

ZIELE | Patient:innen erleben sich selbst in Bestform und bekommen (wieder) Zugang zu ihren Ressourcen

Wenn Patient:innen Erfolge noch nicht oder nicht mehr als Ressource nutzen können, kann ihnen die folgende Trance (nach Revenstorf, 2020) helfen.

Diese Intervention besteht aus zwei Teilen:

- Einfühlen in den Super-Ego-Zustand (Teil 1, diese Karte 3.11) und
- Erleben der Ressourcen in der schwierigen Situation (Teil 2, Karte 3.12).

UMSETZUNG

Die im Moment noch belastende, zu bearbeitende Situation wird bestimmt, dann der entweder schon etablierte oder ein neuer sicherer Ort imaginiert. Dort wird ein Computer- oder TV-Bildschirm, eine Leinwand mit Beamer etc. installiert.

Die Patient:innen werden gebeten, sich an drei Situationen zu erinnern, in denen sie äußerst zufrieden mit sich waren: Das Super-Ego in bester Kleidung, lockerster Haltung, mit frohestem Gesichtsausdruck. Die damit verbundene innere Haltung intensiv spüren und erleben lassen.

Dieses Gefühl wird mit einer Farbe verbunden und diese intensive Farbe einem bestimmten Objekt zugeordnet, das als Symbol für das Ressourcenerleben dient.

Dann Anregung der Vorstellung, dass die Ressourcenfarbe durch vergangene Misserfolgserlebnisse verschmutzt ist, ihren ursprünglichen Glanz verloren hat. Zur Wiederherstellung der Farbe wird ein Reinigungsvorgang imaginiert (z. B. in der Waschmaschine waschen, in der Sonne bleichen, polieren, absaugen etc.).

TIPPS

Weiter geht's mit Karte 3.12.

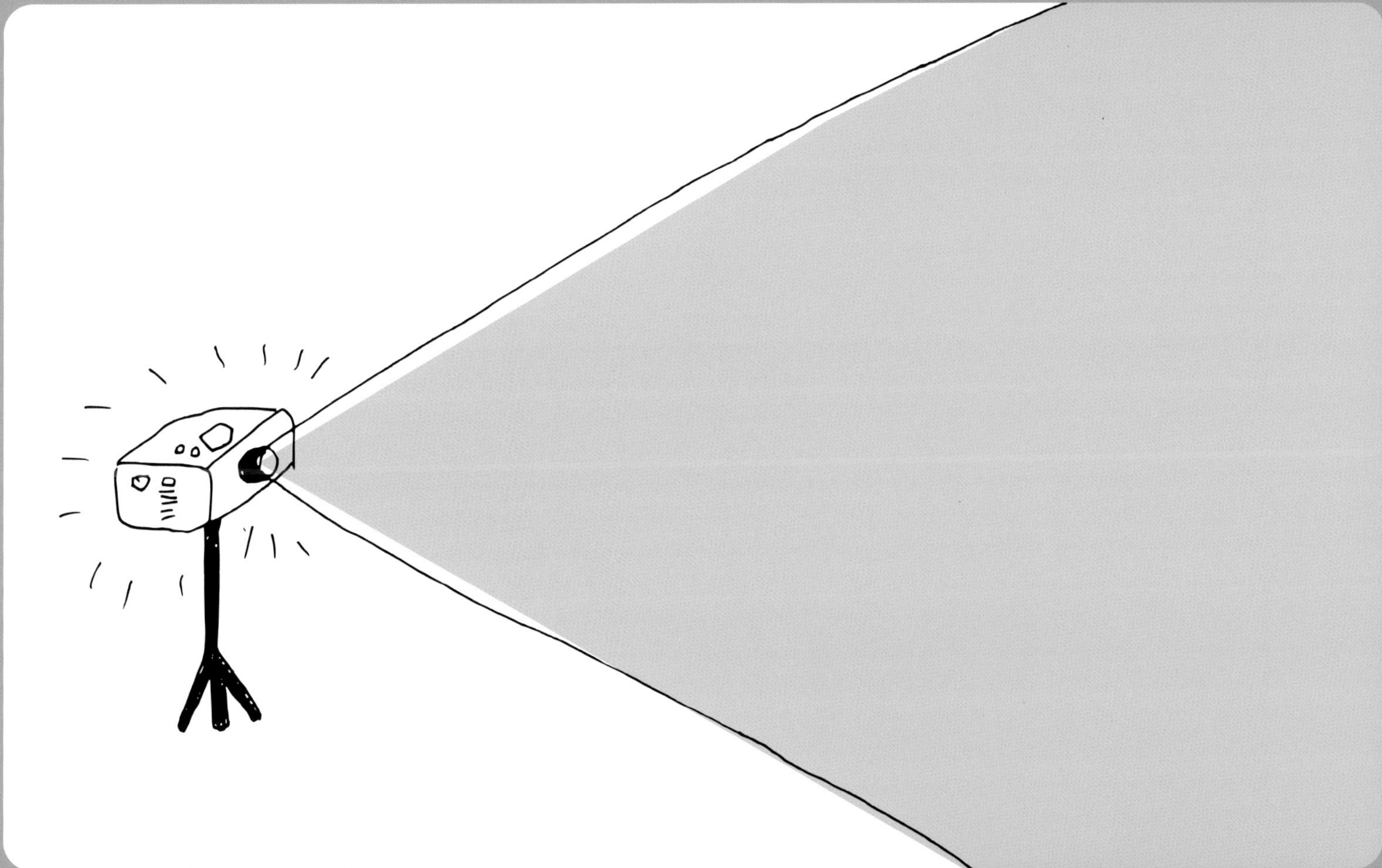

SUPER-EGO TEIL 2

ZIELE | Patient:innen tiefer ins Ressourcenerleben eintauchen lassen

Nachdem das Einfühlen in den Super-Ego-Zustand gelingt, folgt eine Vertiefung der positiven Gefühle, um den Zugang zu den Ressourcen weiter zu fördern.

UMSETZUNG

Die Patient:innen gehen in der Vorstellung an ihren sicheren Ort, wo zuvor ein Computer- oder TV-Bildschirm, eine Leinwand mit Beamer etc. installiert wurde. Links neben den Bildschirm wird das Super-Ego gestellt, auf dem Bildschirm selbst erscheint die schwierige Situation. Die Patient:innen lassen ihre Super-Egos im Film auftreten und agieren.

Dann wird der Film angehalten. Das Objekt, das die Patient:innen zuvor als Symbol für das Ressourcenerleben ausgewählt haben, wird mit der „gedämpften Farbe" vorgestellt und das Reinigungsritual wird durchgeführt. Die reine Farbe kann als Licht / Dunst in sich aufgenommen werden, die Patient:innen verschmelzen förmlich mit dem Super-Ego.

Dann läuft der Film weiter. Die Patient:innen sind im Film und erledigen die anstehende Herausforderung bravourös. Der Film wird beendet, die Patient:innen orientieren sich erst zum sicheren Ort und dann ganz zurück.

Posthypnotische Suggestion: „Immer, wenn die Stresssituation auftritt, kommt automatisch das Symbol in Ihre Vorstellung. Nehmen Sie unweigerlich die reine Farbe in sich auf und spüren Sie das Super-Ego in sich."

TIPPS

Teil 1 der Trance finden Sie auf Karte 3.11.

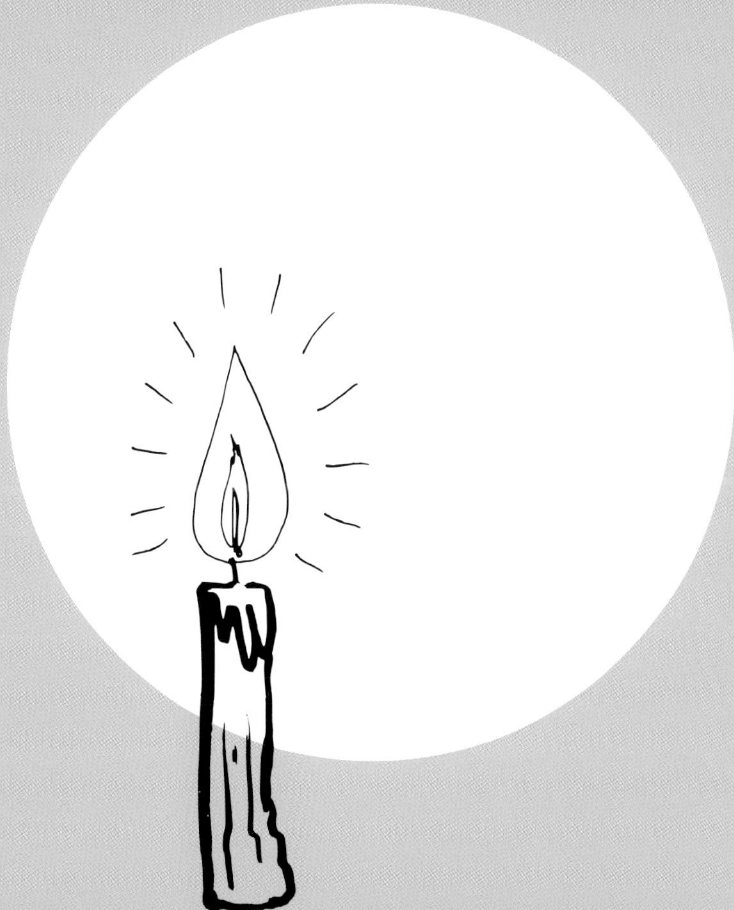

14 ENGEL

ZIELE | Sich geschützt fühlen

Wenn Konfrontationen mit schwierigen Situationen anstehen, bietet sich als Hilfestellung die veränderte (und somit auch für nicht gläubige Menschen geeignete) Fassung eines Gebets an, das vor allem älteren Patient:innen bekannt sein dürfte.

UMSETZUNG

Abends will ich schlafen gehn,
vierzehn Engel um mich stehn:
zwei zu meinen Häupten,
zwei zu meinen Füßen,
zwei zu meiner Rechten,
zwei zu meiner Linken,
zweie, die mich decken,
zweie, die mich wecken,
zweie, die mich weisen
zu Himmels Paradeisen!

Text: Adelheid Wette (1858–1916)

„Abends will ich schlafen gehen" wird ersetzt durch die jeweilige beängstigende Situation: „Morgen will ich fliegen gehen / einen Vortrag halten ...".

Variante A: Für gläubige Menschen kann der restliche Text fast vollständig für eine Trance verwendet und die Engel jeweils visualisiert werden: „Wie sieht jeder einzelne Engel aus? Welche Aufgabenbereiche hat jeder der Engel bei Ihnen? Was bedeutet es für Sie, dass zwei Engel einer Aufgabe zugeordnet sind? Ist einer der Vizeengel, falls der andere ausfällt, oder haben sie jeweils noch speziellere Tätigkeitsbereiche?"

Variante B: Für Menschen ohne religiösen Hintergrund kann nach nahestehenden Personen gefragt werden (auch Haustiere können dazu zählen), die sich schützend um die Patient:innen stellen und die Aufgaben übernehmen oder die Patient:innen „nur" mit liebevollen, stärkenden Gedanken, Worten, Blicken und Berührungen versorgen, während sie sich den Aufgaben selbst stellen. Die Gesichter, der Ausdruck, die Haltung, die Kleidung, die Worte, die Stimmlage ... dieser Personen können in der Trance intensiv erlebt werden.

TIPPS

Die Sätze „mich decken" und „mich wecken" werden, falls sie für die zu bearbeitende Situation nicht passen, entweder weggelassen oder entsprechend modifiziert.

Der letzte Satz „... mich weisen zu Himmels Paradeisen" wird jeweils individuell variiert; hier kann die jeweilige Zielvorstellung konkret benannt werden.

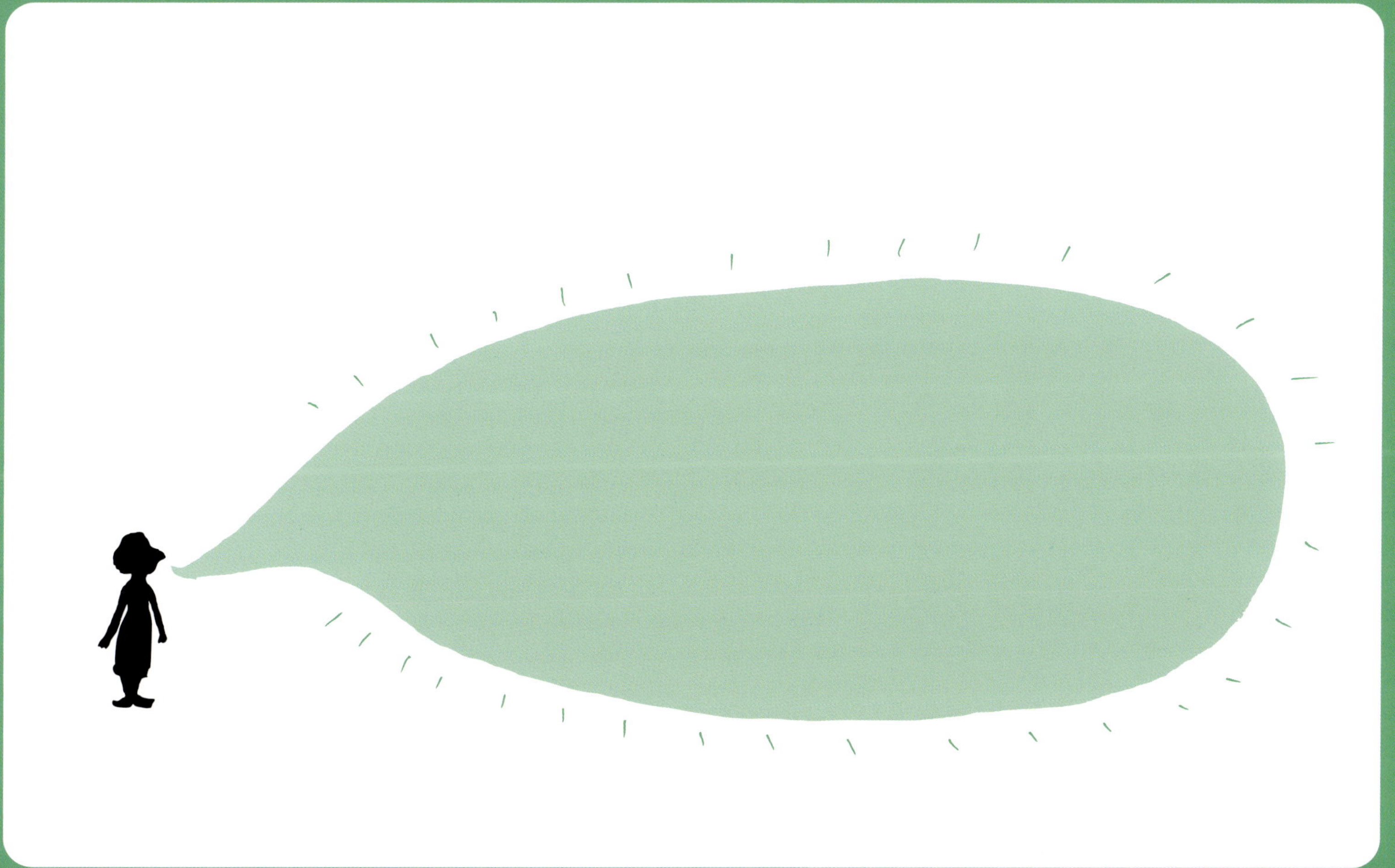

DAZU FÄLLT MIR EIN ZITAT EIN …

ZIELE | **Zitate nutzen, die im Rahmen der Therapie und / oder als Aushang in der Praxis Impulse geben können**

„Die größte Belohnung liegt jenseits deiner größten Angst."
Jack Canfield

„Entscheide dich mutig, auch wenn dein Herz vor Angst zittert."
José Ortega y Gasset

„Hoffnung und Furcht sind unzertrennlich, und es gibt keine Furcht ohne Hoffnung und keine Hoffnung ohne Furcht."
Thomas von Aquin

„Angst will besiegt werden."
Alfred Selacher

„In der Entscheidung liegt die Freiheit, in der Angst die Sklaverei."
Jean-Paul Sartre

„Mut ist Widerstand gegen die Angst, Sieg über die Angst, aber nicht Abwesenheit von Angst."
Mark Twain

„Jeder Schritt, den du trotz deiner Ängste machst, ist ein Sieg."
Victoria Moran

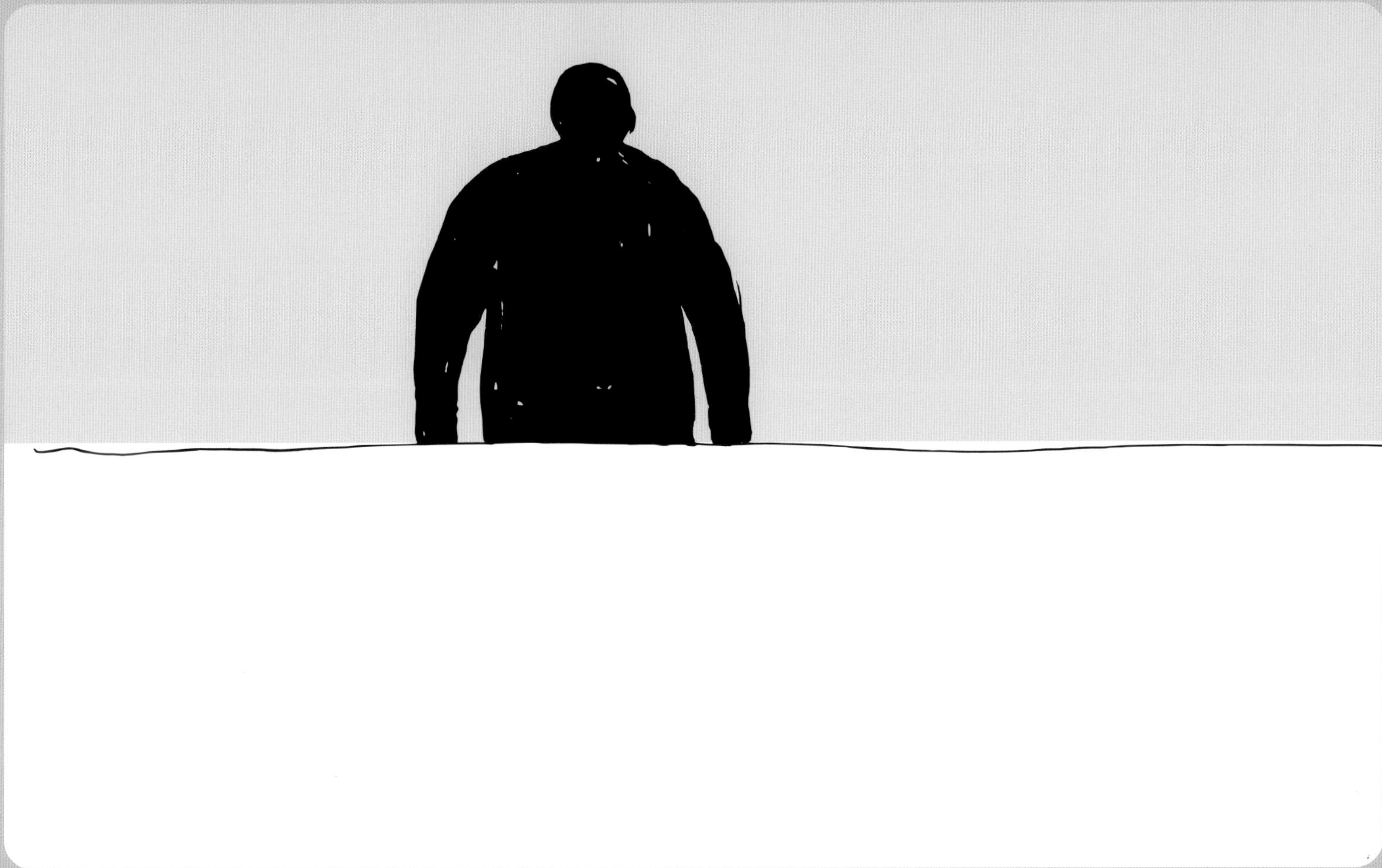

HERR TUR TUR – ODER DIE ANGST ALS SCHEINRIESE

www.junfermann.de/aengste_4-1

ZIELE | Patient:innen die Angst vor dem Symptom nehmen

Wenn Patient:innen nicht nur Orte oder Situationen meiden, die sie an etwas Beängstigendes erinnern könnten, sondern auch die Gedanken daran, sodass ein Gespräch über die beängstigenden Inhalte schwierig wird, kann diese Geschichte (Ende, 2015), die Sie in Gänze unter den Online-Materialien finden, eingesetzt werden.

UMSETZUNG

„Manchmal ist es wie bei der Geschichte von Herrn Tur Tur bei Jim Knopf und Lukas dem Lokomotivführer. Eines Tages passiert Ihnen etwas und Sie haben das Gefühl, dass das jetzt Ihre Grenzen überschreitet, dass Sie einfach nicht mehr können und gar nicht wissen, wie Sie es angehen sollen. Und zwar sehen *sie* am Horizont eine riesenhafte Gestalt; die reicht bis in den Himmel. Und *sie* kriegen natürlich wahnsinnige Panik und der kleine Jim, der will sofort flüchten und mit der Lokomotive wegfahren, aber der große Lukas, der sagt: ‚Wegfahren wird nichts nützen, diese riesenhafte Gestalt macht einen Schritt und dann hat sie uns auch schon.' *Sie* nehmen ihren Mut zusammen. *Sie* nähern sich dieser riesenhaften Gestalt, näher und näher. Und da bemerken *sie* etwas: Je näher *sie* kommen, desto kleiner wird der Riese. Und *sie* haben immer noch Angst und *sie* gehen noch näher ran, und als *sie* schließlich direkt vor diesem ehemaligen Riesen stehen, da stellen *sie* fest, er ist ganz klein … Es ist einfach nur ein kleiner, eigentlich ganz freundlicher alter Mann. Und natürlich verstehen *sie* es erst mal nicht, denn er war ja riesig, riesig groß gewesen und nun ist es eigentlich eher ein kleines freundliches Wesen. Und der ehemalige Riese stellt sich vor und sagt: ‚Ich bin Herr Tur Tur, ich bin ein Scheinriese. Je weiter ich entfernt bin, desto größer sehe ich aus. Man muss erst einmal in meine Nähe kommen, um zu sehen, wie klein ich eigentlich bin.' Da haben *sie* es verstanden."

TIPPS

Als hypnosespezifische Technik wird in der Geschichte der Plural „sie" (Jim und Lukas) genutzt, um Patient:innen, die in der Regel mit „Sie" angesprochen werden, indirekt-direkt anzusprechen (siehe hierzu auch Karte 1.5).

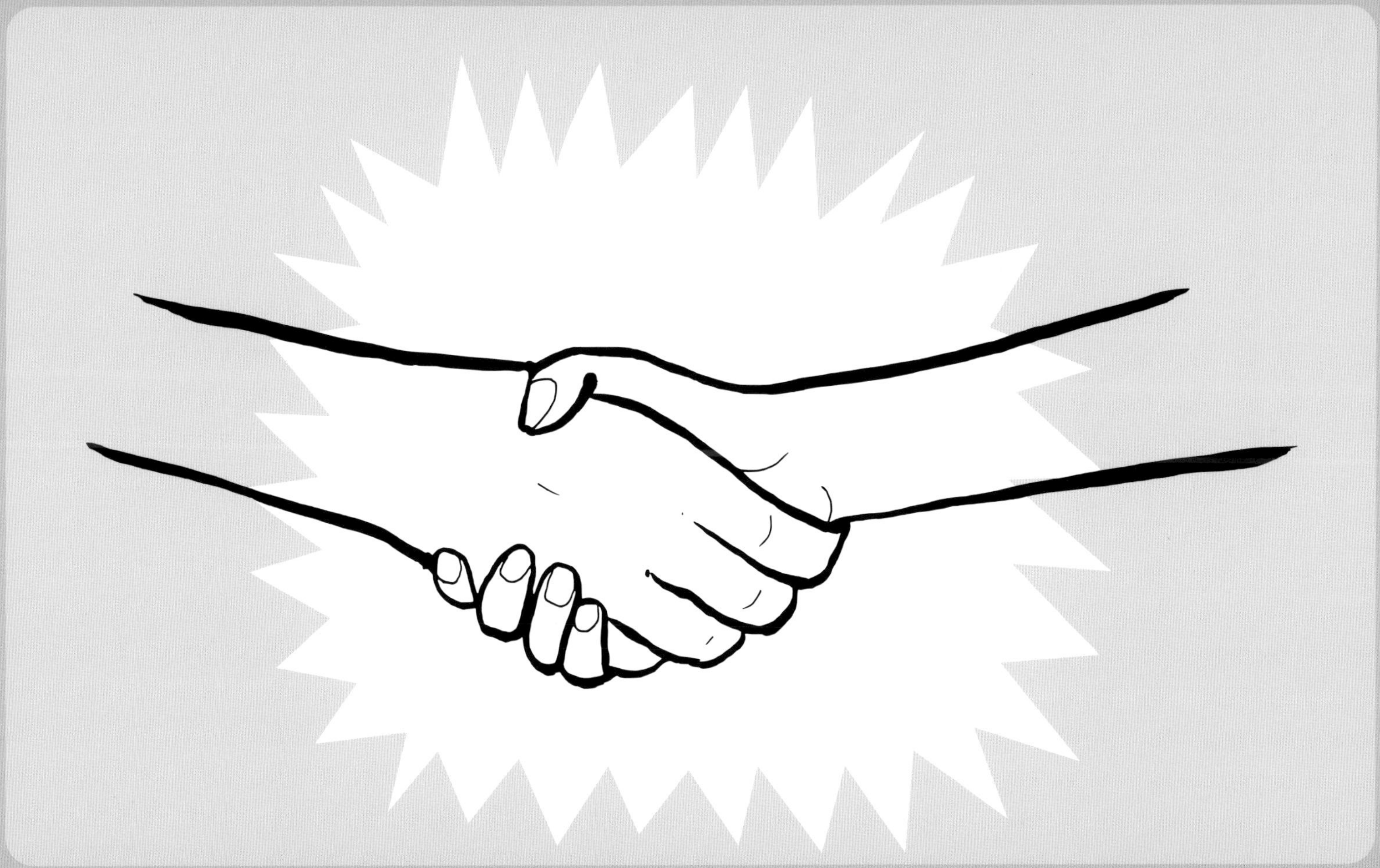

ZIELE | **Einen Vertrag mit der Symptomseite schließen**

Zu Behandlungsbeginn und / oder immer dann, wenn Symptome das Leben der Patient:innen stark einschränken, sodass noch vor der inhaltlichen Bearbeitung eine schnelle Entlastung nötig ist, hilft die folgende Anleitung.

UMSETZUNG

Zunächst werden die Handlevitation (Karte 2.14) bzw. die magnetischen Hände (Karte 2.15) eingeleitet.
Dann fortfahren:

„Sie haben gemerkt, dass Ihr Ankämpfen gegen Ihre Symptome bisher nicht geholfen hat, sondern im Gegenteil sind die Symptome schlimmer geworden ... Richtig? ... Menschen können einen Vertrag mit ihren Symptomen schließen. Sie verpflichten sich, Ihren nutzlosen Kampf gegen die Symptome einzustellen und zu akzeptieren, dass diese einen bestimmten Sinn für Sie haben oder zumindest früher hatten und dass Sie alles Nötige tun werden, um diesen Sinn zu verstehen ... Und ich stelle mir vor, dass dieser Teil, der Ihre Symptome herstellt, Ihnen mitteilt: ‚Okay, wenn ihr euch hier wirklich um mich kümmert, versucht, meine Botschaft zu verstehen, dann gebe ich etwas mehr Ruhe ...‘ Falls das so ist und dieser Teil seine Zustimmung gibt, wird sich gleich Ihre Hand heben / Ihre Hände werden sich annähern."

In aller Regel erfolgt hier eine prompte Zustimmung.

Wenn nicht: „Gibt es Ideen, was nötig wäre, damit das Symptom ein klein wenig zurückgehen könnte? Gibt es Vorbehalte, dass der Deal vielleicht nicht eingehalten würde? Hinderungsgründe, die mit Ereignissen der letzten Jahre zusammenhängen?"

Diese geschlossenen Fragen jeweils über Heben / Absinken der Hand (bei der Handlevitation) bzw. Annäherung oder Auseinandergehen der Hände (bei den magnetischen Händen) beantworten lassen.

TIPPS

Diese Grundidee „Die Probleme von heute sind die Lösungen von damals" wirkt sehr entlastend. Neben größerer Handlungsfähigkeit wirkt sich dieser erste Erfolg auch positiv auf die Therapiemotivation aus.

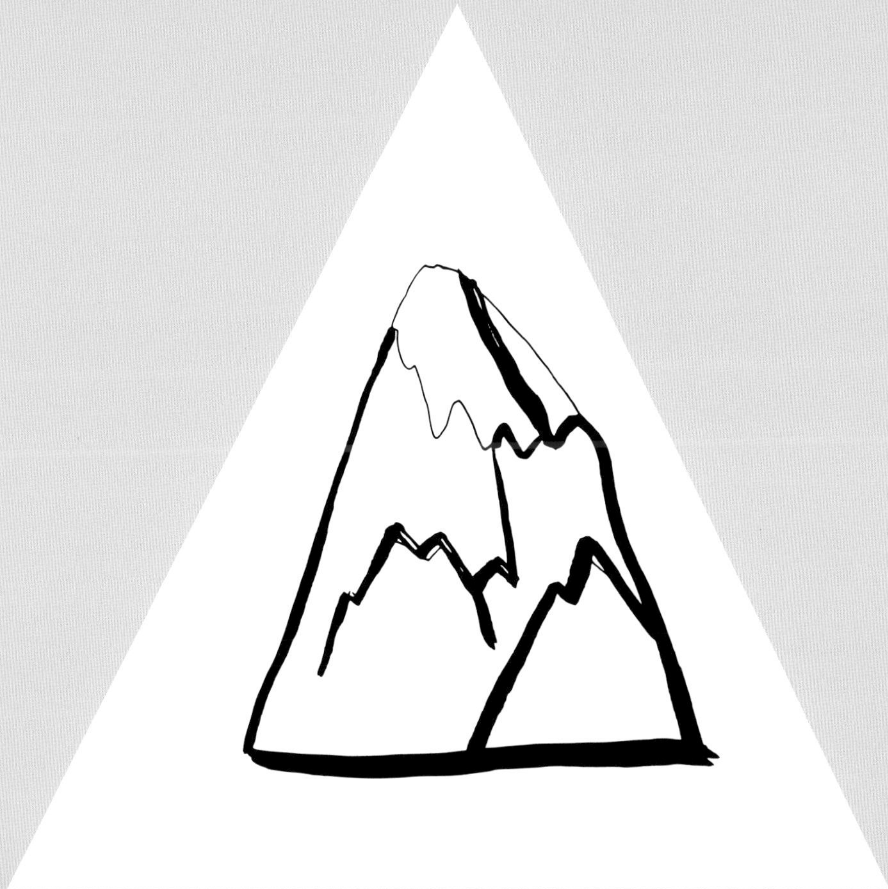

STELLVERTRETERTECHNIK

www.junfermann.de/aengste_4-3

ZIELE | Symptombotschaften mithilfe der Stellvertretertechnik ergründen

Die folgende Anleitung (nach Meiss, 2016) eignet sich, um einen ersten Kontakt zum Symptom herzustellen, wenn eine direktere Affektbrücke – bei der die im Zusammenhang mit dem Symptom auftretenden Gefühle als Zugang zur Vergangenheit genutzt werden – aufgrund von traumatisierenden Erfahrungen zu belastend sein könnte. Das Vorgehen hat den Vorteil, dass Patient:innen die Aussagen nicht direkt auf sich beziehen müssen.

UMSETZUNG

Es findet eine dialogische Trance statt, dabei beachten Sie bitte die spezifischen Formulierungen: „Ich möchte Sie bitten, etwas Merkwürdiges zu tun *(würdig, gemerkt zu werden!)*. Sie können sich die Vorstellung erlauben *(impliziert Einfachheit; Sie brauchen es sich nur zu erlauben …)*, Sie könnten *(Als-ob-Prinzip)* eine Person, ein Wesen oder Tier sehen *(Wahlfreiheit)*, dem es ganz genauso geht, das sich genauso fühlt, genau das gleiche Symptom hat … wie Sie. Seien Sie neugierig, was ganz von selbst erscheint *(idiodynamischer Prozess)*. Und dann schauen Sie es sich erst einmal *(mehr ist später möglich)* nur an; die Körperhaltung, die Bewegungen, vielleicht die Gestik und Mimik."

Dann: „Wenn Sie wüssten, was mit dieser Person (diesem Wesen / diesem Tier) los ist, was sie fühlt, wie es ihr geht: Was sagen Sie, was ist ihr Problem?"

Weiter erfragen: „Was fehlt dieser Person (diesem Wesen / diesem Tier) und was bräuchte sie, damit sie ihr Problem lösen kann? Was müsste sich ändern? Was könnte sie tun? Wie und wann könnten die Veränderungen stattfinden? Wer wäre eine Ressource und könnte ein wenig behilflich sein oder sogar sehr gut helfen?"

Positionswechsel: „Und wenn Sie jetzt aus den Augen, aus der Perspektive dieses Ressourcenwesens auf die Person (das Wesen / das Tier) schauen, die das Problem hat, was würden Sie aus der Position des Ressourcenwesens über die Person (das Wesen / das Tier) denken? Welchen Ratschlag würde dieses Ressourcenwesen geben? Was sollte sich ändern?"

TIPPS

Ist die Vorstellung eines Tieres oder Wesens noch zu ich-nah, bietet sich als Alternative an, eine Landschaft oder ein Gebäude imaginieren zu lassen. Hier können Lebewesen eingefügt werden.

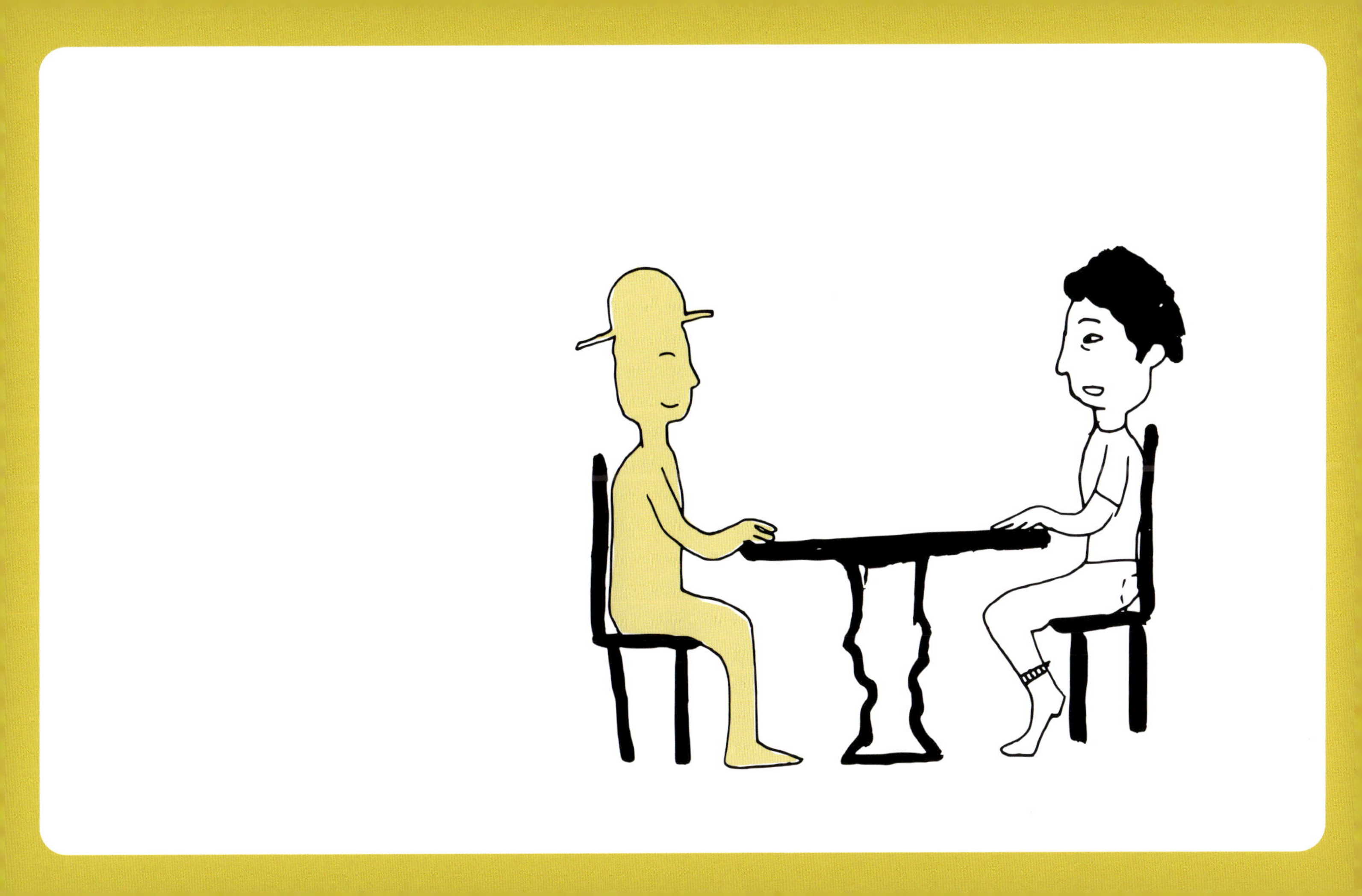

UNGEBETENER BESUCH

www.junfermann.de/aengste_4-4

ZIELE | **Was ich verstehe, muss ich weniger fürchten**

Beim Wiederauftreten der Symptome reagieren Patient:innen verständlicherweise frustriert. Ein (bildhaftes) Verständnis für die Dynamik und Selbstwirksamkeit erleichtern eine akzeptierende Haltung.

UMSETZUNG

Vergleich der immer wieder aufsteigende Angst mit **unangekündigtem Besuch**: „... oft haben Sie versucht, dann schnell die Tür zu schließen, aber jetzt machen Sie die Tür trotz allem auf, egal, ob Sie ihn eingeladen haben oder nicht, er ist einfach da, kommt in Ihr Leben, und deshalb können Sie dies für sich nutzen ... und wenn das für Sie auch eine passende Vorstellung ist, dann können Sie beginnen, sich vorzustellen, Sie könnten diesen ungebetenen Besucher wirklich sehen ...“

Patient:in beschreibt den Besucher.

Dann fortfahren: „... und dann können Sie damit beginnen, diesem Wesen ein paar Fragen zu stellen: ‚Was willst du von mir? Warum bist du wieder hier? Was muss ich tun, damit du gehst?‘ Sie können sich überraschen lassen, wie Sie unbewusst alles darüber wissen, was mit diesem Gast und seinem Kommen und Gehen zusammenhängt. Was ist das für ein Mensch, bei dem sich ein Besucher so breitmachen kann, woran bemerkt dieser Gast es, dass er gute Karten hat, bei Ihnen zu bleiben, was sieht er bei Ihnen? Sie können diese Fragen ganz genau für sich beantworten. Und wenn Sie so weit sind, dann geben Sie mir einfach ein kleines Handzeichen.“

Nach erfolgtem Signal: „Sie können noch weitere Fragen stellen: ‚Was wäre nötig, damit dieser Besuch sagt, heute hat es überhaupt keinen Sinn, da reinzuschneien, heute werde ich wohl sofort wieder gehen müssen?‘ Was würde in diesem Fall dieser Gast an Ihnen wahrnehmen, an Ihrem Ausdruck, an Ihrem Tun, an den Dingen, die Sie sagen oder nicht sagen? ... Und wenn Sie alles wissen, was Sie nun wissen möchten, und alles haben, was Sie jetzt brauchen, dann beginnen Sie, sich wieder hierher zurückzuorientieren.“

Eine mögliche Variante wäre, dem Besuch mitfühlend Urlaub, Teilzeitbeschäftigung oder sogar den möglichen Ruhestand in Aussicht zu stellen!

TIPPS

Nachzulesen auch unter: Meiss, O. (2016): *Hypnosystemische Therapie bei Depression und Burnout*. Carl-Auer.

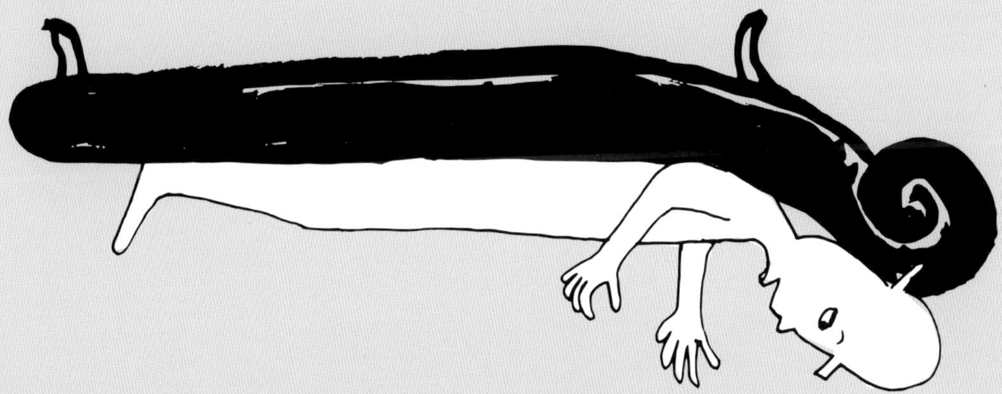

WERBUNG FÜRS SYMPTOM

www.junfermann.de/aengste_4-5

ZIELE | Rätselhafte Symptome verstehen

Diese Art von Kontaktaufnahme mit dem Symptom (nach Meiss, 2016) ist vor allem dann hilfreich, wenn die Symptome besonders rätselhaft, sinnlos und belastend erscheinen. Es handelt sich um eine Variation der Stellvertretertechnik. Das Symptom kommt ebenfalls zu Besuch, jedoch nicht als Hausgast, sondern als Gestalt, die Werbung für sich macht.

UMSETZUNG

Die Trance erfolgt in der Regel eher dialogisch. Es ist sinnvoll, für das Symptom einen Sessel oder Stuhl aufzustellen, auf dem es imaginativ Platz nehmen kann:

„Sie können sich die Vorstellung erlauben: Auf dem Stuhl Ihnen gegenüber sitzt Ihr Symptom … In welcher Haltung, mit welchem Ausdruck?
Und es beginnt, Werbung für sich zu machen: ‚Ich bin … Du kannst mich immer nutzen, ich tue dir gut, ich helfe dir bei …‘
Mit welcher Stimme spricht es? Welchen Gesichtsausdruck, welche Haltung hat es?
Sagen Sie aus Sicht des Symptoms, was es zu sagen hat, wenn es Werbung für sich macht: ‚Ich bin *(z. B. deine Angst)* und ich bin dringend nötig, weil du nur mit mir …
Du brauchst mich ganz besonders, wenn …
Zusätzlich bin ich sehr gut, weil …‘
Dann: ‚Weniger brauchst du mich, wenn …‘
Und schließlich: ‚Ganz überflüssig werde ich, wenn …‘
Lassen Sie sich erzählen und überraschen, was das Symptom Ihnen zu sagen hat …“

Der Dialog mit dem für sich werbenden Symptom bringt oftmals neue Erkenntnisse über den Nutzen noch so rätselhafter Symptome und damit wichtige Implikationen für den weiteren Verlauf der Therapie.

TIPPS

Eine Variante für Online-Therapien: Das Symptom erscheint mit seiner eigenen Kachel, schreibt Botschaften oder stellt Bilder in den Chat und es ist möglich, sich mit dem Symptom in einen Breakout-Room zurückzuziehen.

DAZU FÄLLT MIR EIN ZITAT EIN …

ZIELE | **Zitate nutzen, die im Rahmen der Therapie und / oder als Aushang in der Praxis Impulse geben können**

„Angst ist wie ein Drache, den du zähmen kannst, wenn du den Mut findest, ihm ins Auge zu sehen.“
Unbekannt

„Es gibt eine Zeit, seine Ängste um Rat zu fragen, und es gibt eine Zeit, keine Angst zu fürchten.“
George S. Patton

„Wenn du mutig genug bist, deiner Angst ins Gesicht zu sehen, wird sie verschwinden.“
Marilyn Manson

„Angst liegt nie in den Dingen selbst, sondern darin, wie man sie betrachtet.“
Anthony de Mello

„Was man zu verstehen gelernt hat, fürchtet man nicht mehr.“
Marie Curie

„Hab keine Angst vor Veränderung, verändere die Angst.“
Bernd Sieberichs

„Angst verleiht Flügel.“
Gustave Flaubert

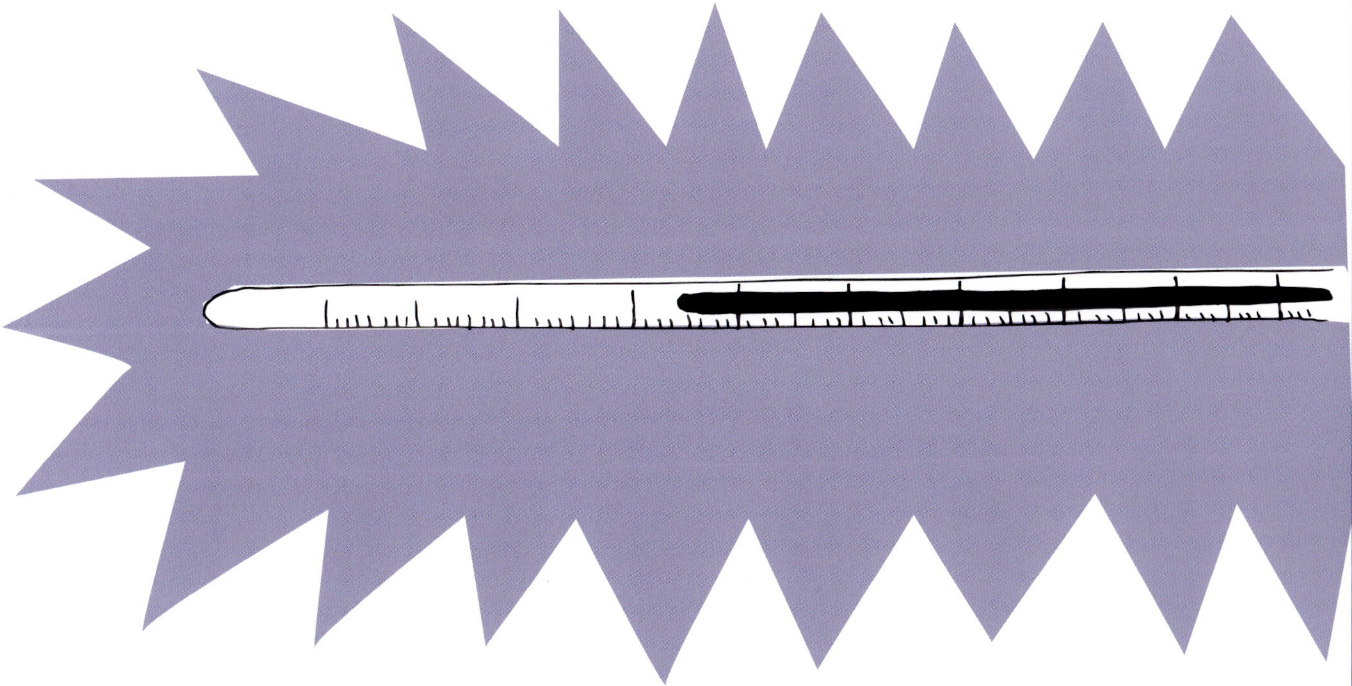

SYMPTOMEINSTELLUNG

ZIELE | Glaube an die Selbstwirksamkeit stärken, Symptomstärke auf mittleres Niveau einpendeln lernen

Als erster Zugang zu der Idee, das Maß der Ängste steuern zu können, und als wichtige Voraussetzung für die Biografiearbeit (Karte 5.2) eignet sich die folgende Herangehensweise.

UMSETZUNG

„Sie können es sich wie beim letzten Mal bequem machen … Sie kennen das jetzt ja schon … und am einfachsten ist es, um in einen etwas veränderten Zustand zu gehen, sich an das letzte Mal zu erinnern … wobei es gar nicht nötig ist, sich bewusst zu erinnern, da Sie sich zuverlässig unbewusst erinnern können … und Sie können feststellen, wie leicht und rasch Sie diesen Zustand wiederherstellen können …

Um herauszufinden, womit Ihre Ängste zu tun haben, ist es gar nicht nötig, allzu rasch in eine allzu tiefe Trance zu gehen, Sie können sicher sein, dass sich das ganz von selbst entwickelt … und während Sie hier jetzt ganz ruhig sitzen … können Sie sicher … nach einer Weile … anfangen, sich wieder vorzustellen, wie das war, als Sie das letzte Mal diese Angst hatten … als das zuletzt aufgetreten ist … Erinnern Sie sich?“

Nach physiologischer Reaktion bzw. einer Geste der Bestätigung: „Gut, jetzt können Sie das deutlich, wenn auch etwas distanziert spüren, nicht wahr?“ Wieder Bestätigung abwarten.

Falls die Reaktion zu stark werden sollte, nach Intensität (auf einer Skala von 1–10) fragen. „Und jetzt lassen Sie Ihre Angst sich auf einen mittleren Wert einpendeln. Sie brauchen bewusst nicht zu wissen, wie das geht … Ihre Symptome auf ein mittleres Maß zu reduzieren. Wählen Sie sich eine 4 oder eine 5, vielleicht auch nur eine 3 aus. Variieren Sie ein bisschen … mal eine 3, mal eine 5, mal eine 4. Sehr gut. Wir können ganz sicher sein, Ihr Unbewusstes weiß, wie das geht … Ihre Symptome ganz genau so einzustellen, dass wir uns gut und zieldienlich mit ihnen und über sie unterhalten können.“

TIPPS

Die Intervention ist sehr wirksam, weil sie eine Kontrolle über die Angstsymptomatik einfach voraussetzt.

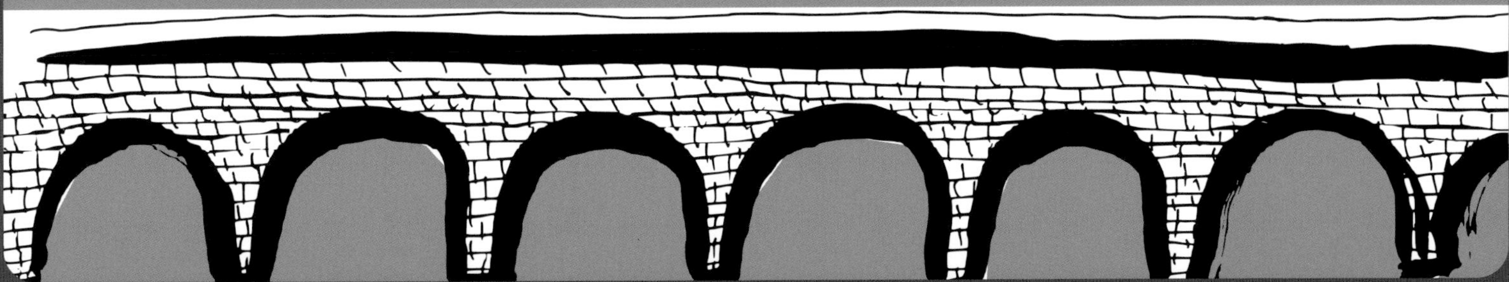

BIOGRAFIEARBEIT

www.junfermann.de/aengste_5-2

ZIELE | Für die Angstentstehung relevante Erfahrungen in Trance explorieren

Bei dieser Intervention geht es um das Auffinden relevanter Assoziationen zur Angstsymptomatik: Das Symptom wird als Brücke in die Vergangenheit genutzt.

UMSETZUNG

Nach erfolgter Symptomeinstellung auf mittlerem Niveau (Karte 5.1) erfolgt die Anleitung: „Da ist zunächst die Anerkennung dieser Spannung und Unruhe … Sie setzt Sie sozusagen in einen Zustand der Hochspannung, in dem Sie alle Energien mobilisieren, um auch schwierigste Situationen zu meistern, nicht wahr? Man könnte also sagen, auch wenn sich das vielleicht merkwürdig anhört, dass das Unbewusste mit der Angstreaktion das Ziel verfolgt, Sie zu schützen … Das Problem ist nur, jetzt brauchen Sie diese Energie gar nicht, aber … vermutlich war es irgendwann einmal richtig, genau so zu reagieren … Nun ist die Frage, ob diese Unruhe-Energie bereit ist, mit Ihnen, also mit Ihrem bewussten Denken, zu kooperieren …. und sobald eine innere Bereitschaft da ist, wird eine unwillkürliche Reaktion erfolgen – und Ihre Hände werden sich ganz von selbst annähern (falls mit den magnetischen Händen, Karte 2.15, gearbeitet wird) / Ihre Hand hebt sich ganz von selbst (falls die Handlevitation, Karte 2.14, genutzt wird)."

Nach entsprechender Reaktion: „Gut, das ist sehr schön, dass dieser Teil, den Sie bisher als so schwierig angesehen haben, mitarbeitet … dann schauen Sie sich genau an, was Ihnen in den Sinn kommt … Es kann sein, dass der Eindruck zunächst undeutlich ist, oder Sie nehmen ein Durcheinander von vielen Eindrücken wahr … Haben Sie einfach ein wenig Geduld, dann kann das deutlicher werden … Gut, was können Sie allmählich schon erkennen? Wäre es in Ordnung, wenn Sie mir das schildern?"

Wenn eine Szene berichtet wird: „Ergibt das für Sie einen Sinn? Ist das verständlich? Können Sie das in einen sinnvollen Zusammenhang mit Ihrem Symptom bringen?" Es ist wichtig, nach Letzterem zu fragen, weil evtl. zu Beginn auch irrelevante Assoziationen auftauchen können.

TIPPS

Für diese Trance sollte den Patient:innen die Handlevitation oder die magnetischen Hände bereits vertraut sein (siehe Karten 2.14 bzw. 2.15).

Und: Lassen Sie den Patient:innen Zeit. Es muss nicht alles auf einmal eruiert werden.

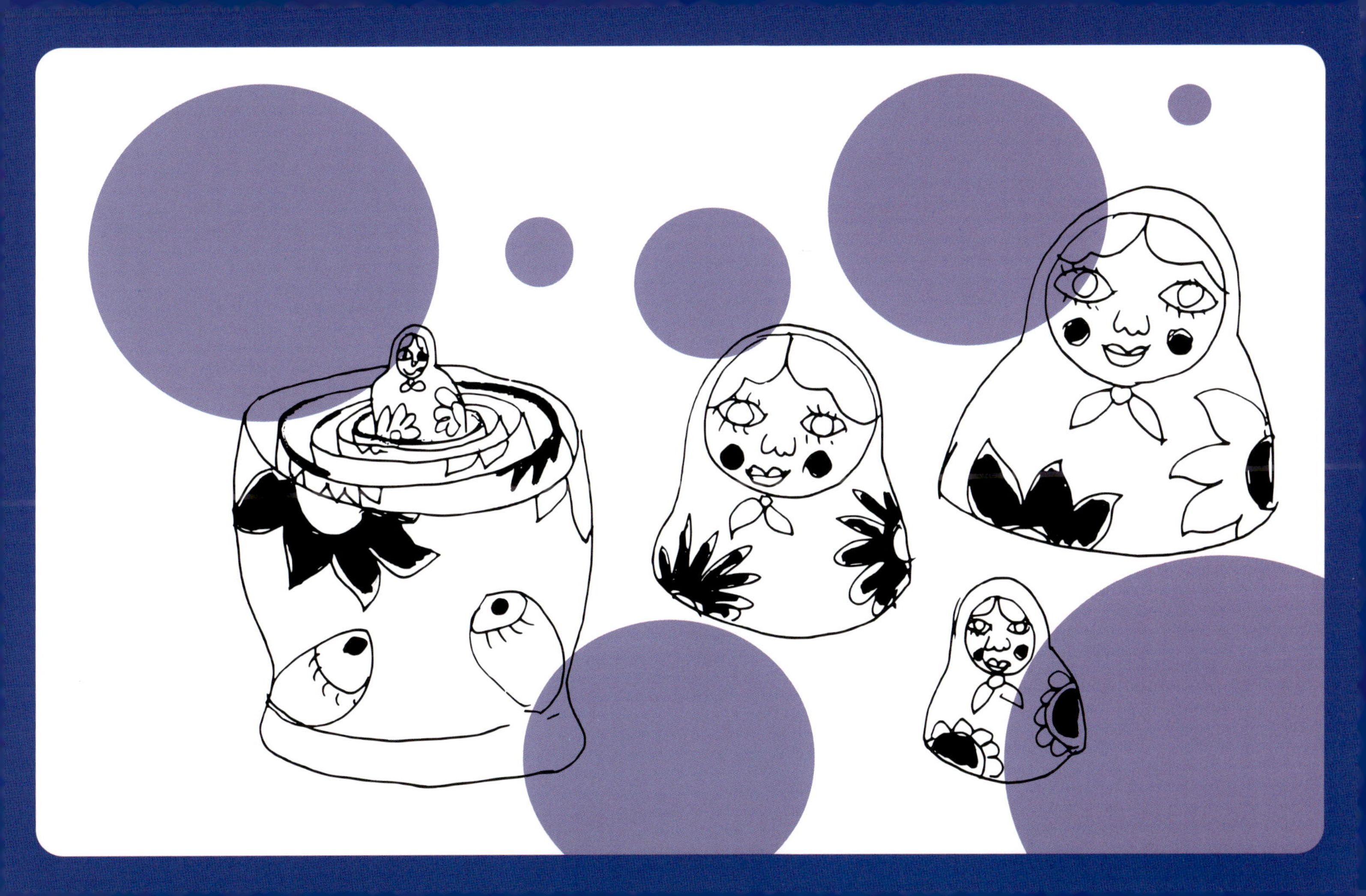

MATROSCHKA – TEILEARBEIT MAL ANDERS

www.junfermann.de/aengste_5-3

ZIELE | Eine spielerische Variante der Teilearbeit etablieren

Wenn andere Formen der Teilearbeit als zu belastend erlebt werden, kann mit dieser Intervention, die in Langversion online verfügbar ist, ein hilfreicher Zugang geschaffen werden.

UMSETZUNG

„Vielleicht kennen Sie aus Ihrer Kindheit diese russischen Holzpuppen, in denen immer noch und noch ein Figürchen steckt? So ähnlich können wir uns auch Ihre Seele oder Psyche vorstellen: ‚Unsere Seele ist aufgebaut wie eine russische Matroschka-Puppe. Wenn es in unserer Erwachsenen-Seelen-Puppe rappelt, ist das in Wahrheit das Geräusch der verletzten Kinder-Seelen-Puppe innen drin.‘ (Dusse, 2020)“

Einleitung einer leichten Trance oder alternativ einer **dialogischen Trance**, in deren Verlauf die ineinandergeschachtelten Puppen am Flipchart visualisiert und entsprechend der Phasen der Regression mit Altersangabe beschriftet werden.

Interventionsteil: „Wenn Sie sich nun in das Gefühl der Angst, wie Sie es schon kennen, ein Stück weit hineinbegeben … und Sie wissen ja, ein mittleres Angstniveau ist dabei günstig, okay? *(auf Rückmeldung warten)* Erlauben Sie sich die Vorstellung, dass dieses unangenehme Gefühl von Anspannung oder Angst tatsächlich das Rappeln eines inneren Wesens ist, das sich in Ihnen vielleicht gerade unruhig fühlt, eine Unruhe aus einer anderen Zeit und von einem anderen Ort kommend, während Ihre äußere Person im Hier und Jetzt behaglich und sicher im Sessel sitzt. Und nun können Sie beginnen, Schicht für Schicht, Puppe für Puppe in Ihre Vergangenheit zurückzugehen und ganz in Ruhe zu betrachten, was da jeweils für welche der Personen, die Sie in der Vergangenheit waren, eine Rolle gespielt hat … was es für Zusammenhänge … oder vielleicht gute Gründe gab für diese Angst.“ Die Erlebnisse werden innerlich abgelegt, es geht weiter in die Altersregression über Jugendalter, in die späte, mittlere und frühe Kindheit: „Und Sie machen einfach so weiter: Schicht für Schicht … Sie finden Zusammenhänge, Gründe, Chancen … in Bezug auf Ihre Ängste. Es ist nicht nötig, jetzt schon zu verstehen oder zu sortieren. Das kommt später. Nehmen Sie sorgfältig mit, was es mitzunehmen gibt, und lassen Sie schon jetzt los, was es loszulassen gibt.“ Lassen Sie den Patient:innen dann Zeit für **Reorientierung** und Nachbesprechung.

TIPPS

In weiteren Sitzungen sollten Interventionen zur Rekonstruktion einer neuen, besseren Vergangenheit angeschlossen werden (siehe Karte 5.4 und 5.5).

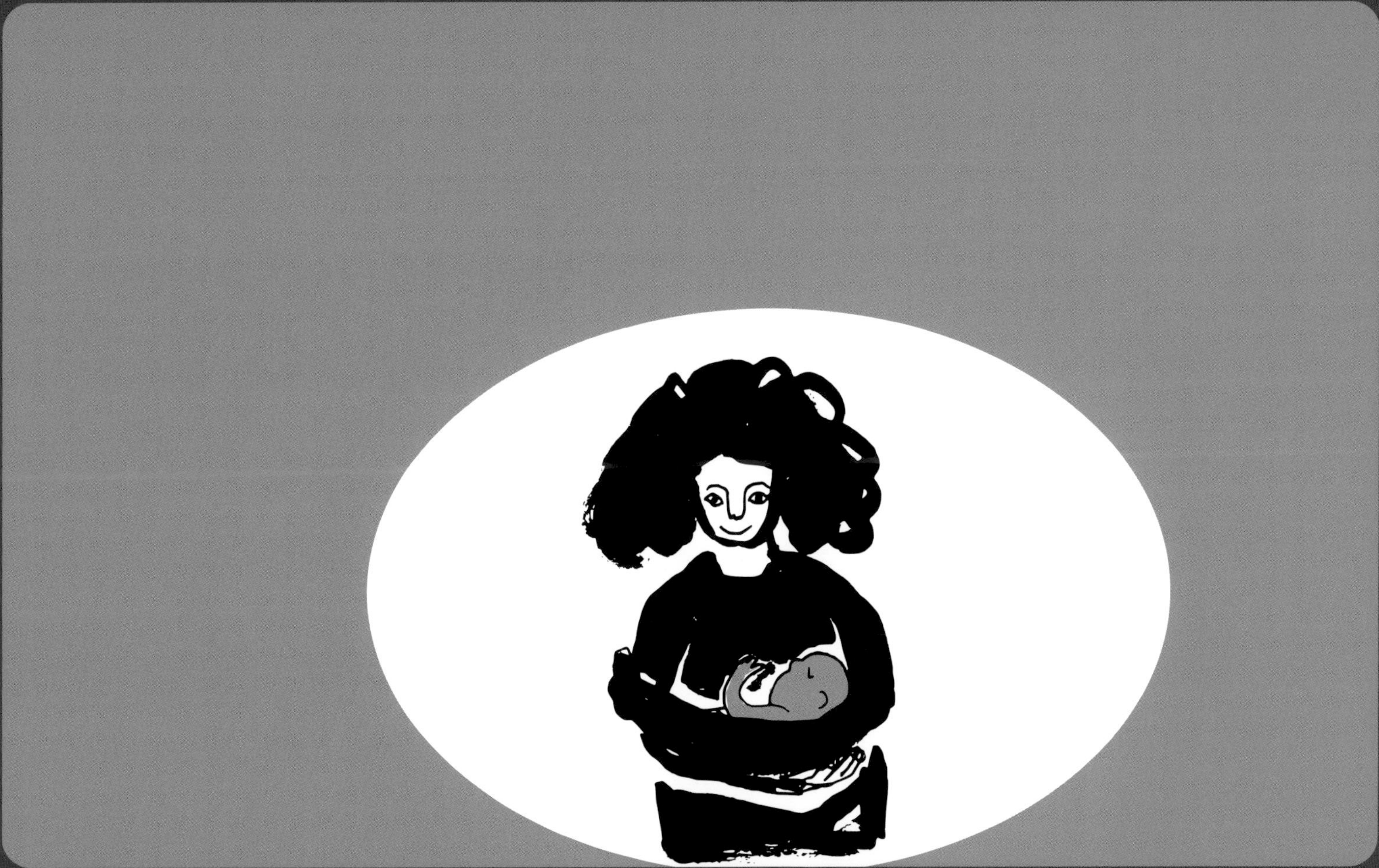

ALTES ERLEDIGEN

www.junfermann.de/aengste_5-4

ZIELE | Essenzielle Nachversorgung des inneren Kindes

Ein wichtiges Kernstück der Behandlung ist die Nachversorgung des inneren Kindes bzw. des möglicherweise auch schon erwachsenen früheren Ichs. Schmerzliche Lücken im Lebensskript sollen liebevoll geschlossen werden.

UMSETZUNG

Einleitung der Altersregression: „Wenn Sie diese Zeit noch einmal mit Distanz vor sich sehen, dann können Sie verstehen, dass das für Ihre Reaktionen noch nicht abgeschlossen ist."

Falls das Ereignis in der Kindheit liegt: „Und das liegt daran, dass Sie damals noch so jung waren. Ein Kind erlebt die Zeit anders."

Generell bei schlimmen Erlebnissen: „Es erschien Ihnen vielleicht absolut unendlich, nicht wahr? Und der Horror konnte womöglich wieder anfangen, und das sitzt noch in Ihnen."

Ausführlicher Hauptteil: Die Situation mit den Informationen aus der Symptomgeschichte präzise individuell ausgestalten: Was genau braucht die Person von damals, damit es ihr besser geht?

Schluss: „Heute wissen Sie, dass es tatsächlich vorbei ist, und können es dem jüngeren Ich von damals versichern. Und sobald dieses Begreifen beginnt, spüren Sie nach und nach große Erleichterung!"

Wichtig: Es ist unnötig, alles Problematische in der Kindheit betrachten zu wollen. Oft reichen drei Situationen: was spontan zuerst auftaucht, das schlimmste Ereignis und das Erste, was diesbezüglich in der frühen Kindheit erinnert wird.

Für alle anderen Geschehnisse eignet sich die **posthypnotische Suggestion**, dass sie „von selbst und unmerklich heilsame Veränderungen durchlaufen können …"

TIPPS

Wenn Patient:innen selbst in der Lage sind, gut für das Ich von damals zu sorgen, ist dies die beste Lösung. Mangels positiver Erlebnisse fehlen manchen jedoch die passenden Ideen. In diesem Fall fragen Sie nach unterstützenden Personen aus der jeweiligen Zeit. Wenn es diese nicht gibt, gehen Therapeut:innen mit in die Vergangenheit, um die helfende Rolle einzunehmen.

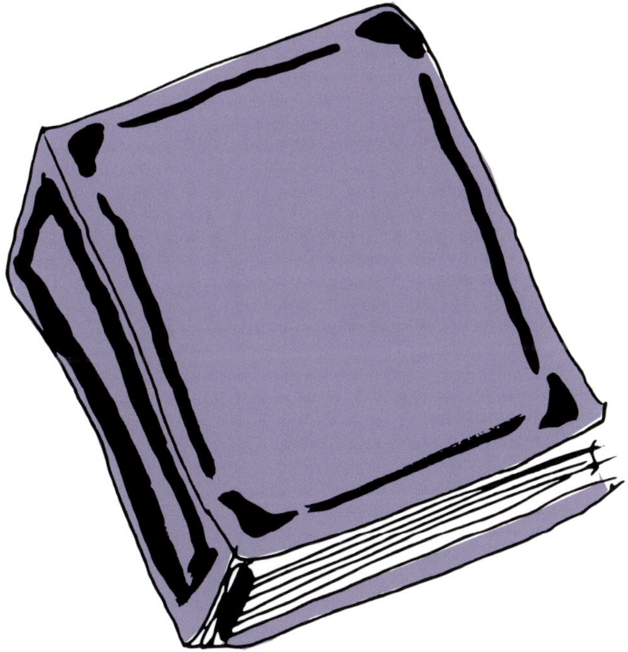

BUCH DES LEBENS

ZIELE | Distanzierte biografische Bearbeitung ermöglichen

Wenn unmittelbarere Methoden der Altersregression zu belastend für Patient:innen sind, bietet diese Intervention (nach Egeling & Egeling, 2015) einen hilfreichen Zugang mit mehr innerem Abstand.

UMSETZUNG

Nach **Einleitung und Vertiefung** der Trance: „Erlauben Sie sich die Vorstellung einer Bibliothek. Und ich weiß nicht, ob das eher eine moderne oder alte Bibliothek ist ... Unibib oder eher Stadtbücherei? Sie können die Bücher und Regale dort betrachten, bis Ihnen ein ganz bestimmtes Buch begegnet, ein Buch, das Sie spontan aus dem Regal nehmen. Das Buch Ihres Lebens. Und weil es das Buch Ihres Lebens ist, finden Sie in diesem Buch auch beschrieben, was mit Ihren Ängsten zu tun hat ... Lassen Sie sich Zeit, blättern Sie durch und informieren Sie sich genau über den Inhalt dieses Buchs. Wenn Sie bereit sind für einen weiteren Schritt, geben Sie mir ein Zeichen, indem Sie vielleicht nicken oder die Hand kurz heben. *(Zeichen abwarten.)* Gut, Sie sind bereit für einen weiteren merkwürdigen Schritt, denn oft ist es nicht erlaubt, in Bücher zu schreiben. Aber das hier ist Ihr Buch und Sie können beim Weiterblättern auf leere Seiten stoßen. Leere Seiten, die nur darauf warten, dass Sie einen der Stifte nehmen, die bereitliegen für Sie, damit Sie Ihre Geschichte neu und anders schreiben ... Und wenn Sie ein Kapitel oder sogar das ganze Buch abgeschlossen haben, orientieren Sie sich wieder hier in den Raum und zu mir zurück."

Anschließend erfolgt die **Reorientierung**.

TIPPS

Diese Intervention ist nicht geeignet für Patient:innen, denen Lesen und Schreiben schwerfällt und die sich schämen, diesbezüglich nicht kompetenter zu sein.

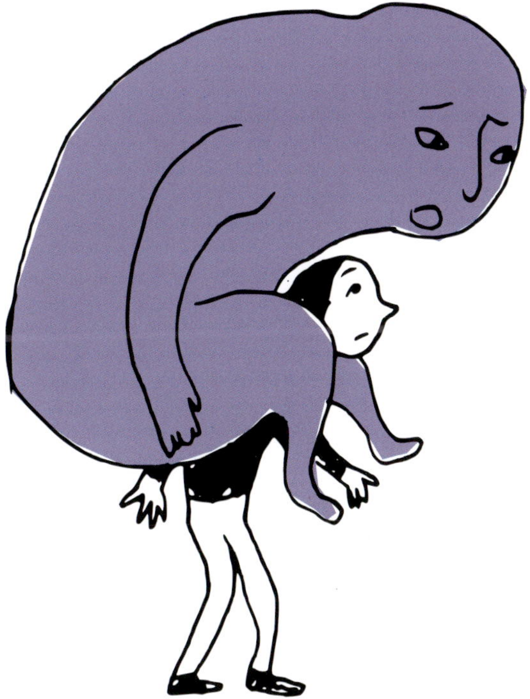

SCHULDFRAGEN

www.junfermann.de/aengste_5-6

ZIELE | Schuld- und Gewissensfragen erwachsen beantworten

Ungelöste Schuldprobleme spielen bei Angstsymptomen oft eine Rolle. Ideomotorische Signale ermöglichen, sich direkt ans Gewissen als moralischer Instanz zu wenden und Fragen zu klären.

UMSETZUNG

Einleitung einer Handlevitation (Karte 2.14) **oder der „magnetischen Hände** (Karte 2.15): „Wenn Ihr Inneres ja dazu sagt, sich mit dem Problem auseinanderzusetzen, gibt Ihr Unbewusstes uns das vereinbarte Signal."

Bei zögerlicher Antwort, einem „Nein" oder „Vielleicht" erfragen Sie die Gründe und arbeiten mit diesen weiter.

Bei einem „Ja": Die unangenehmen Gefühle / Bilder / Erinnerungen im Zusammenhang mit der Schuldproblematik – jedoch nicht übermäßig – fühlen lassen. „Jetzt möchte ich Sie bitten, zunächst die innere Distanz zu Ihrer Problematik passend einzustellen *(evtl. Interventionen 5.1 und / oder 6.1 nutzen)* ... Wenn Sie so weit sind, geben Sie mir ein Zeichen. *(Zeichen abwarten.)* Das Gewissen entwickelt sich früh, deshalb ist es manchmal auch einfacher gestrickt ... Und eine andere Schwierigkeit ist: Das Gewissen beurteilt die Situation vom Ende her ... Aber hinterher ist man immer schlauer ... Für eine angemessene Bewertung sind drei Dinge wichtig:

- Betrachten Sie die Situation unter dem Aspekt: Was war möglich und machbar?
- Schauen Sie sich die Gegebenheiten damals in ihrer Komplexität an.
- Und schließlich: Gehen Sie in der Zeit zurück zu dem Punkt, an dem Sie damals gehandelt haben: Was wussten Sie damals, was wussten Sie nicht?

Prüfen Sie die Situation unter diesen drei Aspekten sorgfältig ... dann kann Ihr Gewissen einen erwachsenen Standpunkt einnehmen. Und was ist nun die Antwort auf die Frage: Tragen Sie Schuld? Ihr Unbewusstes wird uns über die vereinbarte Bewegung Ihres Arms oder Ihrer Hände unsere Frage beantworten, wir haben genügend Zeit dafür ..."

Bei einem Ja im Sinn von „schuldig": „Wie kann die Schuld gesühnt werden?"

TIPPS

Vor Nutzung dieser Intervention müssen die ideomotorischen Signale für Ja / Nein / Vielleicht bereits etabliert worden sein (siehe Karten 2.14 oder 2.15).

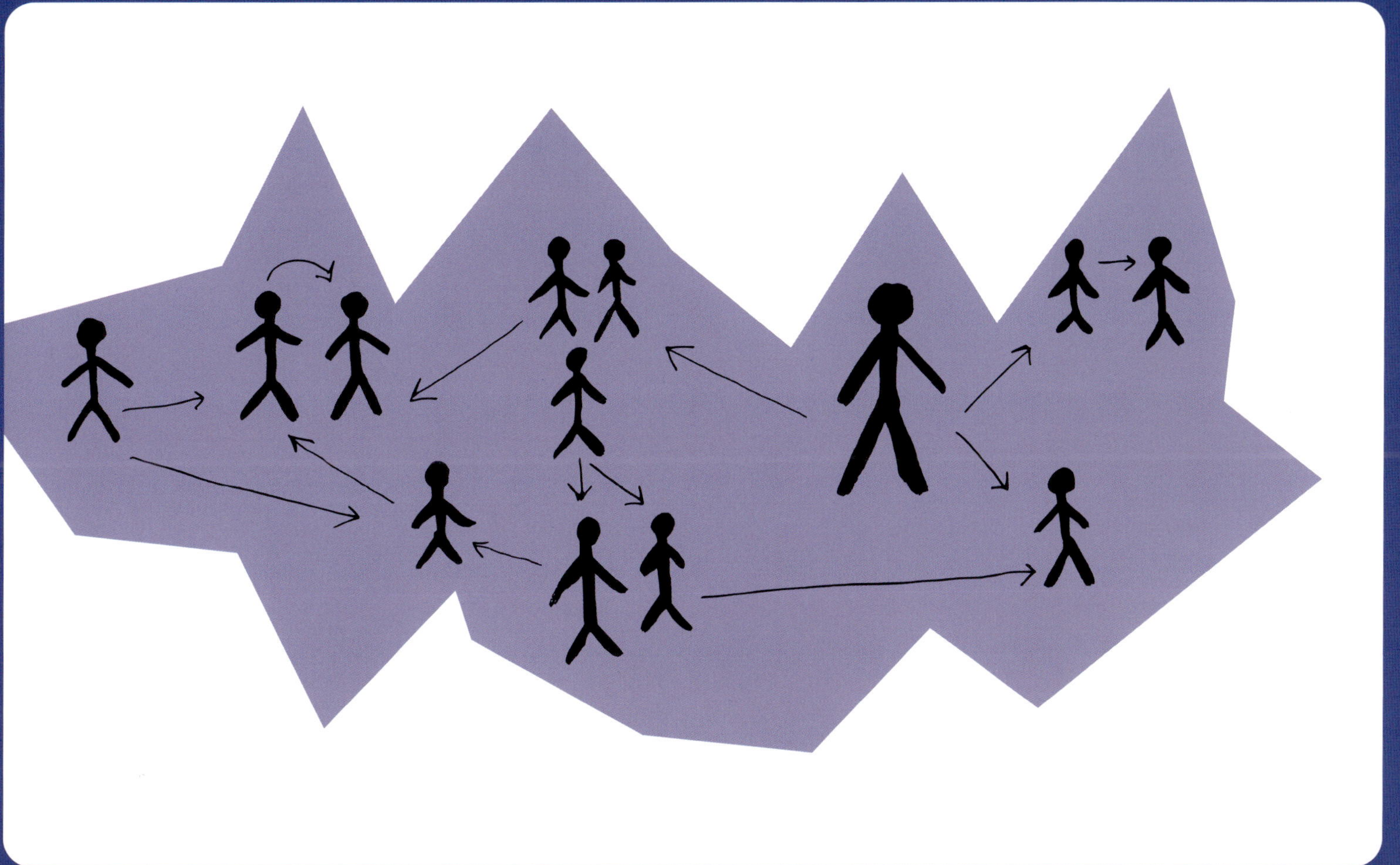

FAMILIENGENOGRAMM

www.junfermann.de/aengste_5-7

ZIELE | **Tieferes Verständnis der Beweggründe von Familienmitgliedern, die Patient:innen Unrecht getan und sie verletzt haben**

Das Genogramm kann mit den zur Verfügung stehenden Informationen direkt in der Sitzung am Flipchart gezeichnet und ausgewertet werden. Empfehlenswerter ist es jedoch, nur das Vorgehen zu erklären, sodass die Patient:innen zunächst Informationen einholen und das Genogramm zu Hause selbst erstellen. Es kann dann in einer der kommenden Sitzungen gemeinsam durchgesprochen werden. Dies kann wie folgt angeleitet werden:

UMSETZUNG

„Ein Familiengenogramm ist die grafische Darstellung einer Familie. Wir verwenden es, um familiäre Beziehungen, Konflikte oder andere Schwierigkeiten visuell darzustellen und schließlich – hoffentlich – einiges von Ihrer Familiengeschichte besser zu verstehen, sodass Sie es dann auch leichter loslassen können. Beginnen Sie, indem Sie so viele Informationen wie möglich über Ihre Familie sammeln. Dies kann Geburts- und Sterbedaten, Ehen, Scheidungen, Krankheiten, psychische Gesundheit, Suchterkrankungen, Berufe, Vorlieben, besonders prägende Ereignisse und andere relevante Informationen umfassen. Entscheiden Sie, ob Sie Ihr Familiengenogramm von Hand zeichnen oder mithilfe einer Software erstellen möchten. Zeichnen Sie einen Baum oder eine Pyramide, um die Familiengrundstruktur darzustellen. Normalerweise stellt man die ältesten Generationen oben und die jüngsten unten dar. Linien zwischen den Familienmitgliedern zeigen die Beziehungen an. Fügen Sie die Namen und grundlegenden Informationen wie Geburts- und Sterbedaten hinzu. Häufig werden bestimmte Personen aber auch vergessen, richten Sie darauf Ihr besonderes Augenmerk: Gab es früh oder sogar schon im Mutterleib verstorbene Babys? Abtreibungen? Uneheliche Kinder oder solche, bei denen die Vaterschaft unklar war? Ehemalige Partner:innen, über die ungern gesprochen wurde? Verwenden Sie Symbole, um bestimmte Informationen zu kennzeichnen. Zum Beispiel: Ein Quadrat stellt in der Regel einen Mann dar. Ein Kreis steht für eine Frau. Wählen Sie verschiedene Linientypen oder Farben, um Scheidungen, Trennungen oder Konflikte darzustellen."

TIPPS

Ein Familiengenogramm kann, wenn nötig und gewünscht, die Grundlage für eine weitergehende Bearbeitung innerhalb einer Familientherapie sein. Häufig wird es jedoch ausreichen, wenn Patient:innen auf der Basis ihres neu erlangten Verständnisses für die Motive (in der Regel der Eltern) sich dem Thema „Verzeihen" zuwenden (Karte 6.5).

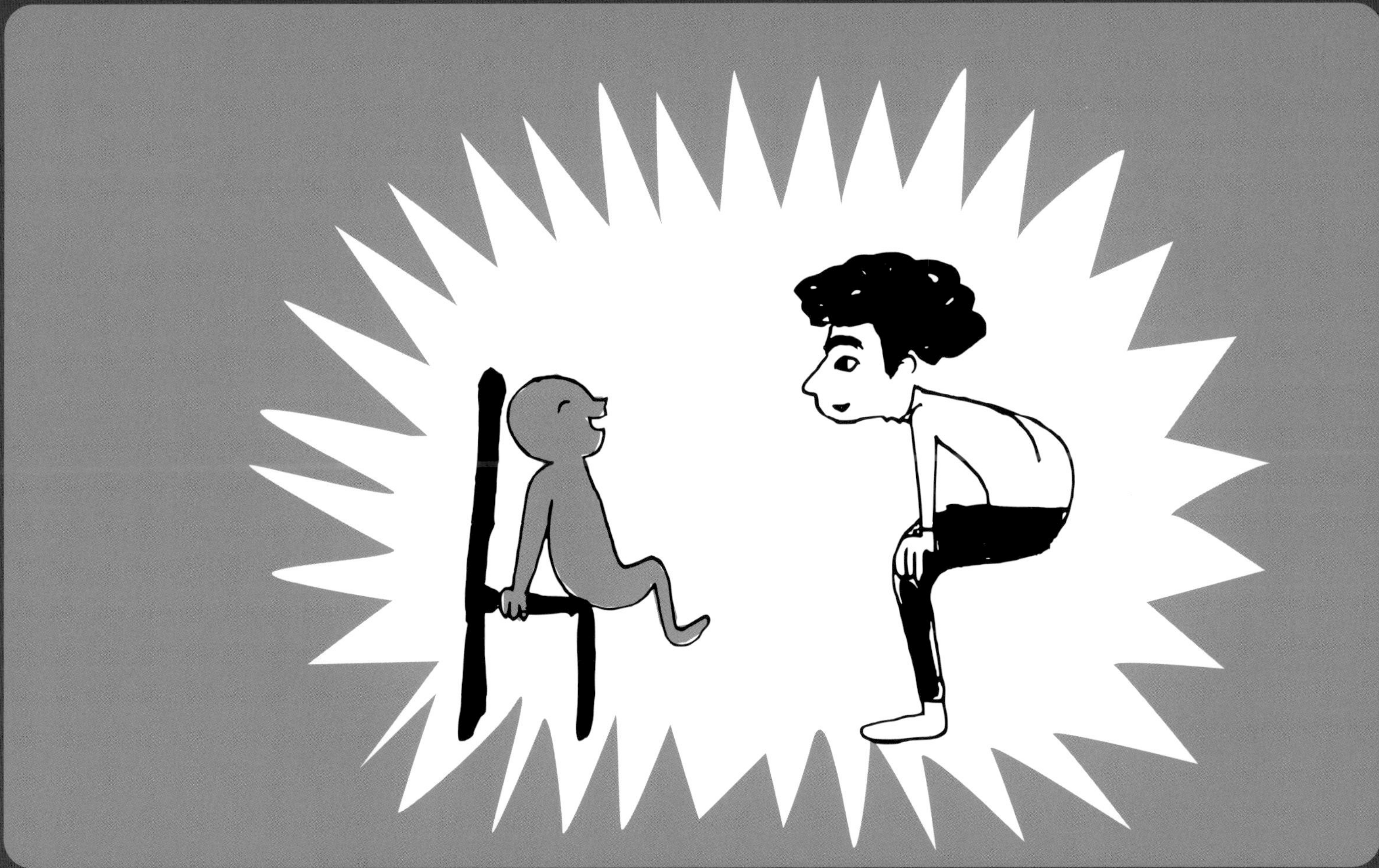

POST FÜRS INNERE KIND

ZIELE | **Versöhnung mit bisher unversorgten inneren Anteilen**

Bei Unverständnis und Abwertung der inneren Anteile, die das Angsterleben steuern und aufrechterhalten, kann die folgende Intervention für mehr Selbstmitgefühl und Verbindung sorgen.

UMSETZUNG

„Es kann hilfreich sein, wenn Sie sich regelmäßig Zeit nehmen, Ihrem inneren Kind zu begegnen. Vielleicht machen Sie einmal in der Woche einen festen Termin mit ihm aus. Fragen Sie es, worauf es Lust hat … Vielleicht nach draußen zu gehen oder sonst etwas zu tun, was Ihnen beiden wirklich guttut. Manche bemerken die Anwesenheit des inneren Kindes auch daran, dass Sie Lust haben, etwas Spielerisches oder Kindliches zu tun.

‚Gehen Sie in einen Austausch mit Ihrem inneren Kind. Nehmen Sie es ernst. Fragen Sie es, wie es ihm geht. Bewerten Sie nicht, was Sie erfahren. Horchen Sie in sich hinein. Erfahren Sie von Ihrem inneren Kind etwas über Ihre eigentlichen Wünsche und Sorgen. Integrieren Sie das Kind in Ihren Alltag, machen Sie eine Partnerschaftswoche mit Ihrem inneren Kind, schreiben Sie ihm einen Brief, in dem Sie festhalten, wie Sie künftig mit ihm umgehen werden, vor allem dann, wenn es sich mit seinen Ängsten an Sie wendet‘ (Dusse, 2020).

Regelmäßig einen solchen Brief an Ihr inneres Kind zu schreiben, kann sehr nützlich sein, um das, was Sie bisher in der Therapie erarbeitet haben, auch zu behalten und weiterzuentwickeln. Briefe sind etwas Kostbares und Ungewöhnliches geworden, machen Sie es noch kostbarer, indem Sie sich schönes Briefpapier oder schöne Stifte besorgen, die Sie bereitlegen, um sich selbst an die regelmäßige Post fürs innere Kind zu erinnern."

TIPPS

Die Briefe können auch in die Therapie mitgebracht und dort als Grundlage für die weitere Arbeit verwendet werden.

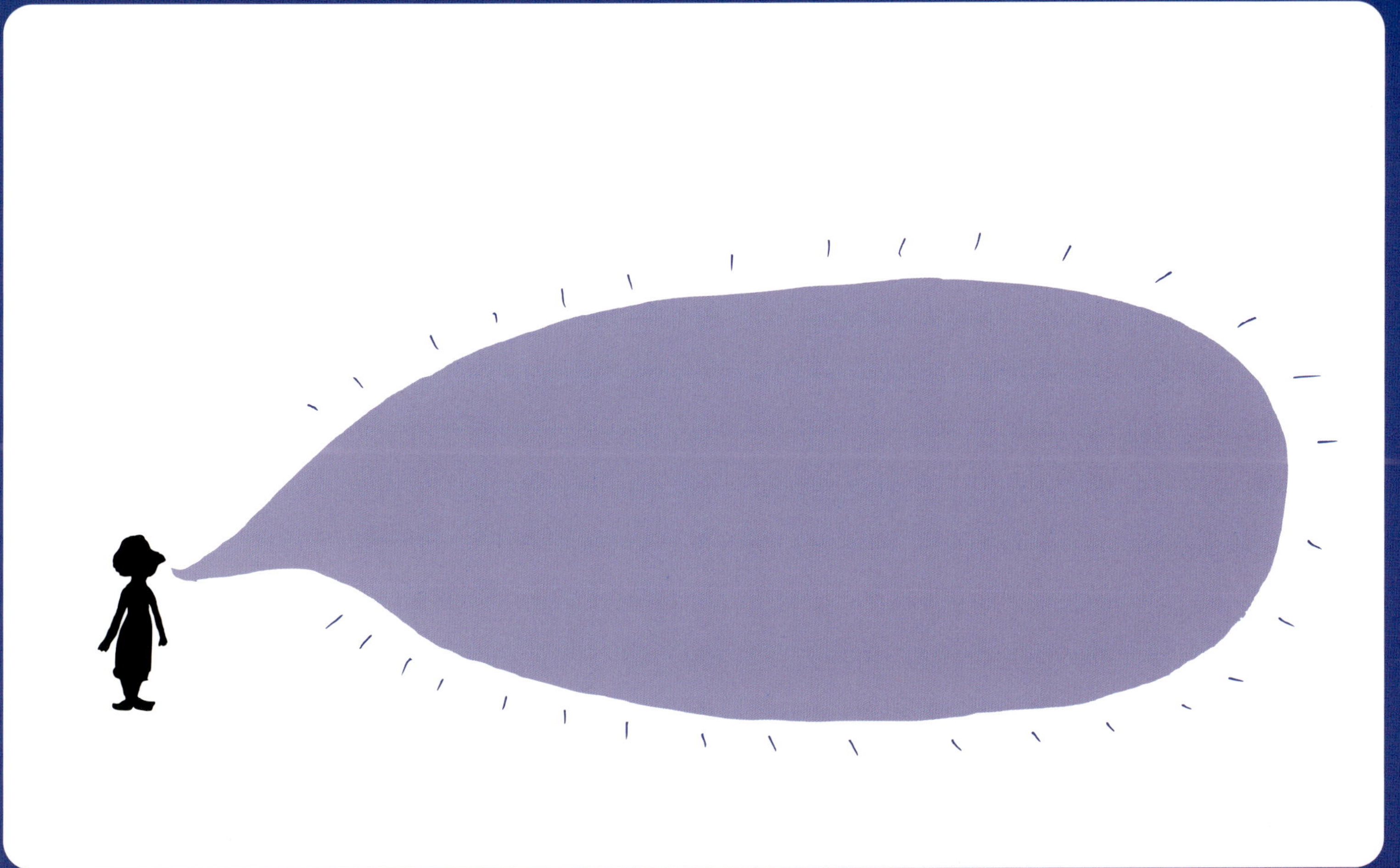

DAZU FÄLLT MIR EIN ZITAT EIN …

ZIELE | **Zitate nutzen, die im Rahmen der Therapie und / oder als Aushang in der Praxis Impulse geben können**

„Es ist nie zu spät, das zu sein, was du hättest sein können.“

George Eliot

„Du solltest nicht mit Fängerhandschuhen an beiden Händen durchs Leben gehen; Sie müssen in der Lage sein, einige Dinge zurückzuwerfen.“

Maya Angelou

„Furcht und Hoffnung sind die Flügel, auf welchen der Mensch durchs Leben eilt.“

Johann Wolfgang von Goethe

„Angst ist der Schlüssel, der alle Türen verschließt.“

Laotse

„Ich kann durch das, was mir passiert ist, verändert werden. Aber ich weigere mich, mich dadurch reduzieren zu lassen.“

Maya Angelou

„Das Kühne beginnt oft als Angst.“

Shakespeare

„Ein wirksames Heilmittel gegen Angst ist Milde.“

Pseudo-Seneca

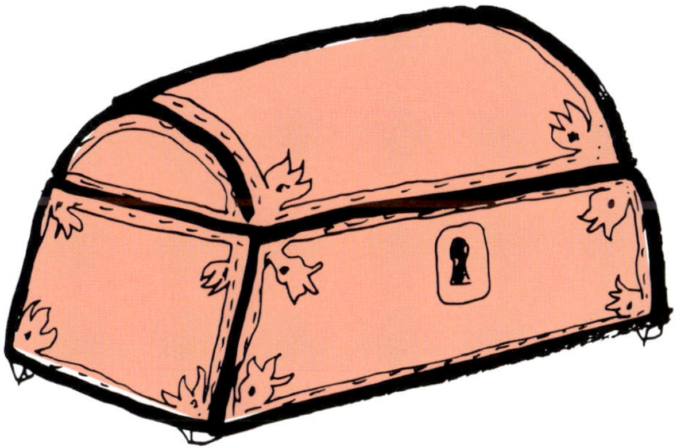

TRUHE SCHUBSEN

www.junfermann.de/aengste_6-1

ZIELE | **Belastende Emotionen oder Erinnerungen in einer Truhe einschließen und Emotionsregulation üben**

Mit allen Patient:innen vor der ersten Konfrontation mit vermutlich belastenden Erinnerungen sollte die folgende Intervention kurz geübt und dann bei Bedarf genutzt werden.

UMSETZUNG

Einleitende Erklärung: „Es ist immer gut, zu belastenden Ereignissen einen guten Abstand zu haben – nicht zu nah, nicht zu fern. Das wollen wir kurz üben, indem Sie jetzt die Angst innerlich auftauchen lassen."
Oder – falls die Überlastung der Patient:innen bereits offensichtlich ist: „Ich habe den Eindruck, dass es gerade etwas zu heftig für Sie wird. Das geht Ihnen jetzt näher, als im Moment gut für Sie ist."
Weiter: „Und ich bin ganz sicher: Sie können Reaktionen, die bei der Auseinandersetzung mit Ihren Ängsten entstehen und die Sie selbst herbeigerufen haben, immer auf einen passenden Abstand bringen … so, als wäre die Erinnerung oder die Angst, um die es uns geht, in einer mäßigen Entfernung vor oder neben Ihnen. Manche sagen, es ist, als würde man das Schwierige und Beängstigende in eine Truhe packen und den Deckel erst mal schließen. Und es gibt so viele verschiedene Truhen … moderne und alte, westliche und fernöstliche Truhen … die kann mal ein bisschen nah bei Ihnen stehen, das kann passieren, aber Sie kennen Ihre ganz spezielle Art, diese Truhe auf Abstand zu bringen. Manche machen das über den Atem: Sie atmen aus und schubsen mit dem Schwung Ihrer Atmung die Truhe weg. Wenn der innere Abstand zu den Dingen, die Sie untersuchen wollen, richtig ist, werden Sie merken, dass Sie nach und nach innerlich gelassener und ruhiger werden … Probieren Sie mal, die Truhe ein paar Meter wegzuschieben oder sogar viele Meter, womöglich sogar mehr als einen Kilometer … oder auch wieder näher zu holen … Mal ganz an den Rand Ihres Blickfelds auf der einen Seite … und dann auf der anderen Seite und wieder zurück … Manche stellen die Truhe auch ganz woanders hin, an einen guten und sicheren Ort vielleicht … und gucken dann rein und wundern sich … Vielleicht hat der Inhalt der Truhe sich jetzt schon verändert …"

TIPPS

Nachdem Patient:innen erfolgreich die symptomatische Reaktion dissoziieren, kann man beginnen bzw. fortfahren, den Kontakt zum Symptom zu etablieren und Altes zu bewältigen. Siehe hierzu die Karten 4.1 bis 4.5 und 5.2 bis 5.8.
Zum Vertiefen: *Die Chinesische Truhe* von Liu & Trenkle (2021) sowie HypnoSalon mit Bernhard Trenkle (über den QR-Code).

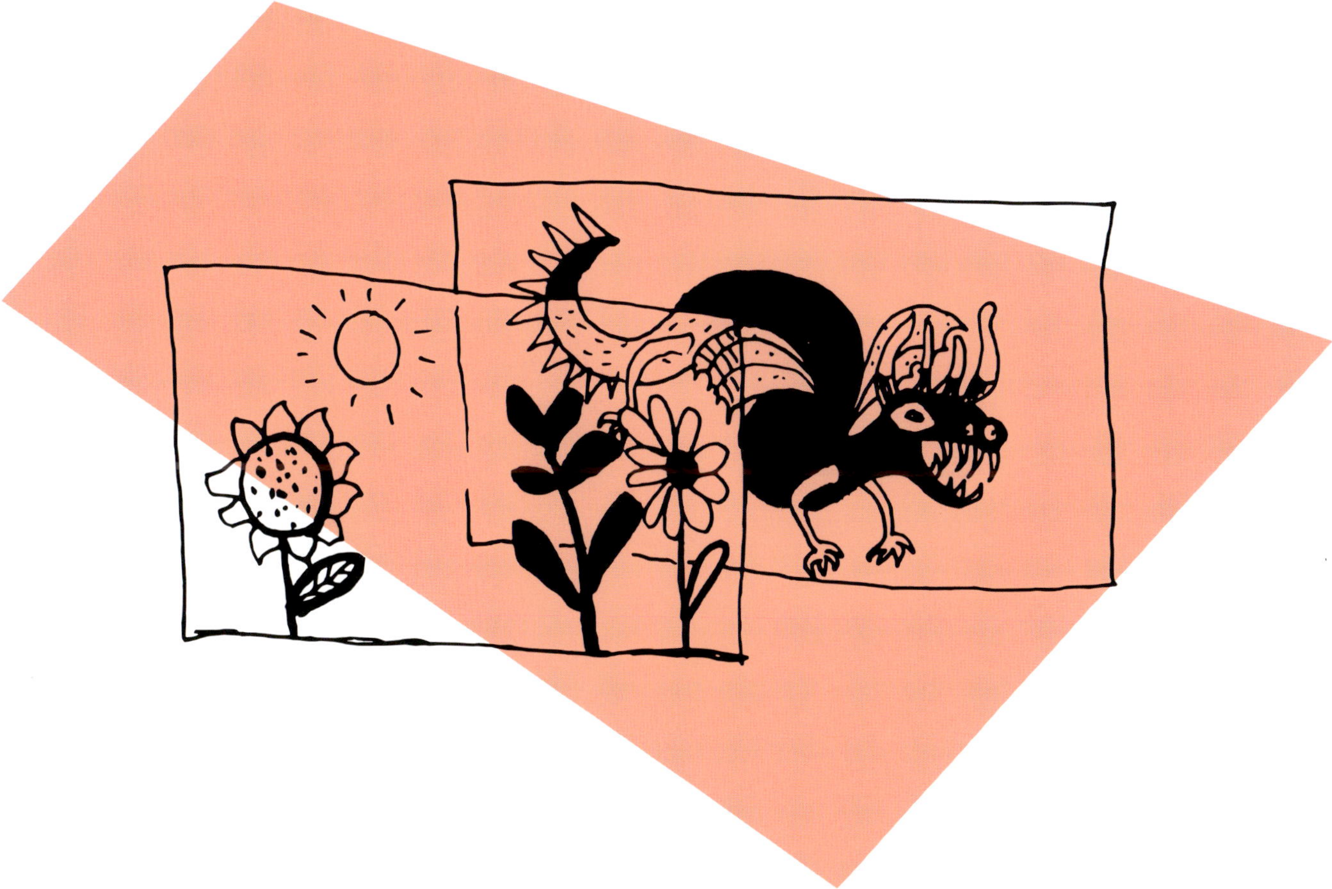

VERMISCHTES TRENNEN I

ZIELE | Symptomen einen guten Platz geben

Oft geraten Patient:innen bei der Konfrontation mit Situationen, die sie an schlimme Erfahrungen aus der Vergangenheit erinnern, unwillkürlich in eine Regression und „verwechseln" ihre harmlose aktuelle Lage mit der damaligen schlimmen Situation. Hier hilft es, das „Vermischte" zu entzerren und dem Symptom einen guten Platz zu geben.

UMSETZUNG

„Nachdem deutlich geworden ist, mit welchen Erfahrungen Ihre Angstreaktion verbunden ist *(vgl. hierzu die Karten 2.9 und 2.10 sowie 4.1. bis 4.5 und 5.2 bis 5.8)*, können Sie beginnen, diese Dinge zu ordnen. Hier haben sich Situationen miteinander verknüpft, die nichts miteinander zu tun haben. Es ist wie bei zwei übereinandergelegten Folien: Es entsteht ein unklares, verschwommenes und chaotisches Bild. Sobald Sie die beiden Folien trennen, haben Sie zwei unterschiedliche, klare, trennscharfe Bilder. Gefühle und Erinnerungen aus der damaligen Zeit können Sie wie in ein Standbild bringen. Und dieses auf die eine Seite stellen ... *(Zeit geben, bis dieses Bild detailreich und deutlich geworden ist.)*

Wenden Sie sich nun der aktuellen Situation zu. Sehen Sie, dass die alte und die neue Situation nichts miteinander zu tun haben. Sie halten beide ganz einfach vollständig auseinander und bestens voneinander getrennt. Spüren Sie, wie die aktuelle Situation an Bedrohlichkeit verliert. Wie diese Situation nach und neutral wird ... vielleicht sogar positiv .... und noch positiver. Sie können nach und nach beginnen, zunehmende Gefühle von Zuversicht und Sicherheit zu entwickeln. Und Sie bemerken irgendwann, dass Sie Ihre Ängste nun nicht mehr brauchen!"

Posthypnotische Suggestion: „Das Schöne ist, dass Ihr Unbewusstes Sie unterstützen kann, und das bedeutet, dass Sie sich gar nicht so sehr bewusst mit diesen Dingen beschäftigen müssen, weil Sie sicher sein können, dass Ihr Unbewusstes diese Aufgabe im Hintergrund weiter verfolgt .... und wenn wieder so ein Angstgefühl auftaucht, werden Sie sich ganz einfach von selbst mehr und mehr erinnern, wohin diese Angst gehört, und die Dinge auseinanderhalten ..."

TIPPS

Weitere mögliche Bilder zur Entzerrung finden Sie auf der folgenden Karte 6.3.

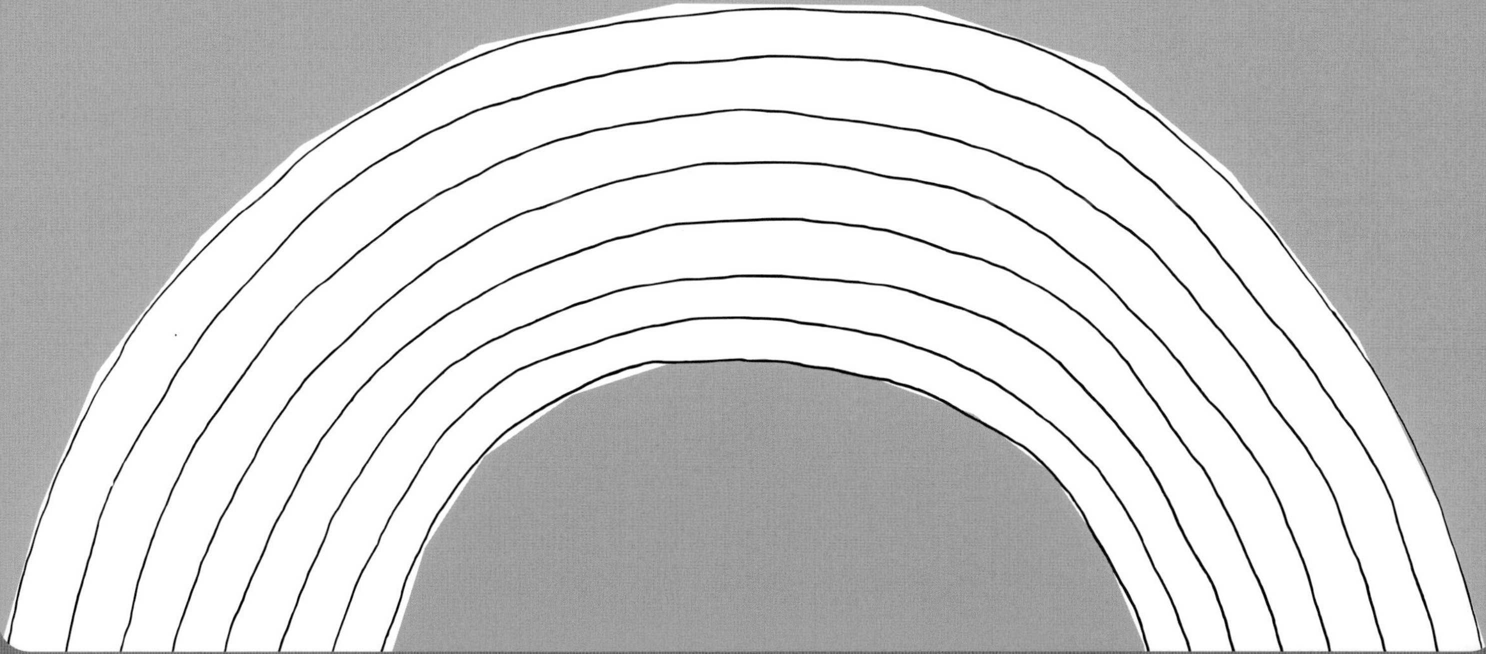

VERMISCHTES TRENNEN II

www.junfermann.de/aengste_6-3

ZIELE | **Weitere mögliche Bilder zur Entzerrung finden**

UMSETZUNG

„Vielleicht haben Sie mal erlebt, wie gute Hundeführer:innen mit ihren Tieren umgehen, wenn diese sehr unruhig sind: Sie schicken sie auf ihren Platz, damit sie zur Ruhe kommen. Völlig ruhig und freundlich, aber bestimmt. Sie geben vielleicht noch zur Beschäftigung ein Spielzeug mit ins Körbchen, aber sie achten dennoch sehr aufmerksam darauf, dass so ein unruhiger Geist dann auch wirklich an seinem guten Platz bleibt."

„Sie können alte Erinnerungen, die sich in der Geschichte Ihres Lebens in die Jetzt-Zeit drängen, gedanklich mit einem Textmarker markieren, damit Sie immer erkennen: ‚Das hier, das ist jetzt etwas Altes, die Gegenwart ist etwas ganz anderes.'"

„Sie stellen sich vor, wie vermischte Flüssigkeiten, die nicht zusammengehören, z. B. Öl und Wasser, sich wieder vollständig trennen, und das passiert sogar ganz von selbst."

„Stellen Sie die alte Erinnerung gedanklich in die eine Ecke dieses Raums und das aktuelle Ereignis in die andere Ecke. So weit wie möglich auseinander. Es sind verschiedene Dinge, die zu verschiedenen Zeiten passieren. Eins ist lange her. Eins ist jetzt."

„Ich stelle mir das manchmal vor wie in alten Märchen oder Geschichten. Da ist auch irgendwann einmal etwas Schlimmes passiert, es ist lange her, aber es existiert noch etwas von damals, was keine Ruhe findet. So eine Art Geist oder Gespenst, das herumgeistert und selbst nicht ganz versteht, dass es in Wahrheit in eine andere Zeit gehört. Es ist ein armer Geist, der herumspukt und Hilfe dabei benötigt, endlich zur Ruhe zu kommen. Vielleicht haben Sie in der Schule ‚Das Gespenst von Canterville' gelesen? Das ist genau so eine Geschichte, und schließlich kommt der Geist von damals doch zur Ruhe. Kennen Sie den Prolog?
‚... wenn ein Kinderauge keine Tränen mehr vergießt, und der dürre Mandelbaum neu sprießt,
wenn die stumme Glocke hell ertönt, dann sind alle ausgesöhnt.
Dann wird's im ganzen Hause still, und Friede kehrt ein in Canterville.'
Genauso friedlich stelle ich mir das vor, wenn Sie lernen, das Alte und das Jetzige gut voneinander zu trennen."

TIPPS

Ein Lesetipp dazu: Wilde, O. (2008): *Das Gespenst von Canterville*. Anaconda Verlag.

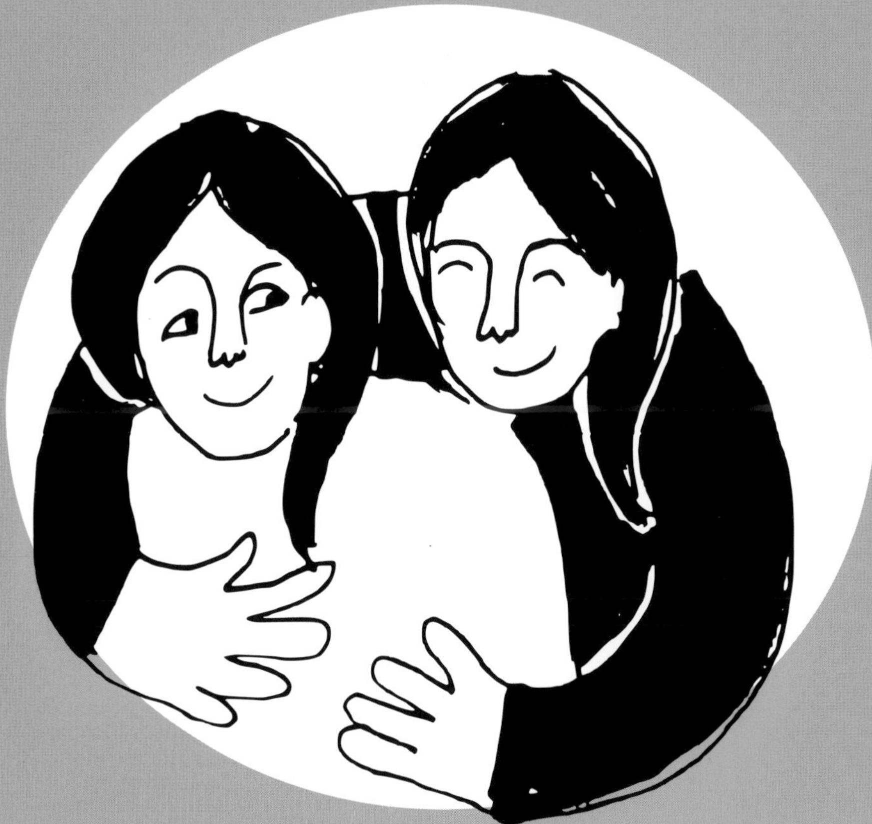

TRAUERN

ZIELE | **Patient:innen in den verschiedenen Phasen der Trauer beistehen**

Häufig ist eine Trauerphase notwendig, wenn ein Großteil der therapeutischen Arbeit schon erledigt ist. Aber auch während des Prozesses kann es zu intensiver Trauer kommen, insbesondere dann, wenn Patient:innen bisher durch die Ängste stark beeinträchtigt waren, auf schöne Erfahrungen aus Angst verzichtet und Chancen nicht genutzt haben.

UMSETZUNG

Es ist oft nicht nötig, Trauernden etwas Spezifisches anzubieten und etwas Besonderes zu tun. Wichtig ist jedoch eine therapeutische Haltung, die entspannte Akzeptanz der Trauer und Wut gegenüber vermittelt („Es ist erst mal okay so, wie es jetzt ist"), sowie die empathische und haltgebende Nähe zu den Patient:innen – evtl. sogar körperlich.

Häufig werden bei Trauer die folgenden Phasen (Ballestrem, 2012) durchlaufen:

Verdrängung: Diese erste Phase der Trauer haben Patient:innen oft schon hinter sich, wenn sie in die Therapie kommen; der erlittene Verlust (an Glück und Lebensqualität) wird bereits realisiert.

Wut: Der Verlust wird endgültig anerkannt. Wut macht sich breit und hilft aus dem bisher vorherrschenden Gefühl der Hilflosigkeit. Die Schuldzuweisungen treffen häufig – und oft auch durchaus zu Recht – die Eltern, die ihr Kind in der Vergangenheit womöglich allein gelassen, vernachlässigt oder misshandelt haben.

Ambivalenz: Die Patient:innen sind hin und her gerissen zwischen Anerkennung des eigenen Leids und der dadurch entstehenden Wut und noch vorhandenen Verdrängungstendenzen im Sinne von „So schlimm war es ja vielleicht doch nicht?!".

Verzweiflung: Der Verlust wird endgültig begriffen, es folgt Niedergeschlagenheit und Traurigkeit.

Akzeptanz: Die eigene Biografie wird akzeptiert und Frieden geschlossen.

TIPPS

Weil die Trauer manchmal erst kommt, wenn vieles sich schon zum Besseren gewandt hat, kann ihr Auftreten irritieren, jedoch gehört sie häufig zu einer gelungenen Behandlung dazu.

Ein nächster Schritt kann das Thema Vergebung sein (siehe Karte 6.5).

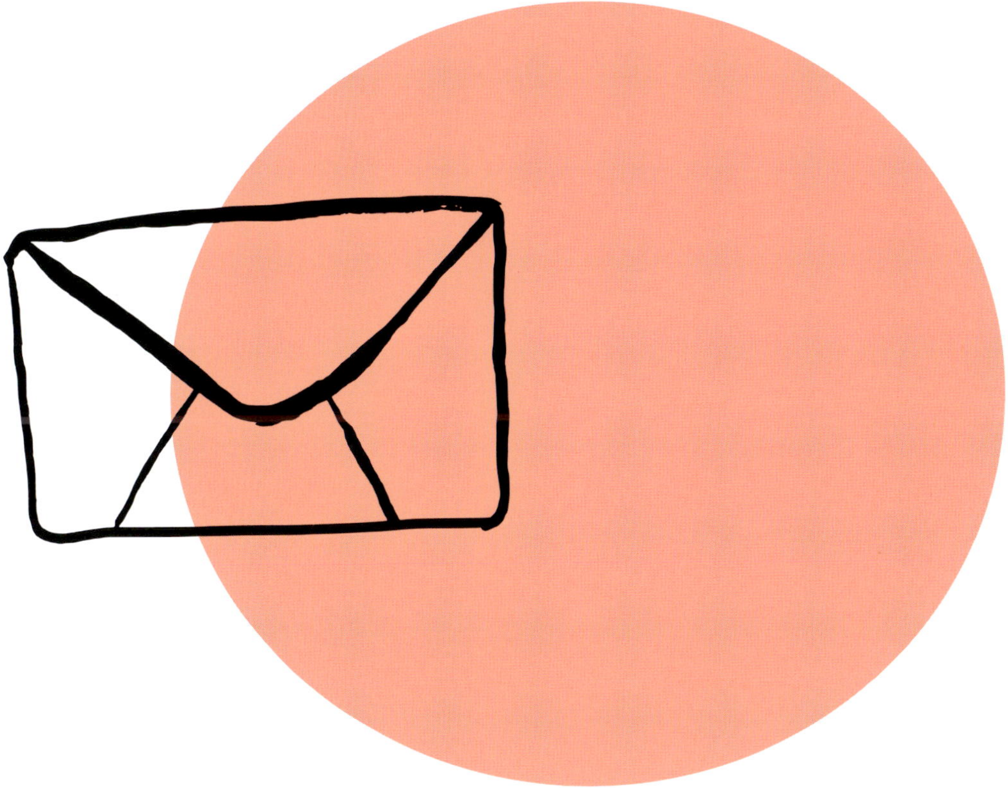

FREIHEIT DURCH VERGEBUNG

ZIELE | Wut, Trauer und Rachegelüste durch Vergebung loslassen können

Wenn der Groll über das durch andere zugefügte Leid noch sehr im Vordergrund steht und ein Loslassen verhindert, kann Vergebung ein sinnvoller nächster Schritt sein, sofern das schädigende Verhalten des Gegenübers nicht länger anhält. Anderenfalls gilt: Sicherstellen, dass Patient:innen der Situation nicht weiter ausgesetzt sind.

UMSETZUNG

Einleitende Erklärung: „Jemandem zu verzeihen befreit, denn negative Emotionen können sich dadurch in positive oder zumindest neutrale Gefühle verwandeln. Laut einer Studie (Beyer et al., 2023) fühlen sich Menschen, die häufiger verzeihen, seltener depressiv und schätzen sich selbst als glücklicher ein. Oft ist ein realer Austausch mit der Leid verursachenden Person aber nicht möglich, weil diese auf die eine oder andere Art unerreichbar ist (verstorben, Kontakt abgebrochen, Person zeigt keinerlei Einsicht oder Reue). Zum Verzeihen gehören jedoch nicht unbedingt zwei. Sie können es ganz für sich allein tun.

Dafür gibt es verschiedene Techniken: Sie können z. B. einen Brief an die Person schreiben, in dem Sie erklären, was und warum so schlimm an dem war, was Ihnen geschehen ist, wie es sich bisher auf Ihr Leben ausgewirkt hat und – sofern das jetzt bereits stimmig für Sie ist – warum Sie ihr dennoch verzeihen. Den Brief können Sie abschicken oder auch nicht, Sie können ihn auch verbrennen, ein Schiffchen daraus falten und es auf einem Fluss wegschwimmen lassen, ihn der Person aufs Grab legen ... oder eine andere, eigene Art finden, das Erlittene für sich loszulassen.

Eine andere Möglichkeit wäre, Sie lassen sich überraschen, was für ein Symbol (Gegenstand oder Bild) Sie für das Erlittene finden, und geben dieses – ebenfalls symbolisch – der verursachenden Person zurück. Es gibt viele Wege, sich von diesen alten Lasten zu befreien ... und ich bin gespannt, welchen Sie für sich finden werden."

TIPPS

Beachten Sie, dass Kinder über Eltern schimpfen dürfen, Sie als Außenstehende:r jedoch nicht. Besser ist die Haltung: „Ihre Eltern waren die besten Eltern, die sie aufgrund ihrer eigenen Erfahrungen sein konnten. Dennoch war das, was sie getan haben, für Sie als Kind nicht gut. Trotz allem haben Ihre Eltern Ihnen Ihr Leben geschenkt, und jetzt ist es an Ihnen, was Sie daraus machen." Falls den Eltern zu verzeihen schwerfällt, kann die Arbeit mit dem Familiengenogramm (Karte 5.7) helfen.

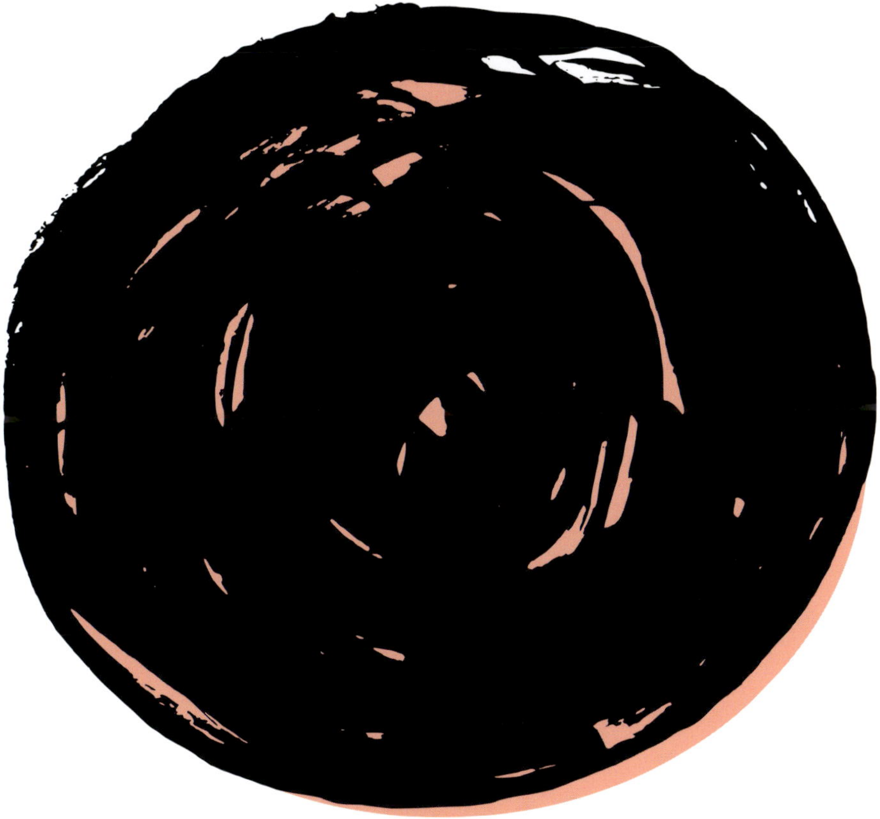

DEPRESSIONSBEWÄLTIGUNG

www.junfermann.de/aengste_6-6

ZIELE | Gefühlen von Schwere und Niedergeschlagenheit etwas Leichtes entgegensetzen

Für Patient:innen, bei denen zusätzlich zu Angststörungen auch depressive Tendenzen eine Belastung darstellen, kann die folgende Tranceanleitung (inspiriert durch Krause, 2020) ein Gefühl von Leichtigkeit bewirken.

UMSETZUNG

Laut einer Studie (McMullen & Conway, 2002) beschreiben Patient:innen ihre Depressionssymptome häufig in Form von vier typischen Metaphern:

Sie sei wie
- ein Loch, wie ein tiefes Tal oder ein Abstieg,
- wie eine Schwere,
- eine Dunkelheit oder
- wie ein Gekidnapptwerden.

Diese Metaphern werden übernommen (Pacing) und dann gemäß dem Prinzip der Utilisation modifiziert und überführt in eine neue, nicht depressive Bildsprache:

Depressionsmetapher	**Neue Metapher**
Loch, Tal, Abstieg	Aufstieg aus dem tiefen Tal auf einen Berg mit Aussicht
Last, Schwere	Ballast aus dem Rucksack ablegen, Leichtigkeit und Wohlgefühl beim Voranschreiten
Dunkelheit	Sonne geht strahlend auf, ein warmes, helles Feuer machen
Bedrohung, Kidnapping	Wohlwollende, versorgende, freundlich zugewandte, heilende Person treffen

Die Langfassung einer entsprechenden Trance finden Sie online (QR-Code).

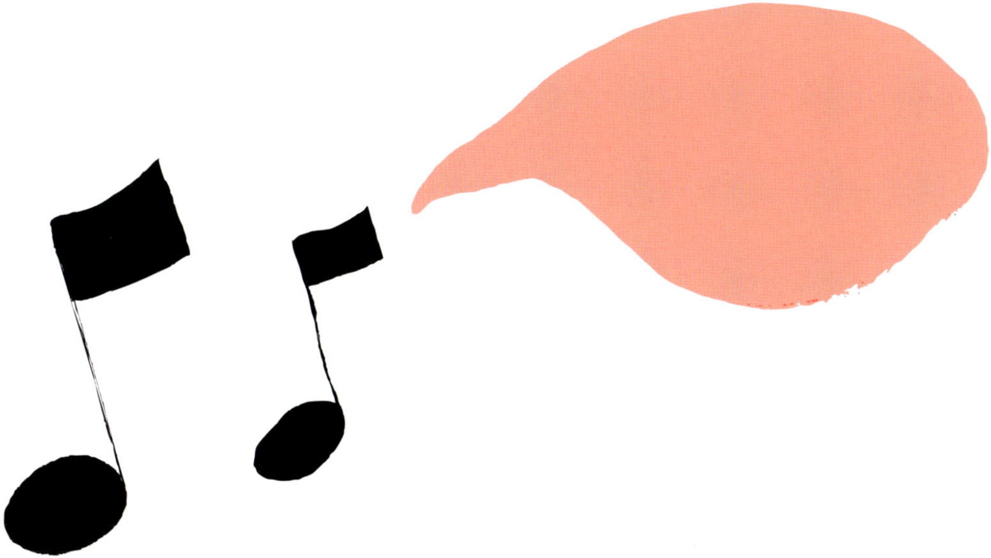

NEUTRALISIEREN LEBENSFEINDLICHER BOTSCHAFTEN

www.junfermann.de/aengste_6-7

ZIELE | Über Veränderung von Submodalitäten die Macht negativer innerer Stimmen mildern

Bei gewohnheitsmäßigen negativen inneren Sätzen („Du schaffst es nicht, die Angst endgültig zu überwinden!") hilft ggf. folgende Intervention (nach Dorrmann & Schweizer, 2020):

UMSETZUNG

Exploration der lebensfeindlichen Botschaft: „Wenn Sie dieses negative Gefühl haben, welcher innere Satz taucht da unwillkürlich auf?" Wichtig: Wenn möglich, für einen einzigen prägnanten inneren Satz entscheiden lassen!
Aktivieren der negativen Botschaft: Kurz auf das negative (Körper-)Gefühl fokussieren lassen.
Analyse der inneren Stimme: „Klingt sie hoch oder tief, männlich oder weiblich, alt oder jung, nah oder fern, laut oder leise? Kommt sie von oben oder von unten, von vorne oder von hinten ...?" Weitere Beispiele anbieten.
Veränderung der **Submodalitäten** und Überprüfung: „Wäre der Satz leichter für Sie zu hören / würde er Sie weniger stark belasten, wenn er von Micky Maus oder einem Radiosprecher gesprochen / zu einer Melodie gesungen / als Oper aufgeführt / mit Dialekt gesprochen / von einer Person mit einem anderen Geschlecht oder einem anderen Alter geäußert werden würde oder von jemandem, der Helium geschnuppert hat?
Unterschiedliche Submodalitäten vorschlagen und ausprobieren und die dadurch bereits erfolgte Entlastung spüren lassen.
Wichtig: Erst jetzt erfolgt eine Veränderung des Inhalts der Botschaft: „Was wäre ein Satz, den zu hören Ihnen in schwierigen Situationen richtig guttäte?"
Notwendig ist hier die Formulierung einer spezifischen, bedeutungsvollen und individuellen neuen Botschaft. (Nicht nur: „Alles wird gut!")
Reorientierung und Utilisierung der Tranceerfahrung, Nachbesprechung und Auftrag: „Den alten Satz durch den neuen zu ersetzen wird leichter, je intensiver Sie diesen Prozess mental trainieren."

TIPPS

Es sollten übermäßige Erwartungen von Löschung und Neuprogrammierung relativiert werden: „Denken Sie an die gute Fee bei Dornröschen – sie konnte den bösen Fluch nicht rückgängig machen, nur mildern. Aber Sterben versus Schlafen macht einen großen Unterschied! Und mildern können wir auch."

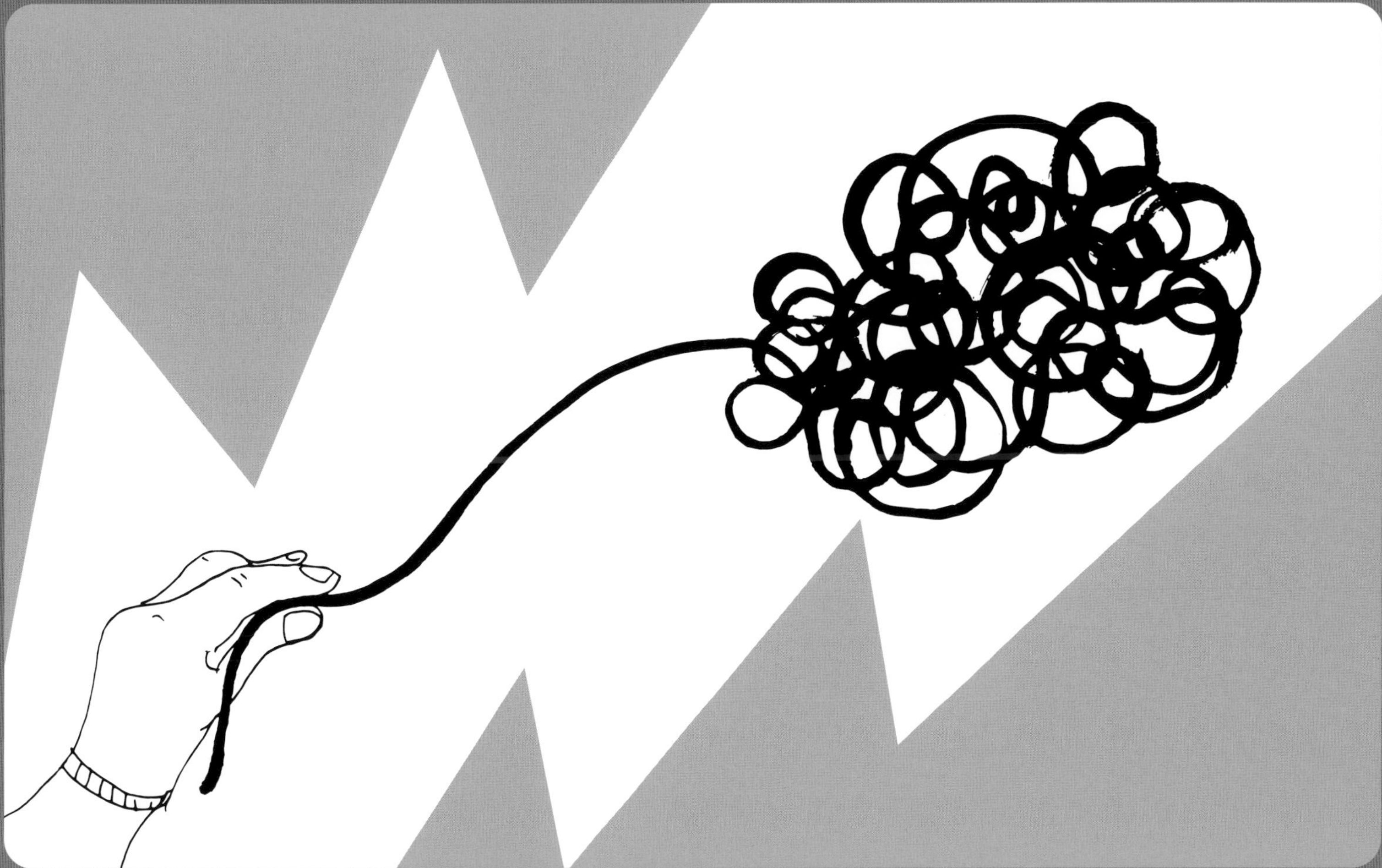

VOM GRÜBELN ZUM HANDELN

www.junfermann.de/aengste_6-8

ZIELE | Grübeln beenden und Handlungs- und Entscheidungsfähigkeit der Patient:innen fördern

Wenn depressionsbedingtes Grübeln die Patient:innen am Tätigwerden hindert, kann die folgende Intervention (nach Krause, 2020) eingesetzt werden.

UMSETZUNG

Orientierung auf die Trance: „Sie haben ja berichtet, dass Sie häufig zum Grübeln neigen. Bitte berichten Sie mir doch noch einmal kurz davon."
Tranceeinleitung: Zählen Sie von eins bis zehn. Nach dem zehnten Schritt: „Ihr bewusster Verstand kann zuhören, während er unbewusst von dem lernt, was Sie bewusst nicht hören können, und manchmal lernt Ihr bewusster Verstand von dem, was Sie unbewusst richtig machen."
Nutzung der Trance: „Sie können neugierig sein. Wie Sie es anstellen, sich zu entwickeln und zu wachsen, über sich hinauszuwachsen. Wie Sie bemerken und schätzen, was Sie alles richtig und gut machen. Ihr Unbewusstes verfügt über viel Wissen. Sie waren sicher schon manchmal überrascht, wenn Ihnen etwas Ungewöhnliches einfällt oder wenn Sie sich wundern, wo diese gute Idee auf einmal herkam … Es handelt sich um Möglichkeiten zu handeln … Und so wird klarer, was zu tun ist … Und vielleicht machen Sie die Erfahrung, dass Sie plötzlich Sorgen in Handlungen verwandeln, Verletzlichkeit wird zu Stärke, Bedenken zu Entscheidungen und hilfreichen Lösungen. Und vielleicht entdecken Sie einen neuen Anteil in sich, wie es ist, eine Person zu sein, die Entscheidungen trifft und aktiv handelt. Aktiv werden, um ein Ziel zu erreichen."
Posthypnotische Suggestion: „Aktiv werden – das bedeutet eine aufrechte Körperhaltung einzunehmen und in Bewegung zu kommen. Wenn Sie in den nächsten Stunden und Tagen zu grübeln beginnen … vielleicht wird da eine innere Stimme sein. Eine innere Stimme, die sagt: ‚Werde aktiv!' ‚Handele!' ‚Gehe los und tu etwas!' Und Sie spüren diesen bestimmten inneren Drang, aktiv zu werden, den Sie umsetzen, um sich wohlzufühlen."
Reorientierung: Zurücknahme der Trancephänomene und Suggestion zunehmender Wachheit in Verbindung mit Rückwärtszählen von fünf auf eins.

TIPPS

Wenn Sie die Langversion dieser Trance nutzen wollen, sollten Sie eine ganze Stunde dafür einplanen.

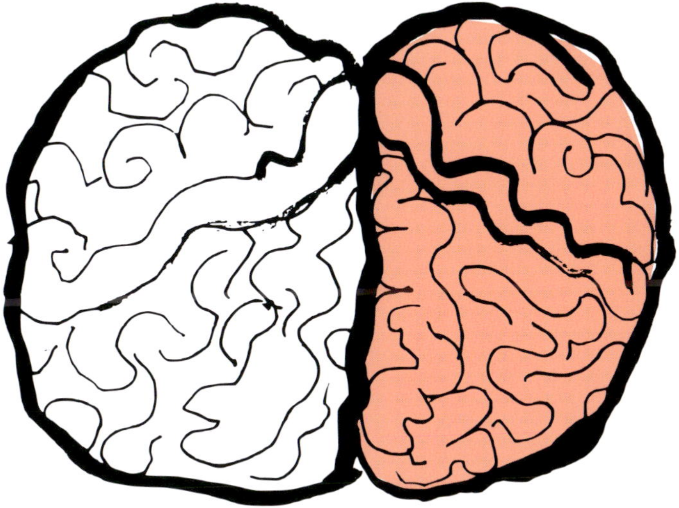

GEHIRNREINIGUNG

www.junfermann.de/aengste_6-9

ZIELE | Ein Gefühl der „Tiefenreinigung" erzeugen

Diese Intervention (Ewing, 2011) kommt zum Einsatz, wenn trotz der auf Verständnis der Ängste abzielenden Bearbeitung „Symptomreste" übrig geblieben sind, und/oder als Pacingstrategie, wenn von Hypnotherapie eine „Gehirnwäsche" erwartet wird.

UMSETZUNG

Frage: „Welche Gedanken, Impulse, alten Muster, Ängste, Glaubenssätze … möchten Sie loslassen?"
Die Patient:innen werden dazu ermuntert, das eigene Gehirn mit seinen beiden Hemisphären und seinen Windungen näher zu betrachten. „Wie zeigen sich diese störenden Gedanken? *(Konsistenz, Farbe, Geruch, Menge, Verteilung beschreiben lassen …)*?"
„Finden Sie Ihre Art, wie Sie das Gehirn angenehm und gründlich reinigen können. Diese Gedanken und Ideen, die Sie nicht mehr brauchen, wie Sie diese wegwaschen oder -wischen oder -putzen." Dazu werden Vorschläge gemacht: Mit reinem Wasser abbrausen, mit einer Pinzette entfernen, mit Wattebausch abtupfen, schrubben, mit Bürste, Scheuerpaste, Seife, Schwamm, Waschbenzin reinigen, vielleicht einen Putztrupp ins Gehirn schicken …

Posthypnotische Suggestion: „Es ist nicht nötig, heute alles fertig zu bekommen. Lassen Sie diesen Vorgang einfach weiterlaufen, während Sie beginnen, Ihr Gehirn liebevoll mit einer Imprägnierlösung zu massieren, die auch künftig helfen wird, was Sie nicht mehr brauchen, jederzeit ganz einfach von Ihnen fernzuhalten."

Evtl. **Zeitprogression**: „Wie lebt es sich künftig mit diesem angenehm reinen Gehirn? Woran bemerken Sie täglich diese Veränderung in Ihrem Kopf? Woran merken es andere?"

Am Ende: „… den Kopf wieder schließen mit dem Wissen, dass Sie jederzeit und ganz von selbst diese wohltuende und angenehme Reinigung wieder durchführen können, wenn es gut für Sie ist."

TIPPS

Es sollte darauf geachtet werden, dass die Formulierungen bzgl. des Zugangs zum Gehirn nicht als abstoßend empfunden werden. Weniger aversiv wäre z. B.: „Sie können wie durch Zauberei auf Ihr eigenes Gehirn blicken …"

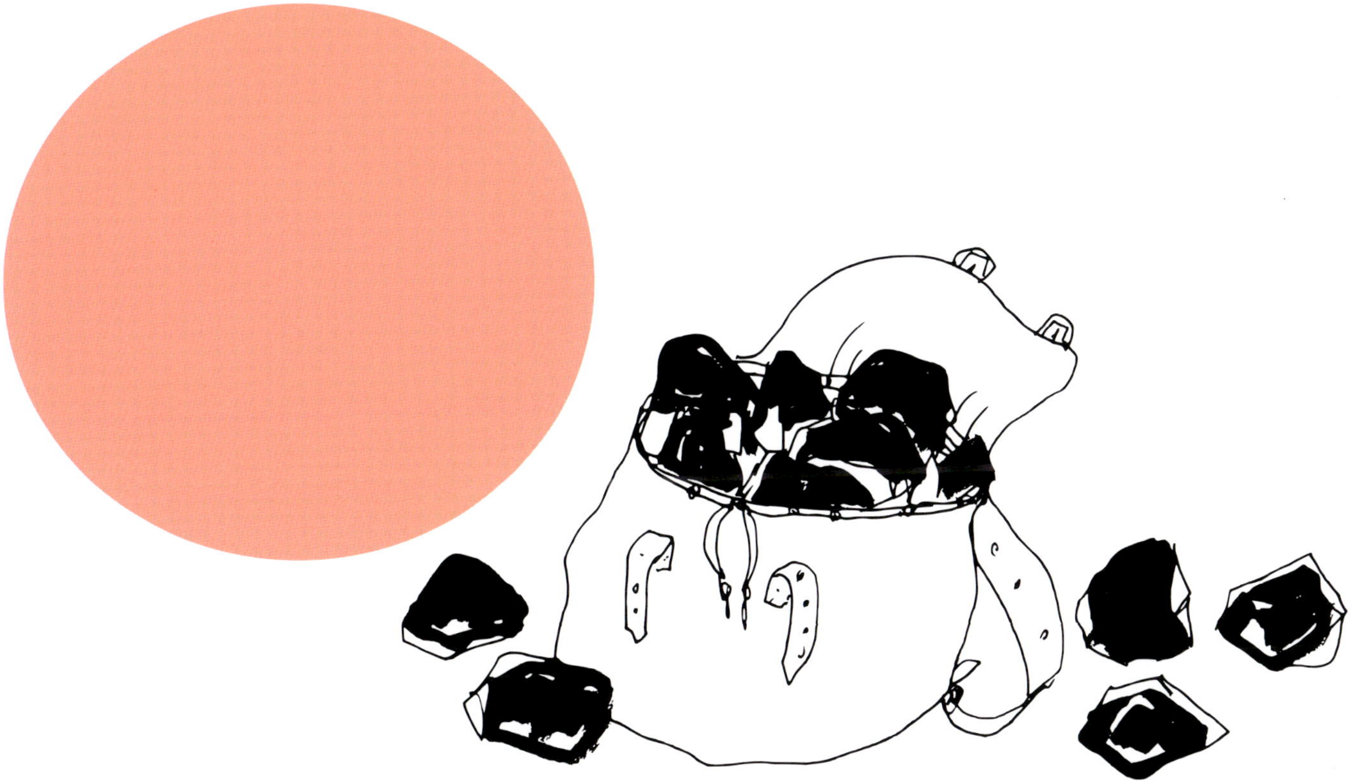

STEINE MÜSSEN DRAUSSEN BLEIBEN

www.junfermann.de/aengste_6-10

ZIELE | Belastendes würdigen und loslassen

Bei unveränderbaren Belastungen aus der Biografie, die als besonders bedrückend und schwerwiegend erlebt werden, kann die folgende Trance (nach McCarty, 2019) Abhilfe schaffen.

UMSETZUNG

Einleitende Ankündigung: „Ich möchte Ihnen heute zeigen, wie Sie Ihren einzigartigen Ort der Glückseligkeit erleben können." Es wird die Vorstellung eines Flurs mit Türen evoziert. Am Ende des Flurs befindet sich eine sehr einladende Tür. Die Patient:innen können selbst entscheiden, um was für eine Tür es sich handelt. Welche Farbe hat sie? Welche Form? Dahinter ist ein besonderer Ort, der Ort der Glückseligkeit. Hier herrschen: Freiheit, Frieden, Wohlbehagen, Freude, Glück, Ruhe …

„Auf Ihrem Rücken tragen Sie einen Rucksack. Stellen Sie ihn ab. Darin finden Sie eine Sammlung von Steinen. Besondere Steine, jeder steht für eines Ihrer Probleme, Sorgen, Belastungen. Sie kennen das Gewicht jedes einzelnen Steines. Sie brauchen nicht darüber zu reden, aber Sie kennen das Gewicht. Und nehmen nun die Steine aus dem Rucksack. Stein für Stein. Manche sind leicht, manche schwer, manche erwartet, manche unerwartet, manche beschriftet, manche unbeschriftet. Es gibt Steine der Vergangenheit, der Gegenwart und der Zukunft. Alle nehmen Sie heraus und schütten danach noch die restlichen Kiesel oder den feinen Sand aus Ihrem Rucksack. Sie platzieren alle Steine, auch die kleinen Kiesel, auch die Sandhäufchen, neben der Tür auf dem Boden. Wenn der Sack leer ist, geben Sie mir ein Zeichen. *(Zeichen abwarten.)* Nun gehen Sie durch die Tür und erlauben Sie sich, Ihren Ort der reinen Glückseligkeit zu genießen."

Nach einer längeren Pause: „Treten Sie wieder hinaus in den Flur. Treffen Sie dort Ihre Entscheidung, was Sie heute – nur heute – weiter mit den Steinen und Steinchen machen wollen. Sie können alle oder einige oder keinen wieder mitnehmen, Sie können einen oder alle oder einige dort liegen lassen, während Sie sich zurückorientieren. Zurückgelassene Steine liegen dort, einfach als Formalie, als Steine mit einem bestimmten Gewicht, das keiner spürt, außer dem Boden, auf dem diese Steine nun liegen …"

TIPPS

Vertieft werden kann diese Trance noch durch ein Ritual (siehe Karte 6.12).

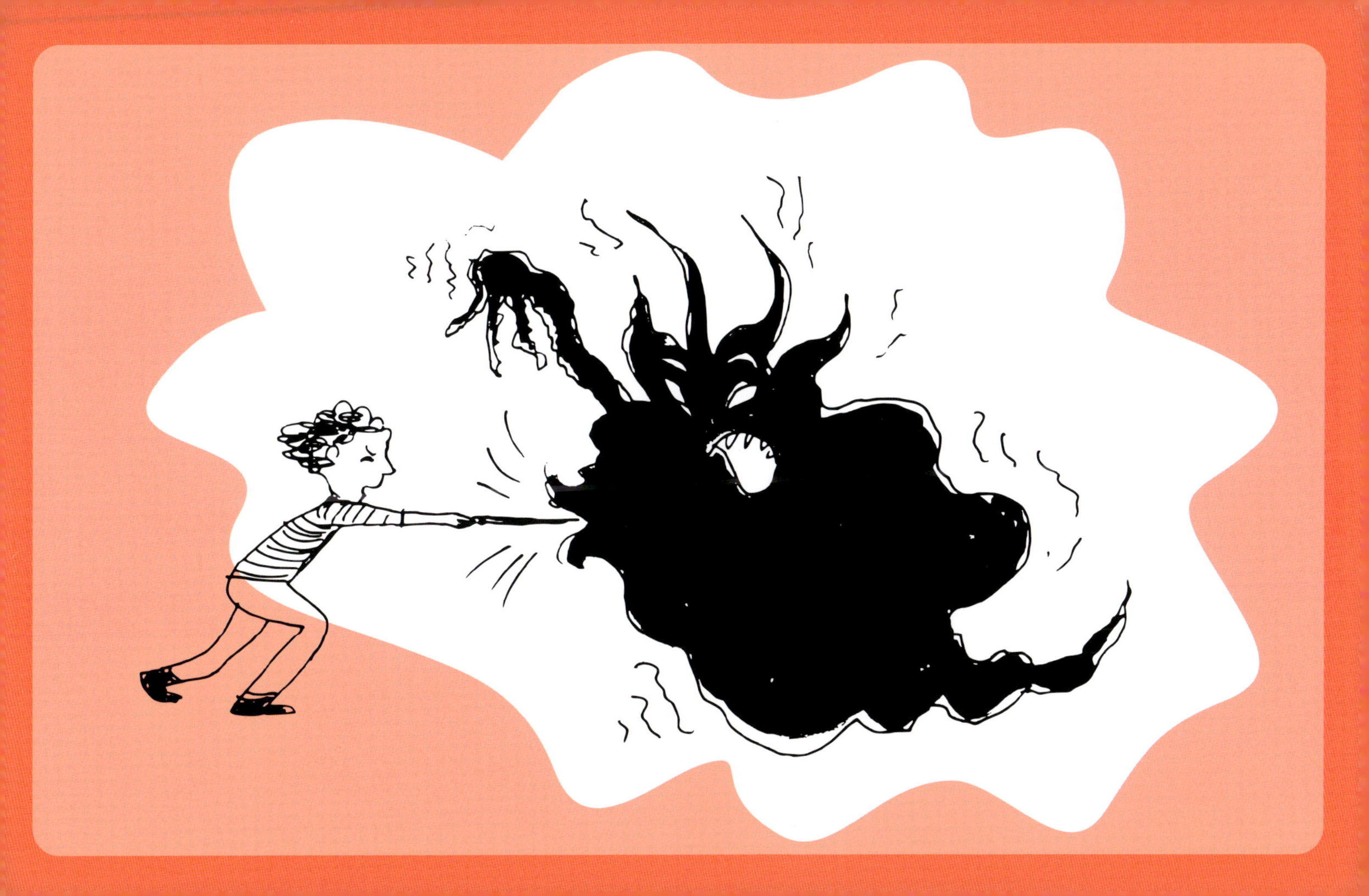

VERABSCHIEDUNGSBILDER

ZIELE | Ängste endgültig verabschieden

UMSETZUNG

Nach Einleitung einer leichten Trance werden Angebote einer symbolischen Verabschiedung der Ängste gemacht (nach Egeling & Egeling, 2015; Schweizer, 2018):

- Tiere, Fresszellen, Monster, Fabelwesen … fressen die Angst auf.
- Ängste zerplatzen wie Ballons oder Seifenblasen.
- Die Angst löst sich in einem Feuer auf …
- … oder fließt vom Strand in den Ozean.
- Ängste versickern im Boden wie eine versiegende Quelle.
- Ängsten wird der Strom abgestellt, sie werden ausgeknipst und von der Leitung genommen oder per Schalter heruntergedimmt.
- Die Angst wird ausgeatmet – durch Mund, Nase und Haut – oder verdaut und ausgeschieden.
- Ängste werden in der Faust gesammelt und rieseln dann zwischen den Fingern heraus oder die Faust wird geöffnet und die Hand umgedreht (evtl. ganz unwillkürlich im Rahmen einer Handlevitation, siehe Karte 2.14), sodass die Ängste herunterfallen.
- Die Angst steigt mit ihrem Gepäck in ein Auto, einen Zug, ein Flugzeug oder geht auf ein Schiff und reist davon. Sie bekommt ein Erste-Klasse-Ticket, aber natürlich nur One-Way.
- Alle Ängste stellen sich der Reihe nach auf, um sich zu verabschieden: die vergangenen, die gegenwärtigen und die künftigen Ängste sagen alle nacheinander Lebewohl.
- Die Angst wird ins Universum entlassen, wo sie sich frei verflüchtigen kann.

TIPPS

Vertieft werden kann diese Trance noch durch ein Ritual (siehe Karte 6.12).

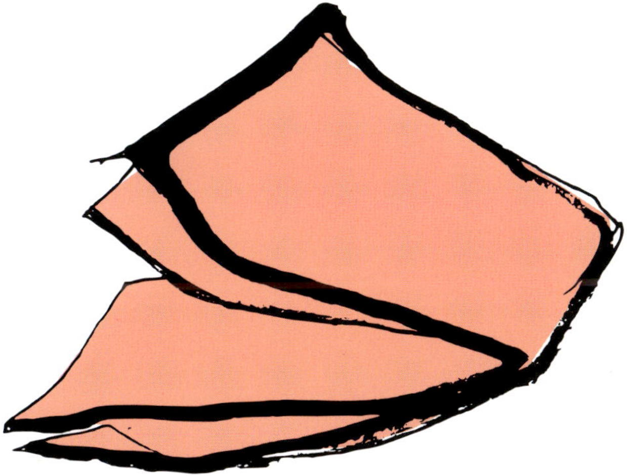

LOSLASSRITUALE

ZIELE | Durch Rituale buchstäblich loslassen

Manche Patient:innen benötigen zusätzlich zu den Imaginationen zum Thema Loslassen etwas an die Hand (was sie anschließend wieder *aus der Hand* legen können). Diese ritualisierte Handlung (nach Revenstorf, 2020) hilft ihnen, ihre Ängste endgültig loszulassen.

UMSETZUNG

Die Patient:innen werden gebeten, die lästige Verhaltensweise, die *in einer konkreten Situation* auftritt (meist die Angst), in einem kurzen Satz zusammengefasst auf einen Zettel zu schreiben und diesen einmal zu falten. Dann wird über eine Lösungsvision gesprochen (siehe z. B. Karte 3.9).

Tranceinduktion: Induktion einer Handlevitation (siehe Karte 2.14), der Zettel wird dabei zwischen Daumen und Zeigefinger gehalten. Die Patient:innen suchen den **Ort der Geborgenheit** auf (Karte 3.3): „An Ihrem guten Ort befindet sich ein Fernseher mit Fernbedienung. Stellen Sie den Ton aus und sehen Sie sich die Szene mit der Lösungsvision im Fernseher ohne Ton an. Sie sitzen bequem an Ihrem guten Ort und sehen auf den Bildschirm und lassen dieses Bild auf sich wirken. Danach kehren Sie ganz an Ihren guten, geborgenen Ort zurück."

Danach erfolgt ein **zweiter Filmdurchlauf, diesmal mit Ton:** „Gehen Sie näher an den Fernseher heran, sehen Sie die Bilder aus der Nähe und hören Sie nun auch die Geräusche und Stimmen im Film."

Es folgt ein **dritter Durchlauf**, diesmal assoziiert: „Beim dritten Mal steigen Sie in den Film ein. Sie treten in den Film ein und sind selbst ein Teil dieses Lösungsfilms, Sie erleben sich, wie Sie die Lösung realisieren."

Loslassen: „Findet Ihr Unbewusstes Wege, *(das notierte lästige Verhalten)* loszulassen? Wenn ja, wird Ihre Hand leichter und leichter. Oder gibt es einen Vorbehalt? Dann wird die Hand schwerer werden. Können Sie diesen Schritt in Zukunft tun – in einem Tag, in einer Woche oder einem Monat? Gibt es einen Zeitpunkt, wann dieser Lösungsprozess abgeschlossen ist? Dann wird Ihre Hand wieder leichter werden, und schließlich spüren Sie, wie nach und nach ein zunehmendes Bedürfnis entsteht, diesen Zettel loszulassen und die Hand frei zu haben für das, was Sie wirklich tun wollen."

Reorientierung und Nachbesprechung bzgl. des Lösungszeitpunkts / möglicher Hindernisse, die noch zu bewältigen sind.

TIPPS

Ein Ritual, bei dem etwas konkret getan wird, ist teils wesentlich effektiver, als sich das Loslassen nur vorzustellen.

VOM MOND ZUR ERDE

ZIELE | **Guten Schlaf in der Trance vorwegnehmen**

Häufig gehen Ängste mit Depressionen einher und mit diesen wiederum Schlafstörungen, die behandelt werden sollten, da guter Schlaf wichtig für die körperliche und seelische Gesundheit ist. (Die folgende Anleitung ist angelehnt an Gößling, 2023.)

UMSETZUNG

Körperfokus: „Stellen Sie sich vor, wie Sie die Erde vom Mond aus betrachten … Sie schauen von oben auf diesen Planeten … als wenn Sie durch ein Fernrohr schauen … und die Weltmeere, die Kontinente, die ersten Städte erkennen können …“
Dissoziation: „… und während es Nacht wird, richten Sie Ihr Fernrohr auf den Ort, in dem Sie wohnen … auf das Dach des Hauses, in dem Sie leben … und durch das Dach hindurch und schließlich blicken Sie sogar durch die Zimmerdecke hindurch, und stellen Sie sich nun vor, einen Blick in Ihr Schlafzimmer zu werfen …“
Sich selbst beim Wachliegen betrachten: „… Welche Einzelheiten fallen Ihnen auf …? Lassen Sie sich Zeit, das alles in Ruhe zu betrachten, lassen Sie sich ruhig Zeit … Legen Sie das Fernrohr nun beiseite, lehnen Sie sich zurück und lassen Sie Ihre inneren Bilder ausruhen … Sie haben alle Zeit, alle Muskeln Ihres Körpers zu lockern und zu lösen … sich zu entspannen, während die Erde sich weiterdreht … und weiterdreht, Jahreszeiten kommen und gehen … ein ganzes Jahr ist vergangen und Sie können Ihr Fernrohr noch einmal nehmen, um zu schauen, was dort unten auf der Erde bei *(Patient:innenname einsetzen)* passiert ist … Wir wissen nicht, wie und wann genau es passiert ist … und was sehen Sie drum herum, neben ihm / ihr … Was gibt es noch zu sehen in dem Zimmer, wo *(Name einsetzen)* so ruhig und tief schläft … Welche Einzelheiten fallen Ihnen auf, wenn Sie von oben in das Zimmer schauen, wo *(Name einsetzen)* jetzt so gut schläft … Betrachten Sie alles in Ruhe, was Sie da sehen … jede Kleinigkeit, die Sie wahrnehmen … Zeit lassen … und dann möchte ich Sie bitten, mit Ihrem Fernrohr langsam weiter weg zu zoomen, sodass Sie den ganzen Ort, wo *(Name einsetzen)* so gut geborgen schläft, von oben sehen … dann sehen Sie das Land … Europa, die anderen Kontinente und Meere, sehen das alles im Überblick … von weit oben …“
Reorientierung.

TIPPS

Außer einer depressiven Symptomatik ist häufig eine unzureichende Schlafhygiene mit verursachend für schlechten Schlaf. In diesem Fall sollte zunächst auf Einhaltung von Schlafhygieneregeln hingewiesen werden (vgl. Karte 6.14).

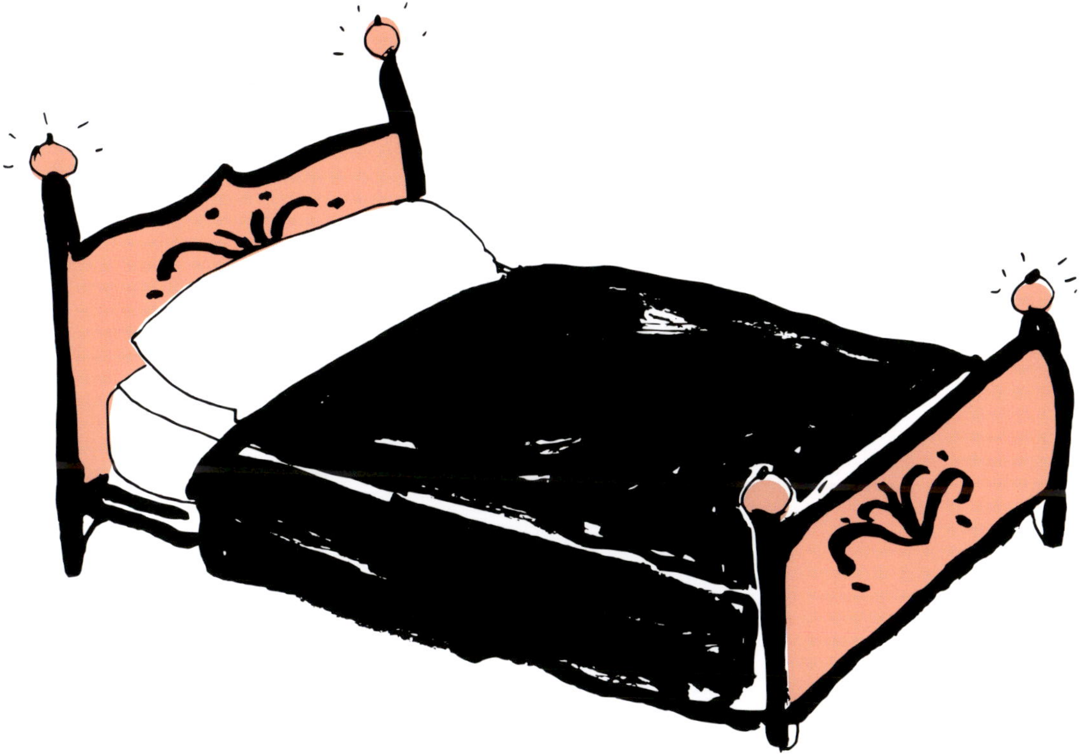

SO GEHT'S BESSER MIT DEM SCHLAFEN

www.junfermann.de/aengste_6-14

ZIELE | Praktische Tipps, die Ihren schlaflosen Patient:innen weiterhelfen

UMSETZUNG

- Finden Sie heraus, wie viel Schlaf Sie persönlich benötigen, und verbringen Sie auch nur so viele Stunden im Bett.
- Gestalten Sie Ihr Schlafzimmer gemütlich und ohne Erinnerungen an die Arbeit (Bügelbrett, Akten, Computer).
- Reservieren Sie Ihr Bett fürs Schlafen, sexuelle Aktivitäten und evtl. zum Lesen – ausschließlich – angenehmer Inhalte.
- Schlafen Sie tagsüber nicht oder höchstens eine halbe Stunde am frühen Nachmittag, niemals später (auch wenn das schwerfällt, denn Sie sind vielleicht oft sehr müde, aber es ist besser, die Müdigkeit für die Nacht aufzubewahren).
- Gehen Sie jeden Tag ins Freie (wenn möglich, vor allem vormittags und um die Mittagszeit) und bewegen Sie sich eine halbe Stunde bis Stunde zügig. Machen Sie am Abend keinen anstrengenden Sport.
- Trinken Sie drei Stunden vor dem Schlafengehen keinen Alkohol, ab mittags keinen Kaffee, Grün- / Schwarztee und keine Cola.
- Essen Sie vor dem Schlafengehen nicht zu viel. Gehen Sie aber auch nicht hungrig ins Bett. Ein Lavendeltee oder Milch mit Honig können helfen, einzuschlafen.
- Begrenzen Sie die Nutzung elektronischer Medien (TV, Handy, Computer) am Abend und nutzen Sie ab 18.00 die Umschaltung auf einen warmen Bildschirmton.
- Lassen Sie abends den Tag möglichst mit einem kleinen Ritual ausklingen (Tagebuch schreiben, kleiner Spaziergang).
- Gehen Sie immer zu einer ähnlichen Zeit ins Bett, und zwar erst, wenn Sie müde sind, und stehen Sie – egal, wie Sie geschlafen haben – um die gleiche Zeit und niemals zu spät auf.
- Schlafen Sie kühl und abgedunkelt. Machen Sie kein helles Licht, wenn Sie nachts wach werden, schauen Sie nicht auf die Uhr oder Ihr Handy. Wenn Sie nicht wieder einschlafen können, stehen Sie auf und gehen Sie einer ruhigen Tätigkeit nach, bis Sie wieder müde sind.

TIPPS

Weitere Empfehlungen finden Sie in Ratgeberliteratur oder auf der Website der Deutschen Gesellschaft für Schlafforschung und Schlafmedizin.

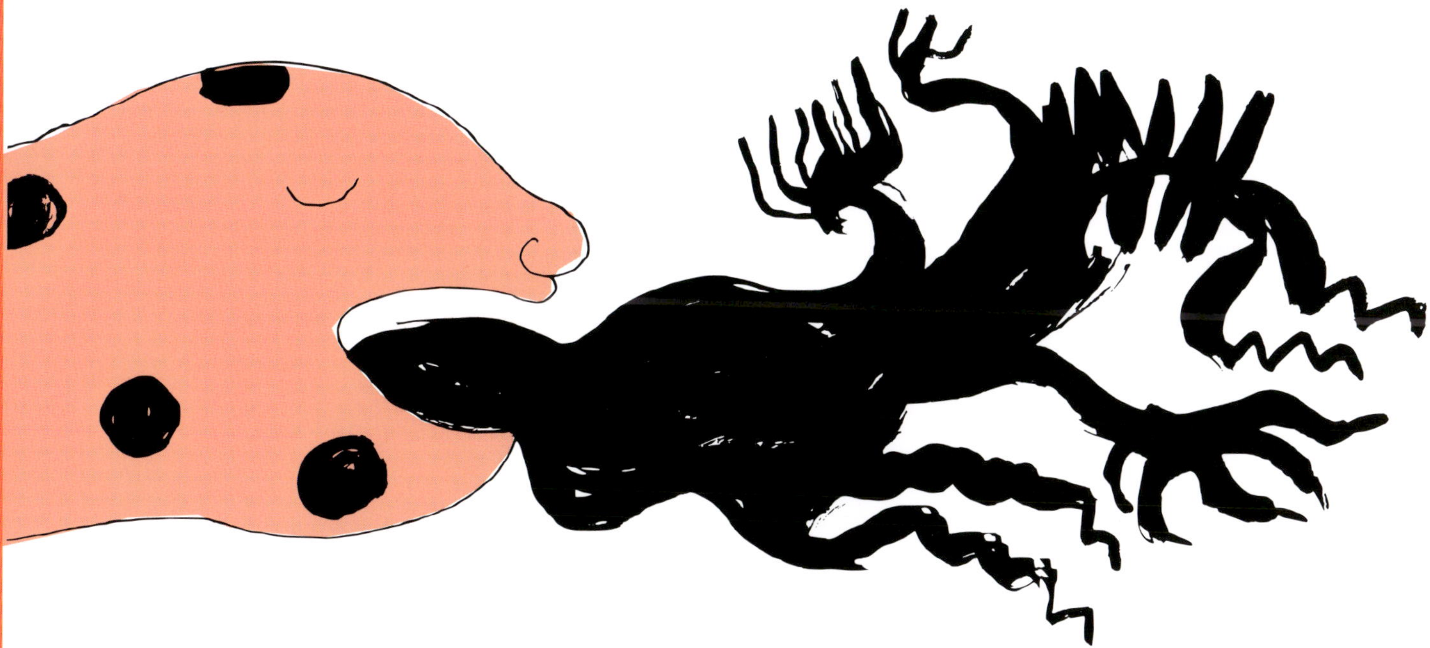

TRAUMFRESSER

ZIELE | **Schutz vor Albträumen**

Wenn beängstigende Träume Schlafstörungen verursachen oder begünstigen, helfen entsprechende Schutzgeschichten und -vorstellungen dabei, guten Schlaf neu zu etablieren.

UMSETZUNG

Viele Patient:innen kennen „Das Traumfresserchen", den Bilderbuchklassiker von Michael Ende (1978), in dem die Prinzessin Schlafittchen von Albträumen geplagt ist und niemand Rat weiß, bis Schlafittchens Vater sich auf die Suche macht und das Traumfresserchen findet. Von nun an kann es mit einem einfachen Spruch jederzeit gerufen werden und frisst die bösen Träume – von denen es sich ernährt – einfach auf:

„Traumfresserchen, Traumfresserchen!
Komm mit dem Hornmesserchen!
Komm mit dem Glasgäbelchen!
Sperr auf dein Schnapp-Schnäbelchen!
Träume, die schrecken das Kind, die lass dir schmecken geschwind!
Aber die schönen, die guten sind mein, drum lass sie sein!
Traumfresserchen, Traumfresserchen, dich lad ich ein!"

Auf der Basis dieser Geschichte kann eine Einschlaftrance entwickelt werden, in dem ein großer Traumfresser für Erwachsene – anstelle des kleinen Traumfresserchens für Kinder – visualisiert wird und die schlimmen Träume frisst, sodass Patient:innen wieder ruhig und geborgen (ein)schlafen können.

TIPPS

Manche Antidepressiva führen zu einem vermehrten Erinnern von schlechten Träumen – treten Albträume sehr massiv und plötzlich auf, sollte abgeklärt werden, ob dies evtl. eine Nebenwirkung von Medikamenten sein könnte.

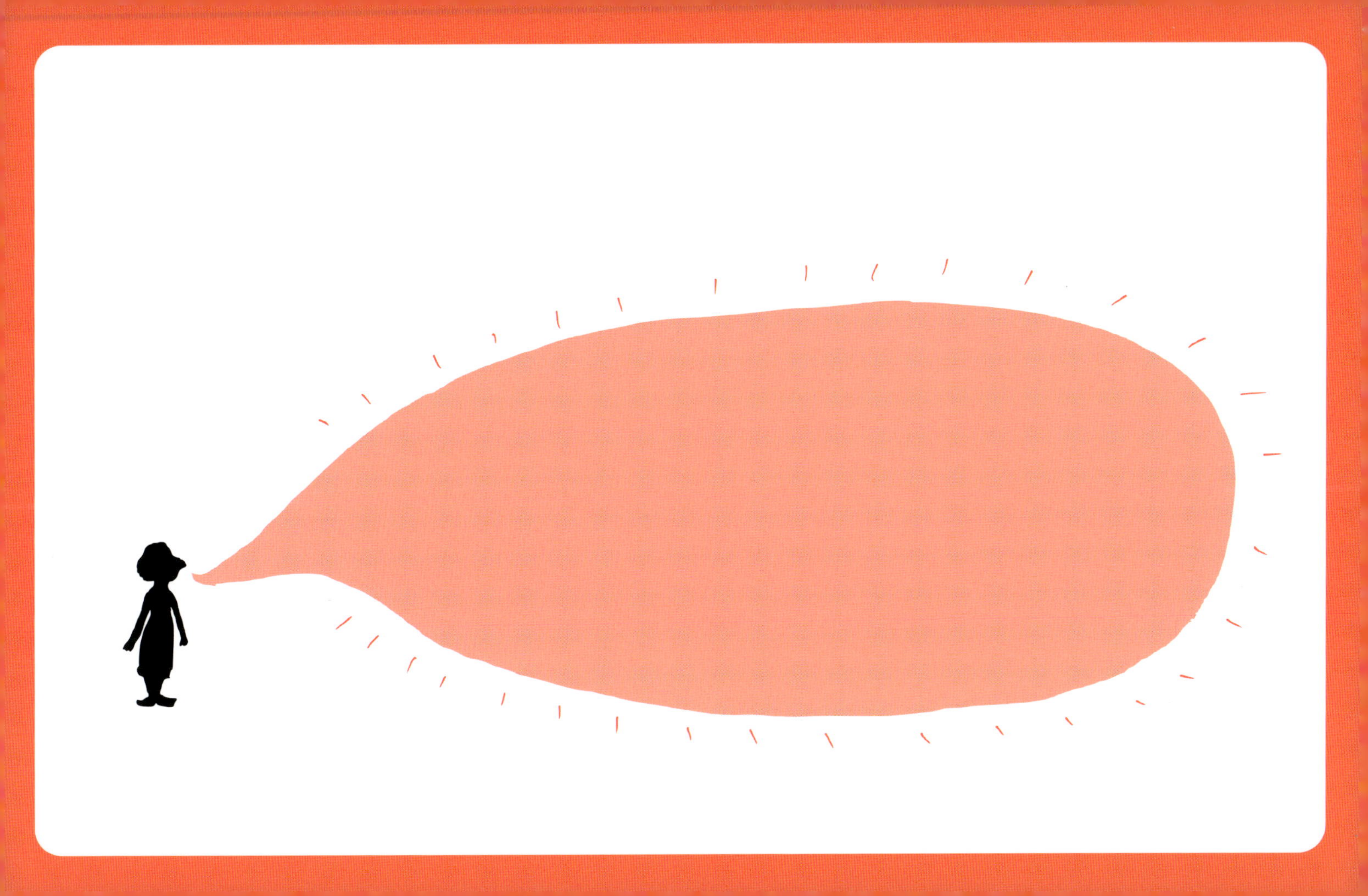

DAZU FÄLLT MIR EIN ZITAT EIN …

ZIELE | Zitate nutzen, die im Rahmen der Therapie und / oder als Aushang in der Praxis Impulse geben können

„Denke daran, dass deine Ängste nicht wirklich sind; sie sind nur Gedanken in deinem Kopf.“
Karen Salmansohn

„Wage es, die Ozeane zu überqueren, denn du wirst nie neue Küsten entdecken, wenn du immer nur am Strand bleibst.“
André Gide

„Wer nicht täglich seine Furcht überwindet, hat die Lektion des Lebens nicht gelernt.“
Ralph Waldo Emerson

„Mut ist nicht die Abwesenheit von Angst, sondern die Erkenntnis, dass etwas anderes wichtiger ist.“
Ambrose Redmoon

„Wir haben alle Angst, aber die Frage ist: Funktioniert deine Angst für dich oder gegen dich? Alles, was du willst, liegt jenseits deiner Angst.“
Robin Roberts

„Angst ist nur so tief, wie der Geist erlaubt.“
Japanisches Sprichwort

„Es ist nicht so sehr die Angst vor dem Unbekannten, die uns beunruhigt, sondern die Vorstellung, dass das Bekannte nicht mehr verfügbar ist.“
Marie Curie

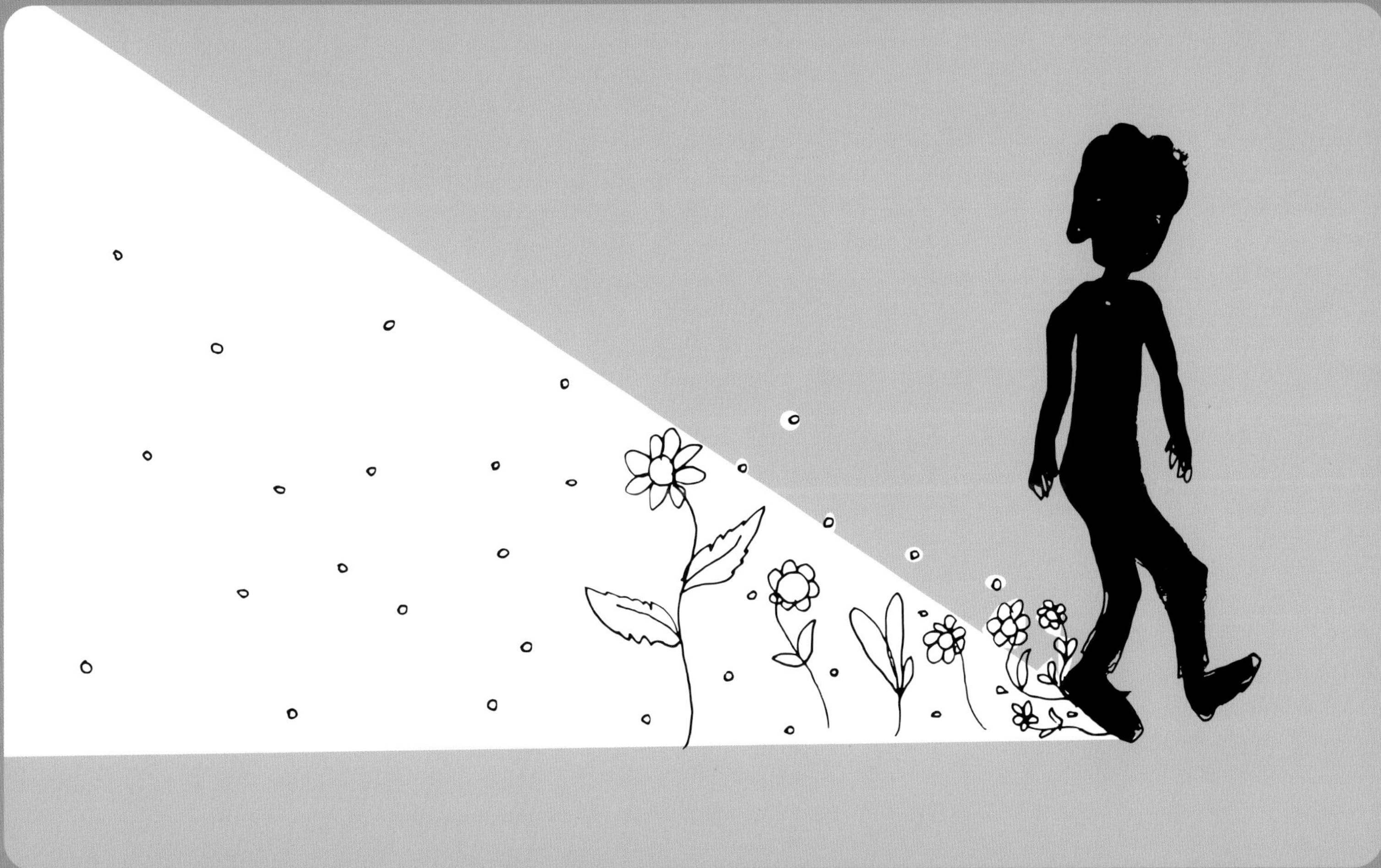

IHR TOD

ZIELE | Todesangst durch die Konfrontation mit dem Tod reduzieren

Bei manchen Patient:innen ist die Angst vor dem Tod offensichtlich. Bei anderen tritt sie verdeckter auf, beispielsweise in den Erinnerungen an traumatisch erlebte Situationen.

UMSETZUNG

Hinführung zur Trance: „Was fürchten Sie beim Sterben und Tod am meisten?" Häufig ist es nicht die Angst vor dem Tod an sich, sondern die Angst vor Siechtum und Schmerzen, die Sorge um die Familie etc.

Tranceideen – einzeln oder in Kombination einsetzbar (nach Yalom, 2008): „Eines Tages kommt der Tod zu Ihnen und es ist gut so. Sie sind satt vom Leben. Sie schauen vom Sterbebett aus zurück. Sie bedauern nur sehr wenig und es ist okay, zu gehen, denn Sie haben Ihr Leben gelebt. Vielleicht haben Sie den Glauben an etwas, was jetzt noch kommt, oder Sie glauben daran, in das Nichts zurückzukehren, in dem Sie vor Ihrer Geburt waren, ohne dass es Ihnen etwas ausgemacht hat. Vielleicht sagen Sie sich auch, jetzt bin ich noch hier, und wenn der Tod da ist, dann bin ich sowieso weg, denn nur einer von uns beiden kann da sein. Aber das Wichtigste ist: Wie haben Sie Ihre Lebenszeit verbracht, und zwar vom jetzigen Zeitpunkt *(aktuelles Datum nennen)* bis zum Zeitpunkt Ihres Todes, den wir nicht kennen. Was war wichtig?"

Rückblick auf nötige Entscheidungen und Handlungen, Ruhenlassen und Akzeptanz von Unveränderlichem; welche Spuren wurden hinterlassen: „Sie können Ihre Beerdigungsrede hören … Was soll dort gesagt oder nicht gesagt werden, welche Inschrift auf Ihrem Grabstein würde Sie zufrieden und stolz machen?

Wenn Sie nun noch einmal zum heutigen Tag zurückkehren … und anschließend von heute aus fünf Jahre in die Zukunft gehen … Und nun, weitgehend frei von Bedauern, mit größtmöglicher Zufriedenheit zurückschauen, was haben Sie dann ab jetzt, ab heute, verändert? Wenn sich Ihr jetziges Leben bis in alle Ewigkeit wiederholen würde: Was wäre gut daran und was schrecklich? Und was müssten Sie verändern, damit es gut würde? Wenn der nächste Tag Ihres Lebens ein ganzes Leben wäre, wie müsste dann dieser Tag aussehen, damit es ein gutes Leben wäre?"

TIPPS

Patient:innen mit Todesangst so direkt mit Ihrem eigenen Sterben zu konfrontieren und sie sogar in der Trance sterben zu lassen, scheint vielleicht zunächst befremdlich, ist aber sehr hilfreich.

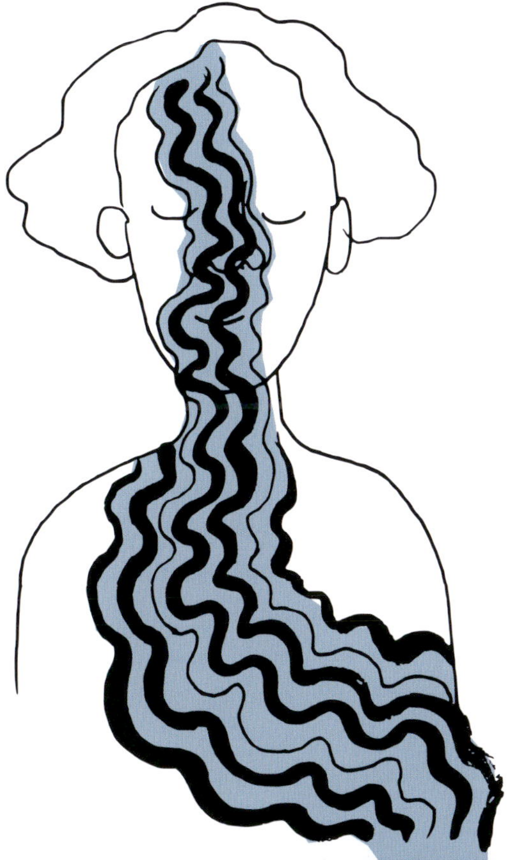

ÜBEN!

ZIELE | Ermutigen, neue reale, angstfreie Erfahrungen zu sammeln

Wenn Patient:innen die Hintergründe ihrer Ängste verstanden und bearbeitet haben, wird es Zeit fürs Üben, das nach den entsprechenden Vorarbeiten sogar leicht und entspannt ablaufen kann (nach Lankton & Lankton, 1983).

UMSETZUNG

Die Patient:innen werden ermutigt, bislang beängstigende Situationen aufzusuchen, um neue Lernerfahrungen machen zu können: Die Angst wurde durch Vermeidung bisher immer größer, jetzt wird sie durch neue Erfahrungen immer kleiner.

Leichter geht es mit ein paar inneren Bildern: „Lassen Sie die Angst durch sich hindurchfließen wie einen Bach oder einen Lufthauch ... Sagen Sie innerlich ja ... wie zu einer Welle, die auf Sie zukommt, und wenn Sie da ist, lassen Sie sich von ihr tragen."
Bei Frauen, die positive Erfahrungen mit Entbindung(en) gemacht haben: „Machen Sie es genau wie bei Geburtswehen ... Die müssen Sie nicht genießen, aber Sie wissen, es ist alles gut so und es kommt etwas Schönes dabei raus."
Kognitiver Check – schlimmsten Fall vorstellen: „Was könnte passieren? Wie wahrscheinlich ist das? Und wie schlimm wäre es?"
Antwort in der Regel: „In Wirklichkeit passiert: nichts!"
Reframing für Misserfolg: „Es ist wie immer, wenn Menschen Neues lernen – am Anfang geht's schwerer und später immer leichter, wie bei Kindern, die laufen lernen ... Das konnten Sie auch nicht von Beginn an, aber dann lernen Sie es, ab und zu fallen Sie vielleicht noch hin, später geht's immer leichter."
Am wichtigsten: „Gestalten Sie das Üben maximal anders im Vergleich zur auslösenden Situation. War es damals dunkel, nehmen Sie jetzt eine Lampe mit, waren Sie damals allein, lassen Sie sich jetzt begleiten, hatten Sie damals Hunger, packen Sie sich jetzt etwas zu essen ein."
Vergangenheit und Gegenwart trennen: „Damals waren Sie jung, jetzt sind Sie groß und erwachsen!"

TIPPS

Naturgemäß gehört das Üben nicht zu den beliebtesten Übungen von Patient:innen. Deshalb bietet es sich an, diesen Schritt zu erleichtern, indem nicht von „Hausaufgaben (Schule) gesprochen wird, sondern besser von vielversprechenden neuen Erfahrungen. Hilfreich sind auch Geschichten über das sehr erfolgreiche und erstaunlich leichte Üben anderer Patient:innen.

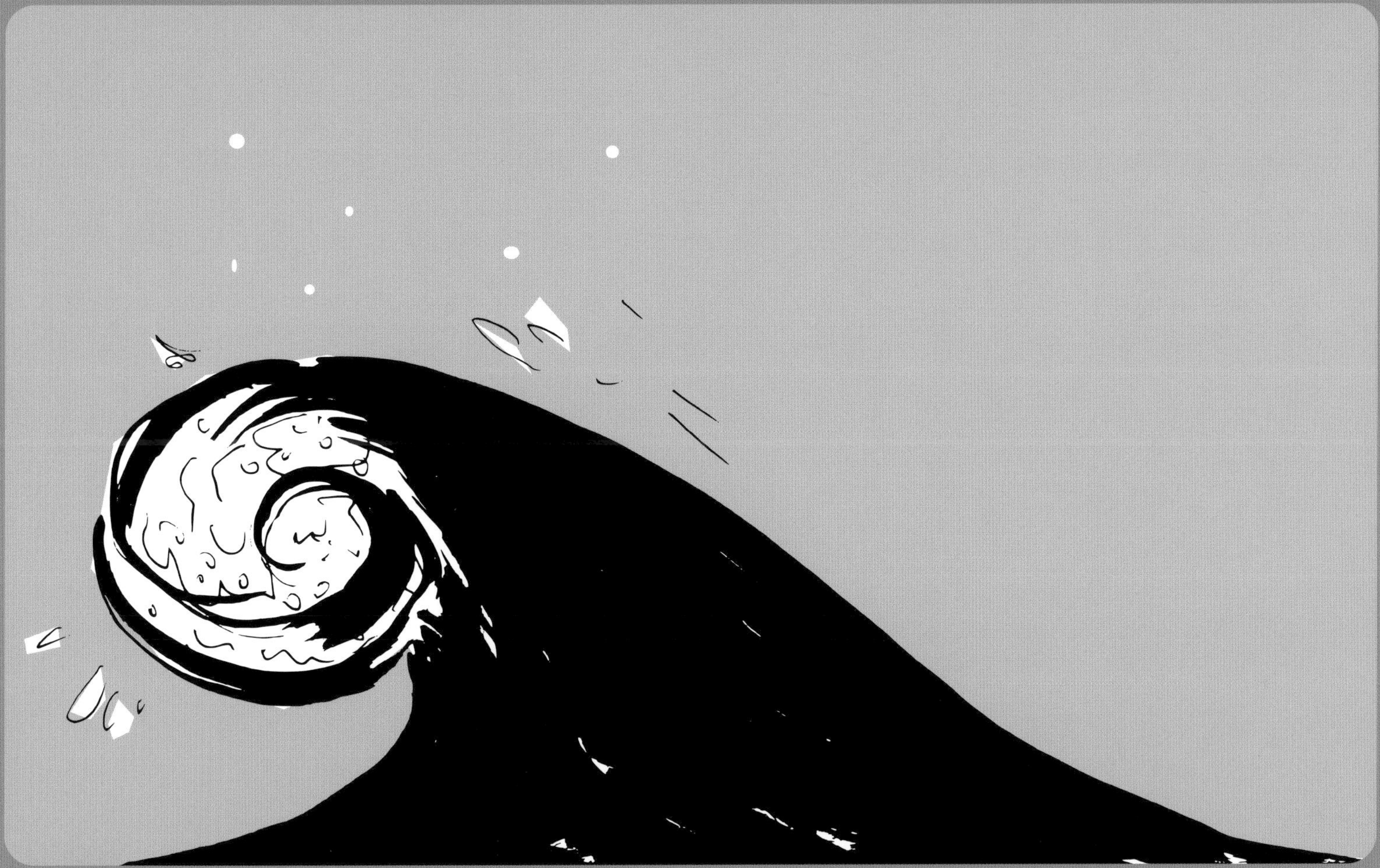

PROBLEMLÖSUNGSGYMNASTIK

ZIELE | Lösungshaltung innerlich wie äußerlich trainieren

Um Rückfälle zu vermeiden oder wieder in den Handlungsmodus zu gelangen, ist es wichtig, den Wechsel zwischen Problem- und Lösungshaltung zu üben. Er soll zur Routine werden, damit im Ernstfall leicht darauf zugegriffen werden kann (vgl. Schmidt, 2004).

UMSETZUNG

Seitenmodell: „Zu wem werden Sie, wenn das Problem (z. B. die Angst) Sie einholt?“ (Alter, Größe, Art der Atmung, mögliche Bewegungen, Körperhaltung in diesem Zustand der Angst … erfragen.)
„Wo und von wo im Raum und wie genau wirkt dieses Problem dann auf Sie ein?“ (Wo wird die Angst lokalisiert, welche möglichen Begrenzungen des Angstbereichs existieren und wie sind diese gestaltet, wie genau wirkt die Angst auf die Patient:innen ein?)
„Wie ließe sich dieser Einfluss der Angst metaphorisch beschreiben (z. B. wie eine kalte Hand, wie ein gefährliches Tier …)?“
Ausprobieren lassen und dann die Angst im Raum spazieren schicken: „Wo wäre die Angst günstiger aufgehoben?“ Wichtig: „Bisher wurden Sie vom Problem herumgescheucht, jetzt scheuchen Sie das Problem!“
Aufbau einer guten inneren Haltung: genügend Raum für sich haben, dabei schützende und dennoch Kontakt ermöglichende Schutzhülle / Grenze aufbauen (keine Mauer, besser: Membran!).
„Wer sind Sie, wenn Sie sich optimal stark, fit, kompetent fühlen … in Ihrem **Super-Ego-Status** (Karte 3.11) sind?“ (Alter, Größe, Atmung, Bewegung, Haltung, Raum außen herum?)
Hilfreiche neue Metaphorik finden: Die Angst könnte sein … wie eine Chance oder Beschützer:in, eine besondere Art von Energieschub, eine Hilfestellung, eine Erinnerung …
Das gesamte Bild innerlich nochmals in seiner Gesamtheit wirken lassen, dabei insbesondere auf Körpergefühle achten. Nun evtl. noch den Teil herholen, der Problem und Person abwertet, und im Raum platzieren, wo es sich gut und stimmig anfühlt.
Dies für den künftigen Zugriff ankern, z. B. mit symbolischer Geste oder der Art zu atmen, mit der Körperhaltung verknüpfen, innerlich ein Foto knipsen, Gegenstand finden, der hierfür steht, etc.

TIPPS

Bei allen klagenden Patient:innen, die nicht erreichbare Ziele einfordern: „Ich kann Ihnen leider keine allerbeste Lieblingslösung anbieten. Möchten Sie trotzdem mit mir gemeinsam eine mögliche zweitbeste Lösung anschauen?“

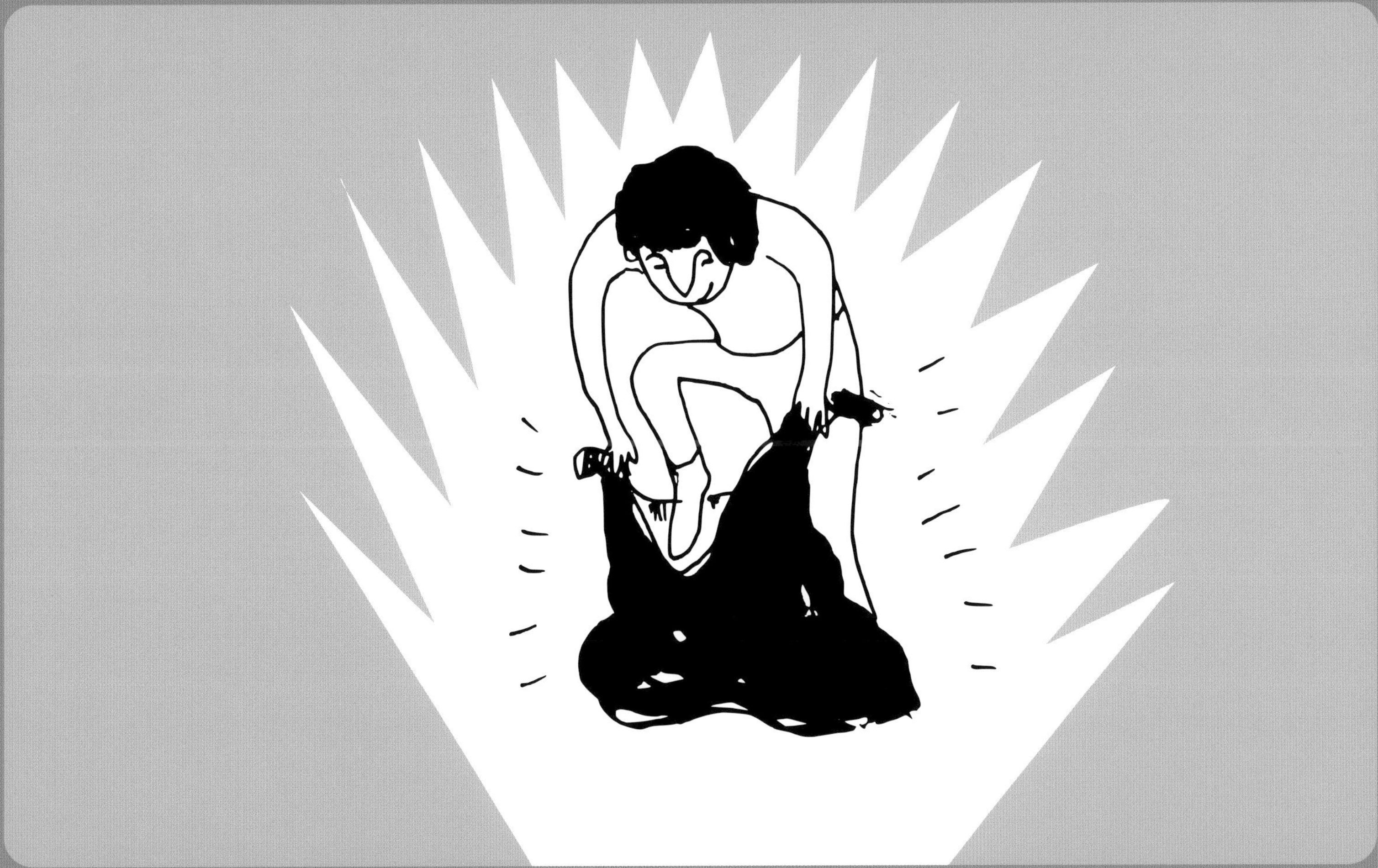

ZUKUNFTSPROJEKTION

www.junfermann.de/aengste_7-4

ZIELE | Ressourcenaktivierung durch Zukunftsprojektion

Nachdem Ressourcen und Kompetenzen erfolgreich erarbeitet wurden, geht es darum, ein Gespür für die neue Stärke zu entwickeln und sie zu verinnerlichen, damit möglichst schnell darauf zugegriffen werden kann (vgl. Krause, 2020).

UMSETZUNG

„Ich möchte Ihr Unbewusstes bitten, sich eine Vorstellung von Ihnen selbst in etwa einem Jahr zu machen. Sie haben *(Ängste benennen)* überwunden und ein neues Gefühl von Sicherheit entwickelt. Lassen Sie jetzt ein Bild von sich in der Zukunft entstehen. Sehen Sie sich zunächst von außen, als würden Sie sich selbst beobachten. Achten Sie auf die Umgebung, die Farben, die Geräusche, das Licht. Vielleicht sind da auch Gerüche? Wo befinden Sie sich? Vielleicht sind Sie ja auch neugierig, wie es sich anfühlt? Deshalb möchte ich Sie als Nächstes bitten, in Ihr zukünftiges Ich hineinzuschlüpfen, als würden Sie einen Overall überziehen. Sie brauchen bewusst nicht zu wissen, wie das geht. Ihr Unbewusstes weiß, wie es das macht. Wo in Ihrem Köper bemerken Sie die Veränderung besonders intensiv? Was hat sich verändert an der Art und Weise, wie Sie sich fühlen? Wie beeinflusst das die Art und Weise, wie Sie Ihren Körper wahrnehmen? Was hat sich geändert an der Art und Weise, wie Sie sich selbst wahrnehmen und wie Sie mit sich umgehen? Ein Jahr in der Zukunft, was hat sich in Ihrem Leben geändert? Wie gehen Sie mit Erfolgen um? Wie gehen Sie mit Problemen um? Hat sich an den Beziehungen zu anderen etwas geändert? Vielleicht gibt es ja auch noch Dinge, an denen Sie arbeiten möchten? Welche Ziele und Pläne haben Sie für die Zukunft? Jetzt, rückblickend auf die Vergangenheit, können Sie Stolz entwickeln auf das, was Sie erreicht haben. Lassen Sie das Gefühl ganz groß und stark in sich werden ... Es wird nun Zeit, sich langsam von Ihrem zukünftigen Ich zu verabschieden, um wieder zurück in die Gegenwart zu gelangen. Sie können sich sicher sein, dass Ihr Unbewusstes sich alles eingeprägt hat, was wichtig ist für Sie im Hier und Jetzt. Die positiven Gefühle, den Stolz auf Ihre Leistung nehmen Sie mit in die Vergangenheit, die jetzt Gegenwart ist.“

TIPPS

Falls es zuvor mit dem Üben noch nicht gut geklappt hat – nach dieser Trance fällt es leichter (siehe Karte 7.2).

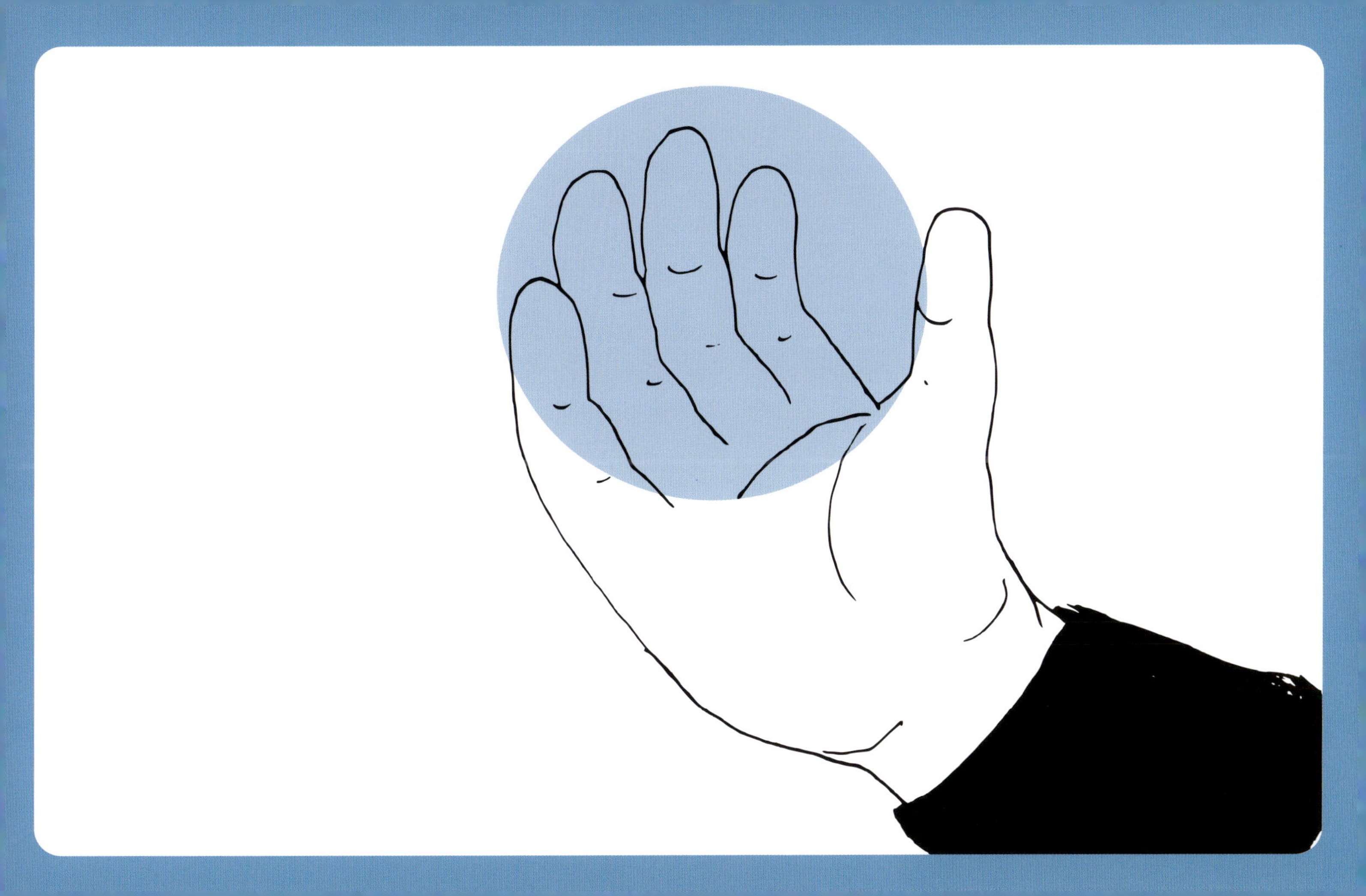

DIE ZUKUNFT IN IHRER HAND

ZIELE | **Selbstwirksamkeit erhöhen**

Diese Intervention (nach Egeling & Egeling, 2015) eignet sich zur Vertiefung und Festigung bereits stattgefundener Trancen zur Zeitprogression in eine (weitgehend) symptomfreie Zukunft.

UMSETZUNG

„Wir haben bereits erarbeitet, welche Wege Sie künftig finden können, um gut mit Ihren Ängsten umzugehen. Dies wollen wir nun noch zusätzlich vertiefen und ankern. Bitte legen Sie dazu zunächst eine Hand mit der Handfläche nach oben locker und offen auf Ihren Oberschenkel oder die Armlehne des Sessels."

Trance einleiten und vertiefen: (Weitgehend) symptomfreie Zukunft, neue Optionen im Umgang mit Ängsten in der Trance intensiv mit allen Sinnen erleben lassen.

Dann: „Und dieses ganze positive Erleben, Ihre ganze gute Zukunft, Ihr künftiges Leben ... legen Sie nun in Ihre Hand. Vielleicht fragt sich ein Teil Ihres Inneren, wie das alles auf Ihre Handfläche passen soll ... und ich bin ganz sicher, Ihr Unbewusstes kennt bereits die Lösung, wie Sie das alles gut dort unterbekommen, vielleicht indem Sie es komprimieren oder eine andere Art von Essenz finden für alles, was diese gute Zukunft für Sie bedeutet. Wenn Sie Ihre gute Zukunft in Ihrer Hand gut spüren können, nicken Sie mir kurz zu."

Reichlich Zeit lassen, auf zustimmendes Nicken warten.

Dann: „Und nun, nachdem Ihre Zukunft gut und angenehm auf Ihrer Handfläche ruht, schließen Sie langsam und behutsam Ihre Hand zu einer ganz lockeren und sicher bewahrenden Faust. Sie haben etwas Schönes und Wertvolles dort in Ihrer Hand. Ihre gute Zukunft liegt nun ganz sicher in Ihrer Hand. Spüren Sie, wie gut es tut, Ihre Zukunft in Ihrer Hand zu wissen."

Reorientierung: Genügend Zeit lassen!

Posthypnotische Suggestion: „Und während Sie nun wieder munterer werden und sich hierher in den Raum zurückorientieren ... können Sie sich überraschen lassen, wann immer Sie künftig unwillkürlich Ihre Hand zu einer lockeren entspannten Faust schließen und erfreut spüren, wie gut und sicher Ihre Zukunft in Ihrer Hand liegt."

TIPPS

Wie alle ideomotorischen Techniken ist diese besonders gut geeignet, wenn Patient:innen sich mit komplexen Bildern eher schwertun.

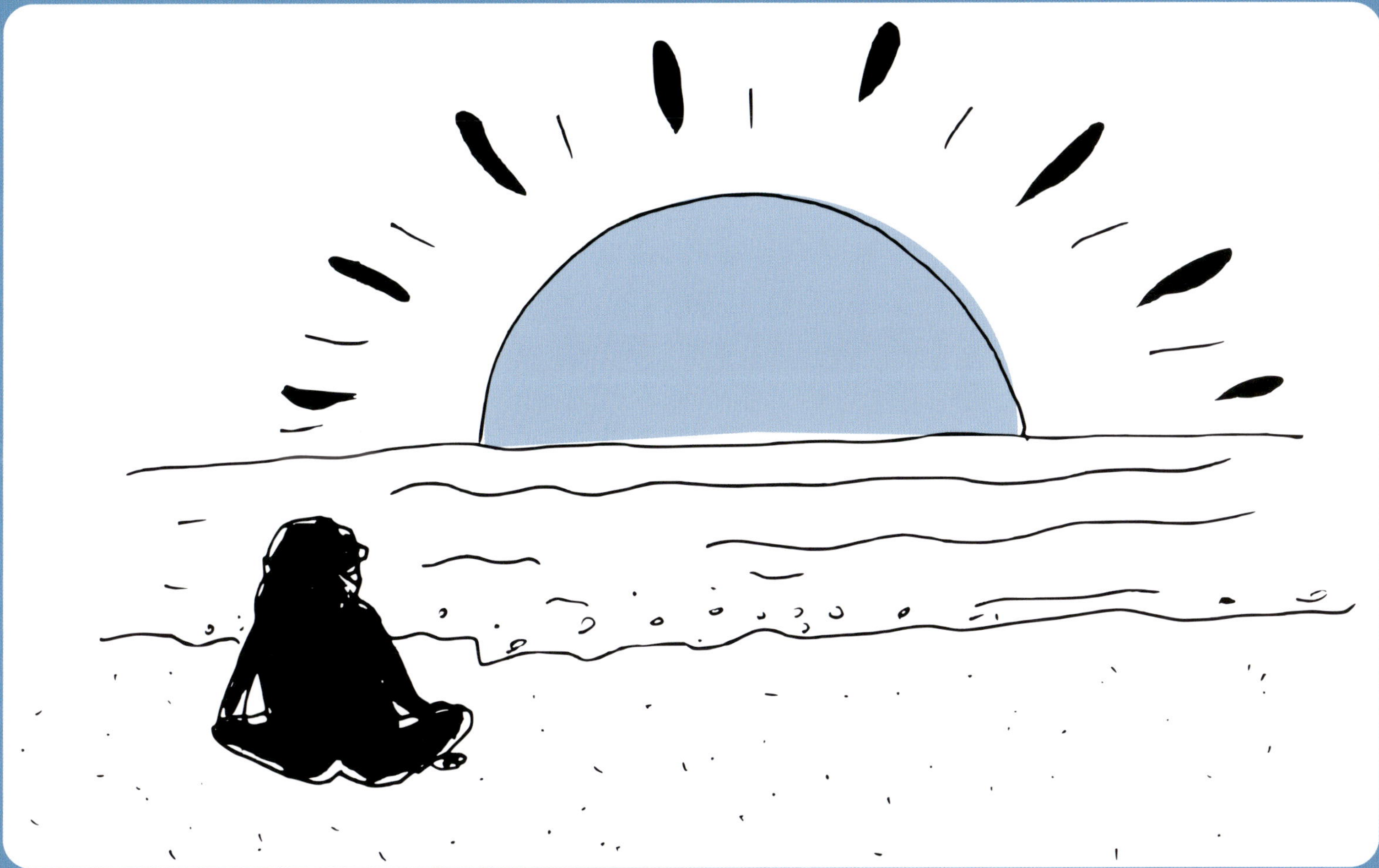

RÜCKFALLPROPHYLAXE

ZIELE | Ressourcen zusammenführen, erleben und ankern

Zur Sicherung des Therapieerfolgs gegen Ende der Behandlung eignet sich diese Trance (nach Wilhelm-Gößling, 2020):

UMSETZUNG

„Sie können, was Sie für sich schon entwickelt haben, betrachten, zusammenführen, intensivieren und stark verankern – damit Sie künftig auf schwierige Situationen besser reagieren. Sie können künftig mögliche Angstreaktionen abkürzen, abfangen, besser eindämmen und oft ganz verhindern. Wenn Sie Ihre Fortschritte würdigen und verstehen, dass Ihr Unbewusstes Sie immer schützen wollte … und dass dieser Schutz nicht mehr nötig ist. Und einen Blick in die Zukunft werfen, wie Sie mit angstauslösenden Situationen besser umgehen … und wenn Sie doch mal spüren, wie sich ein Druck auf die Brust legt und Sie flacher atmen, dann nehmen Sie einen tiefen Atemzug … sodass sich Ihr Brustkorb weitet, allmählich zu weiten beginnt … oder wenn Gefühle von Hilflosigkeit auftauchen, erinnern Sie sich, dass das von den alten Dingen herrührt … und Sie realisieren ganz von selbst, wie groß und alt Sie mittlerweile geworden sind …. was Ihnen schon alles gelungen ist … und stellen sich Ihre Ressourcen vor. Sie können die Vergangenheit zugunsten der Gegenwart und Zukunft in den Hintergrund treten lassen … wir können die Gegenwart nur aus der Zukunft beurteilen; jeder weiß, dass die Zukunft einst Gegenwart war und irgendwann auch Vergangenheit werden wird … aus der Zukunft in die Gegenwart zu blicken, um noch einmal zu erfahren, was längst Vergangenheit ist. Sie brauchen meinen Worten nicht bewusst zu folgen, Ihr Unbewusstes kann sich vom Klang meiner Stimme in die Zukunft führen lassen … und Sie gehen in die einst schwierige Situation und lassen diese neue Gelassenheit entstehen … lassen Sie ein Bild von sich in dieser Situation mit diesem guten Gefühl entstehen. Sehen Sie sich zunächst von außen, achten Sie auf die Umgebung, die Farben, die Geräusche, das Licht, vielleicht sind da auch Gerüche? Wo befinden Sie sich? Was haben Sie an … und kommt Ihnen etwas verändert vor? Sind Sie allein oder ist eine Person dabei, die etwas sagt? Achten Sie auf Ihre Körperhaltung, wo sind Sie im Raum, wie sieht Ihr Gesichtsausdruck aus? Und schließlich: Wie ganz genau und wie gut fühlt es sich an, jetzt Sie zu sein?“

Zeit geben, auf allen Sinnesmodalitäten erleben lassen. Um keinen Sinneskanal zu vergessen, hilft das Akronym VAKOG (siehe Karte 1.6).

TIPPS

Diese Trance ist gut zu verbinden mit der Intervention „Zukunftsprojektion“ (Karte 7.4).

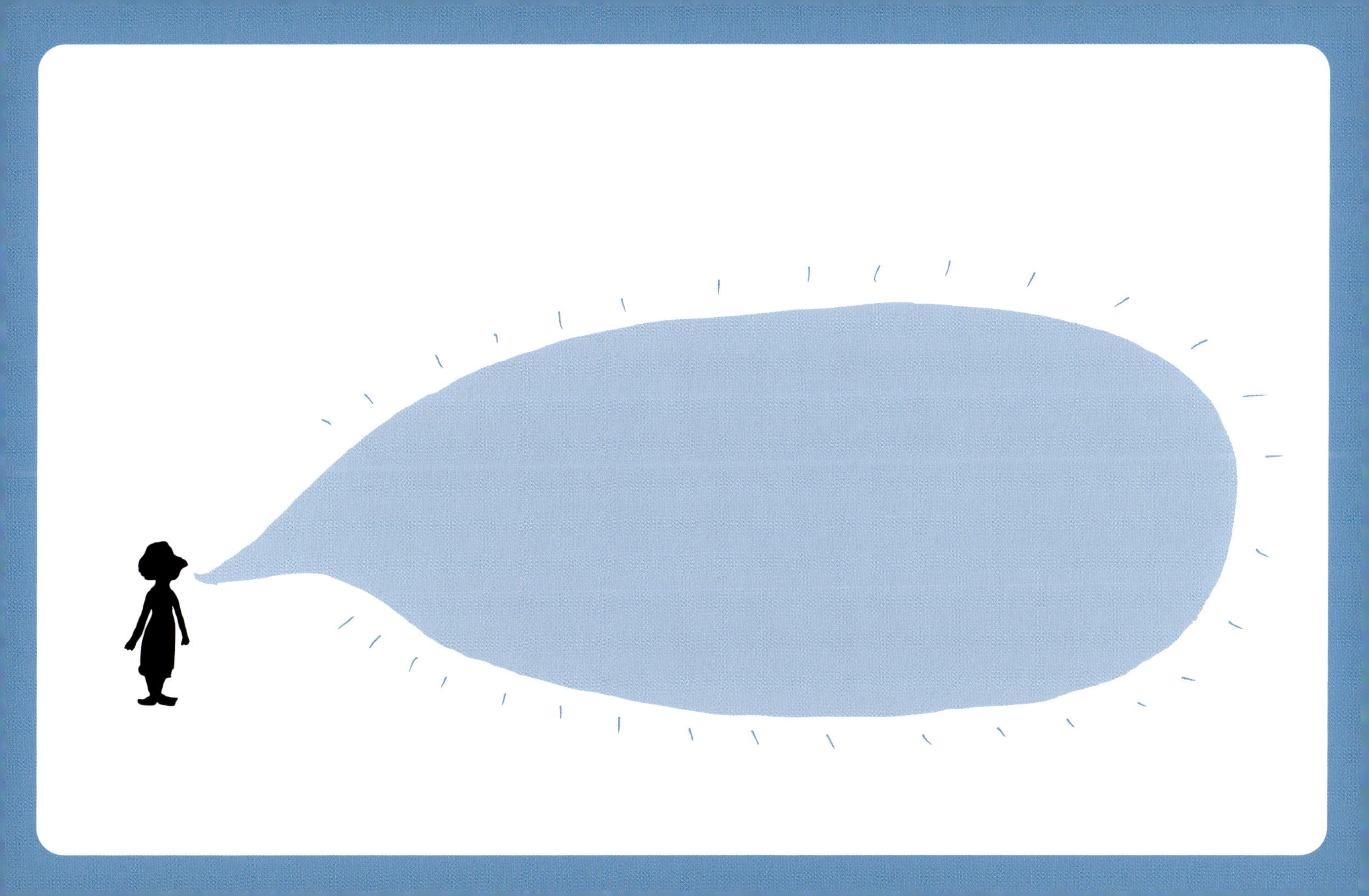

DAZU FÄLLT MIR EIN ZITAT EIN …

ZIELE | **Zitate nutzen, die im Rahmen der Therapie und / oder als Aushang in der Praxis Impulse geben können**

„Mut ist nicht die Abwesenheit von Angst, sondern die Entschlossenheit, etwas trotz Angst zu tun."

Ambrose Redmoon

„Wer den Tod fürchtet, hat das Leben verloren."

Johann Gottfried Seume

„Angst verkleinert das Leben, Mut vergrößert es."

Steve Maraboli

„Wer Angst vorm Sterben hat, der hat Angst vorm Leben."

Karl-Heinz Iwannek

„Mut ist, Angst zu haben, aber einen Schritt weiterzugehen."

Katie Couric

„… lehrte einen das Leben, dass man nicht so leben musste, wie es einen gelehrt worden war. Man kam von einem bestimmten Ort, aber wichtiger war, wo man landen wollte."

Colson Whitehead

„Willst du das Große groß vollbringen,
musst du der eignen Kraft vertrau'n.
Musst du im kühnen Weiterringen,
nie seitwärts, immer vorwärts schau'n."

Louise Otto-Peters

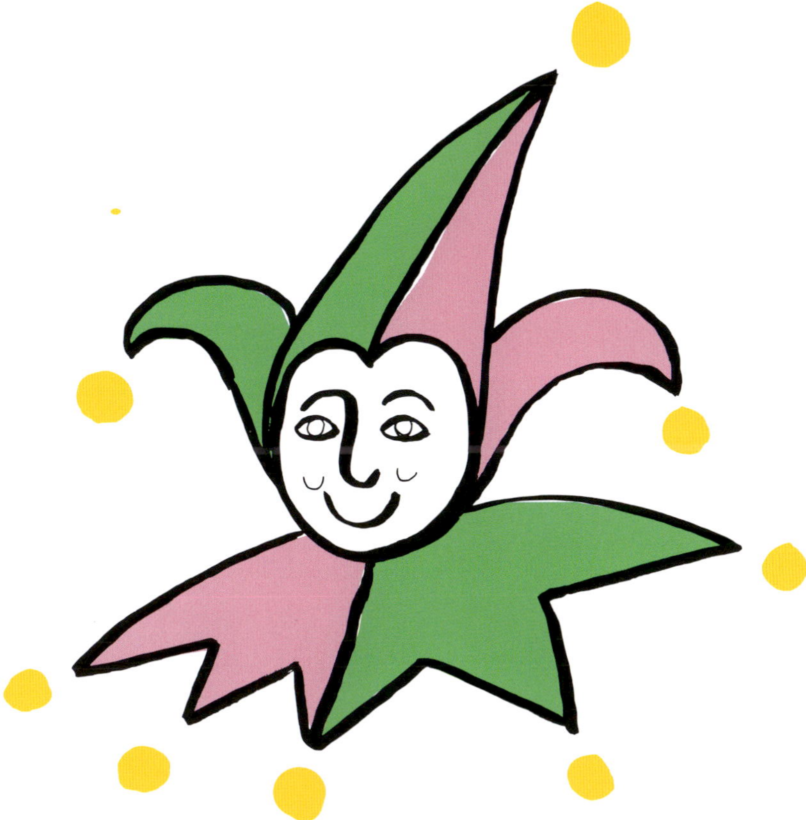

ZIELE | **Umgang mit Schlaf und Trance in der Hypnotherapie**

Die Frage „War es ‚nur' ein tiefer Schlaf oder wirklich eine ‚echte' Trance?" beschäftigt Therapeut:innen und Patient:innen immer wieder. Nicht zuletzt, weil die Sorge besteht, von der Trance nicht profitieren zu können, wenn man tatsächlich einschläft.

TIPPS

Um Patient:innen den Unterschied zu verdeutlichen, hilft es, das Wecken aus dem Schlaf durch Schütteln oder lautes Sprechen auf der einen Seite anzuführen und das Wecken im Hypnosesetting auf der anderen Seite, wo das leise Zurückholen, also das etwas akzentuiertere Sprechen und Suggestionen von Wachheit, ausreichen. Fazit: Im Trancezustand befinden sich die Patient:innen in der Regel nicht im Schlaf oder nur in einem leichter REM-Schlaf, in dem sie für Suggestionen ansprechbar bleiben. Das haben auch viele Untersuchungen gezeigt: Selbst bewusstlose oder narkotisierte Patient:innen nehmen erwiesenermaßen wahr, was in ihrer Umgebung gesprochen wird (Hansen, 2010). Beispielsweise wurde in einer US-amerikanischen Studie (Wright, 1976) Rettungsdienstpersonal instruiert, in Anwesenheit der teils bewusstlosen Patient:innen keine belanglose Konversation zu betreiben und negative Kommentare wie „Das sieht aber schlimm aus!" oder „Ob wir den noch hinkriegen?" etc. zu unterlassen. Stattdessen sollten die Patient:innen zügig an einen ruhigen Ort gebracht und Sätze zu Themen wie Sicherheit und Heilung wiederholt vorgelesen werden: „Das Schlimmste ist vorbei … Ihr Körper kann sich auf seine Selbstheilungskräfte konzentrieren, während Sie sich … geborgen fühlen können … Sie sind jetzt in Sicherheit." Das Ergebnis: Die Sterblichkeitsrate sank und die Heilung erfolgte schneller als bei den Patient:innen einer Vergleichsgruppe. Die scheinbar bewusstlosen Patient:innen hatten offenbar auf einer anderen Bewusstseins- oder besser: Unbewusstseinsebene gut zugehört!

Manchmal besteht jedoch eine Amnesie für die Tranceinhalte und Patient:innen glauben, sie hätten die Behandlung verschlafen und könnten nicht davon profitieren. Hier kann darauf hingewiesen werden, dass gerade diese Amnesie auf eine besondere Ansprechbarkeit für Hypnose hinweist: Sie ist also umso besser!

Bei Entspannungstrancen ist Schlafen im Übrigen völlig okay, bei therapeutischen Arbeiten wird es eher nicht vorkommen.

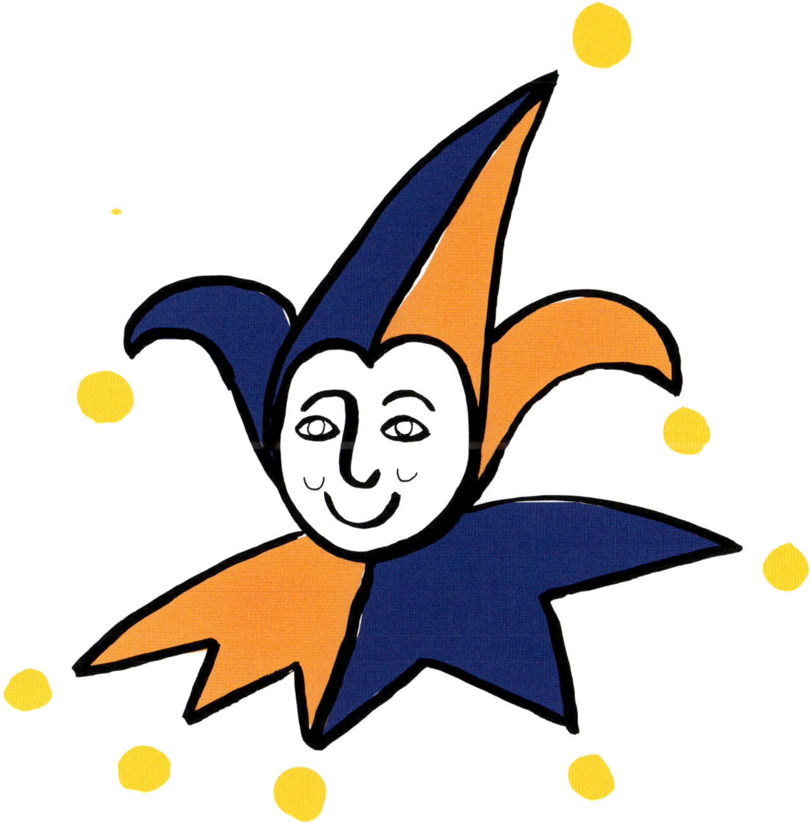

ZIELE | **Gelassenheit im Umgang mit Reorientierung**

Hin und wieder werden Therapeut:innen nervös, wenn Patient:innen auf die Suggestion von zunehmender Wachheit etc. – zunächst – nicht reagieren.

TIPPS

- Manche Menschen brauchen mehr Zeit, um wieder aus der Trance zu erwachen (evtl. bis zu zehn Minuten). Das ist nicht lang, kann einem aber sehr lang vorkommen. Gut zu wissen ist daher: Alle Patient:innen kommen irgendwann zurück, und zwar auch ohne entsprechende Suggestionen. Das haben diverse Studien gezeigt. Es reicht aus, einfach zu warten.
- Möchte man trotzdem mehr tun, weil die Therapiestunde zu Ende geht und vielleicht schon weitere Patient:innen warten: Ein wenig lauter die Suggestionen zur Beendigung der Trance wiederholen, etwas lauter schreiben und mit Papier rascheln, direkte Suggestionen zur Wiederherstellung der Spannung und Beweglichkeit von Armen und Beinen geben, zum aktiven Atmen ermuntern, evtl. auch ankündigen, dass man einige Minuten aus dem Raum geht und in der Zwischenzeit die Trance selbstständig beendet wird.
- Wenn dies alles zu keinen Aufwachreaktionen führen sollte (was sehr unwahrscheinlich ist): Im Sinne eines Pacings die Trance nochmals vertiefen, nachfragen, was evtl. noch zu erledigen ist, und dann nochmals langsam zurückführen.

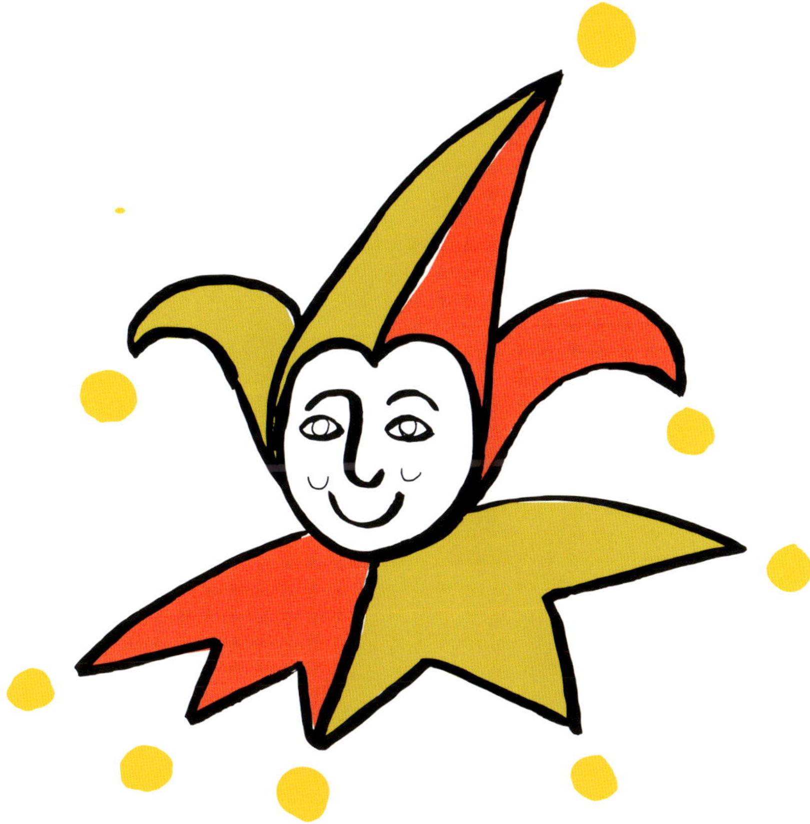

ZIELE | **Gute Trancetiefe und -hilfen für alle Patient:innen**

Wenn der Eindruck entsteht, Patient:innen seien nicht oder nicht ausreichend hypnotisierbar, können Ihnen diese Gedanken mehr Sicherheit geben:

TIPPS

Die Forschung zeigt, dass eine leichte Trance für die meisten psychotherapeutischen Belange völlig ausreicht. In der Praxis hat sich darüber hinaus gezeigt, dass das Erreichen einer tieferen Trance Übungssache ist. Viele Patient:innen erleben diese erst nach einem gewissen Training und manche brauchen auch innerhalb der Sitzung mehr Zeit als andere.

Patient:innen, für die das Visualisieren von Bildern problematisch ist, kommen oft mit motorischen Suggestionen (siehe die Karten 2.14 und 2.15 sowie die darauf basierenden Interventionen 4.2, 5.2, 5.6, 6.11 und 6.12) besser zurecht, denn diese sind besonders leicht umzusetzen.

Wenn Patient:innen von wechselnden Bildern oder störenden Außenreizen berichten oder ganz in ihrem eigenen Film versunken sind, der nichts mehr mit dem zu tun hat, was Sie als Therapeut:in vorgeben, seien Sie versichert, dass mehrere Bilder gleichzeitig in Ordnung sind. Außenreize lassen sich immer utilisieren und der eigene Film ist der allerbeste („Lassen Sie sich von meiner Stimme begleiten, indem Sie zuhören oder aber wie von einem Rauschen im Hintergrund, das man hört und nicht hört …“).

Im Vorfeld einer Trance sollten auch ganz profane Fragen geklärt werden: Hören Patient:innen evtl. auf der den Therapeut:innen zugewandten Seite schlecht, sodass sie sich, wenn während der Trance leiser gesprochen wird, zu sehr konzentrieren müssen, um die Worte noch zu verstehen? Ist der Sessel bequem genug? Ist es zu kühl / zu warm im Raum? Decken, Nackenhörnchen und Kissen für mehr Komfort sollten immer bereitgehalten werden!

Stören inhaltliche Ungenauigkeiten in den Formulierungen? Je besser der Rapport, den Sie zuvor aufgebaut haben, desto mehr „Fehler“ vergeben Patient:innen. Trotzdem sollten Sie sich rückversichern oder so vage formulieren, dass möglichst viel Raum für die Ausgestaltung durch die Patient:innen selbst bleibt.

Patient:innen benötigen zudem genügend Zeit, damit ihre Vorstellungen Gestalt annehmen können. Sich als Therapeut:in selbst ein genaues Bild des Suggerierten zu machen, hilft, die Pausen lang genug zu halten.

Bei besonders unsicheren Patient:innen sollten Sie die physiologischen Reaktionen genau beobachten und von Zeit zu Zeit nach dem Befinden fragen: Trotz Trance können Patient:innen sprechen und darüber Auskunft geben, was sie noch brauchen.

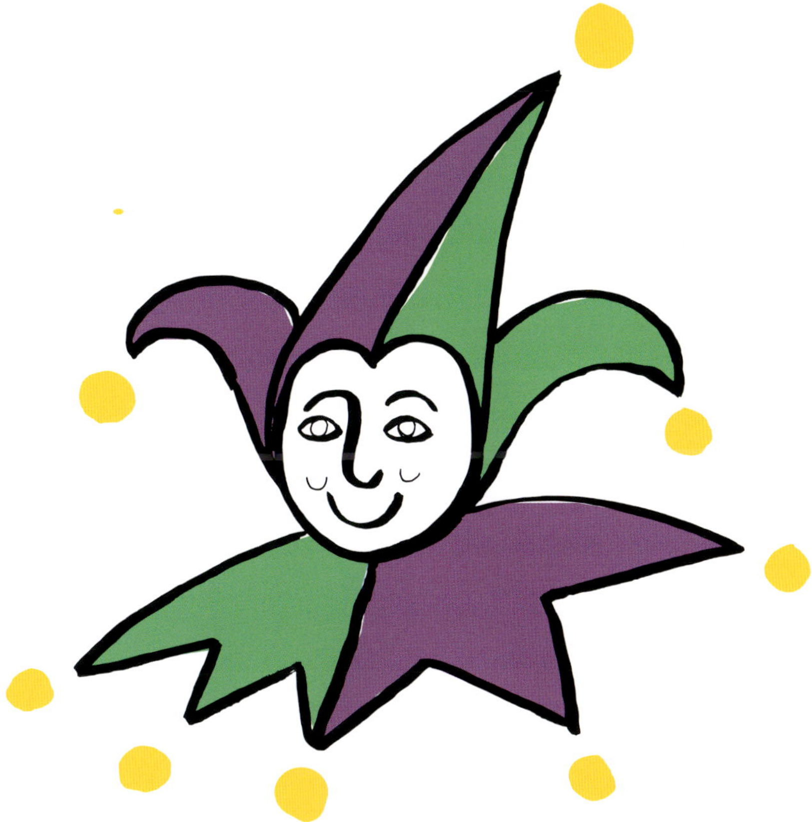

WAS TUE ICH, WENN … DIE PATIENT:INNEN TROTZDEM NOCH UNSICHERHEIT VERSPÜREN?

ZIELE | **Mehr Zutrauen in die eigenen Fähigkeiten und die Mechanismen der Hypnose gewinnen**

Wenn es Ihren Patient:innen aus Angst vor dem Trancezustand nicht gelingt, sich für die Hypnotherapie zu öffnen, oder auch wenn Sie sich selbst bei der hypnotherapeutischen Arbeit und / oder mit der Anleitung der Interventionen dieser *Kompetenz!Box* (noch) unsicher fühlen, helfen hoffentlich folgende Tipps.

TIPPS

Stellen Sie sicher, dass Ihre Patient:innen wissen, dass sie …

- sich jederzeit selbst reorientieren können (Muskeln anspannen, tief durchatmen, Augen öffnen).
- in der Trance Abstand zu belastenden Ereignissen gewinnen können (siehe Trancen zur Kategorie 6 „Dissoziation“).
- jederzeit einen angenehmen inneren Ort aufsuchen können (siehe Trancen zur Kategorie 3 „Assoziation“).
- Ihnen auch während der Trance Bescheid geben können, wenn sie etwas mitteilen möchten (z. B. durch Handzeichen).
- nach Beendigung der Trance nicht sofort Tätigkeiten ausüben sollten, die vermehrte Konzentration erfordern.
- das letzte Wort haben und stets selbst entscheiden, was von den angebotenen Interventionen sie nutzen möchten oder können.

Nehmen Sie Patient:innen nie etwas weg, was diese noch brauchen, sondern fügen Sie etwas Hilfreiches hinzu, sofern es gewünscht ist.

Hören Sie auf Ihre Patient:innen und drängen Sie niemals etwas auf, wofür Ihr Gegenüber (noch) nicht bereit ist!

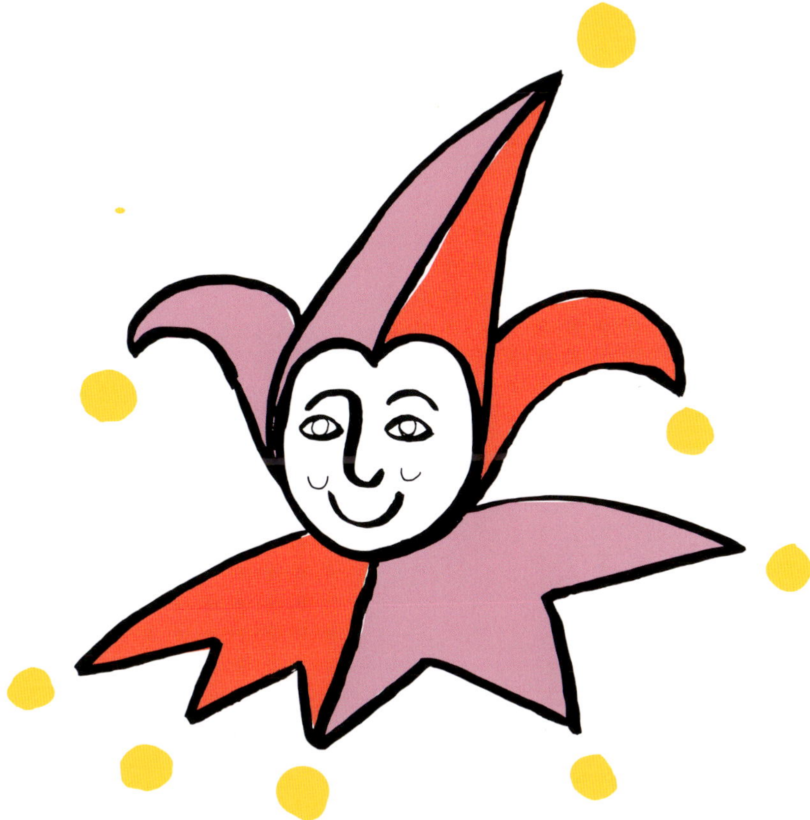

www.junfermann.de/aengste_8-5

ZIELE | Therapieplanung als Rahmen und zusätzliche Sicherheit nutzen

Wenn Sie sich bei der hypnotherapeutischen Arbeit (noch) nicht ganz sicher fühlen, ist es sinnvoll, einen Plan für den Ablauf der Therapie zu haben. In diesem Fall wäre meine Empfehlung, einen ungefähren Behandlungsplan zu erstellen, dabei jedoch die Interventionen aus dieser Box gemäß den individuellen Bedürfnissen der Patient:innen neu und frei zu kombinieren.

Möglicher Therapieplan:

1–2 Termine fürs **Kennenlernen, für Zielfindung und Psychoedukation**: Anamneseerhebung, Therapieziele festlegen, Fragen zu Hypnose und Hypnotisierbarkeit beantworten und Informationen zur Entstehung von Ängsten geben.

1–2 Sitzungen für die **Aktivierung von Ressourcen**: Zunächst erfolgt die Etablierung des Orts der Geborgenheit und die Mobilisierung möglicher Bewältigungserfahrungen. Diese ressourcenaktivierenden Bilder werden im weiteren Verlauf bei Bedarf immer wieder aufgegriffen, sei es als ein kleiner zusätzlicher Input oder als Thema einer ganzen Sitzung.

1–2 Termine, in denen es primär um das **Verständnis für das Symptom** geht: Über Stellvertretertechniken wird ein neuer Zugang zur Symptomatik ermöglicht. Auf die dabei generierten Bilder und Vorstellungen wird im Verlauf immer wieder zurückgegriffen.

Die **Biografiearbeit** ist zentral! Diese sollte auf jeden Fall durchgeführt werden. Dieser Teil der therapeutischen Arbeit ist für die Patient:innen häufig emotional sehr anstrengend. Deshalb ist es wichtig, nicht zu überfordern und sich genügend Zeit zu nehmen: Häufig werden 3–4 Sitzungen nötig sein, in denen auch immer ressourcenaktivierende Elemente genutzt werden.

Im Verlauf wird meist auch das **Loslassen von belastenden Inhalten** relevant. Dies kann unterschiedlichste Themen betreffen. Hierfür sollten 2–3 Sitzungen eingeplant werden.

Gegen Behandlungsende und zum Abschluss sollten ca. 2 Termine zur **Rückfallprophylaxe durch Zeitprogressionen** in eine symptomfreie Zukunft reserviert werden.

Unter Umständen tauchen noch **zusätzliche Themen** auf (wie z. B. Schlafstörungen), für die mindestens 1–2 weitere Sitzungen zur Verfügung stehen sollten.

Hinweis

Dieser Plan dient lediglich zur Orientierung. Ansonsten gilt gemäß Milton Erickson: „Für jeden Patienten eine eigene Therapie!"

7 | PROGRESSION – FESTIGUNG UND RÜCKFALLPROPHYLAXE

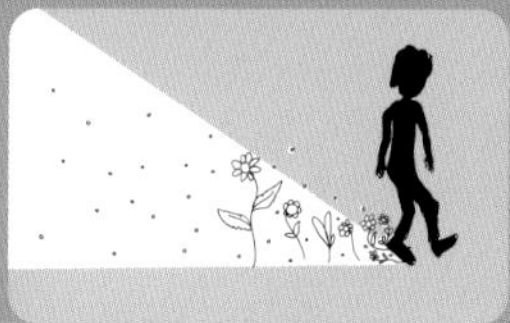
7.1

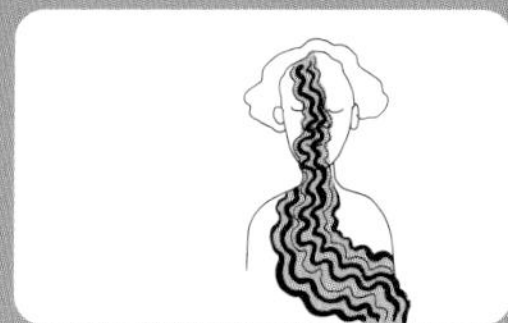
7.2

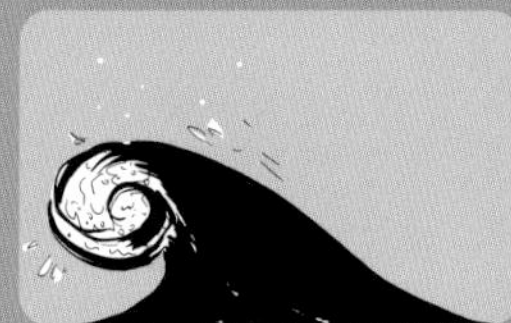
7.3

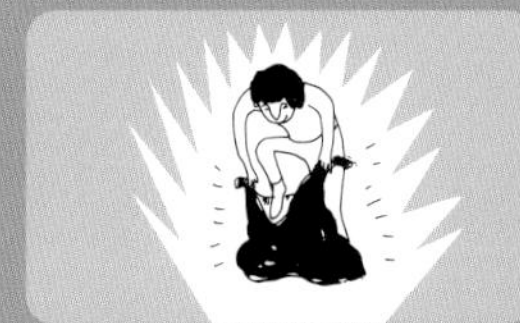
7.4

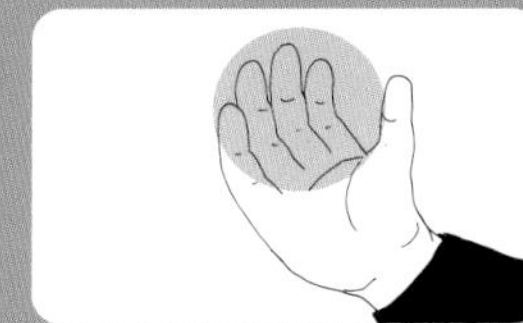
7.5

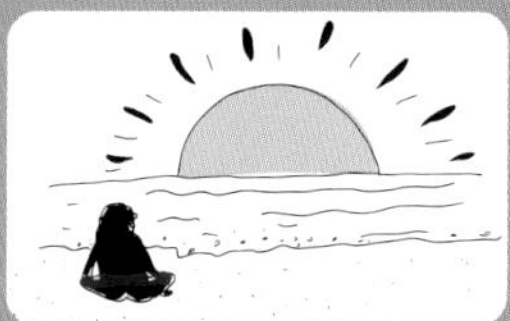
7.6

7.7

Für zukünftige Probleme bietet die progressive Bearbeitung Möglichkeiten der Prophylaxe, zum Beispiel als Vorwegnahme einer künftig erfolgreichen Konfrontation mit der bisher beängstigenden Situation. Dabei werden Ressourcen eingebracht, indem künftige Entwicklungsschritte und Heilungsprozesse visualisiert werden.

Die Karten der Kategorie „Progression – Festigung und Rückfallprophylaxe" im Überblick:

Nr.	Titel	Ziele
7.1	Ihr Tod	Todesangst durch die Konfrontation mit dem Tod reduzieren
7.2	Üben!	Ermutigen, neue reale, angstfreie Erfahrungen zu sammeln
7.3	Problemlösungsgymnastik	Lösungshaltung innerlich wie äußerlich trainieren
7.4	Zukunftsprojektion	Ressourcenaktivierung durch Zukunftsprojektion
7.5	Die Zukunft in Ihrer Hand	Selbstwirksamkeit erhöhen
7.6	Rückfallprophylaxe	Ressourcen zusammenführen, erleben und ankern
7.7	Dazu fällt mir ein Zitat ein ...	Zitate nutzen, die im Rahmen der Therapie und / oder als Aushang in der Praxis Impulse geben können

8 | IHRE JOKER

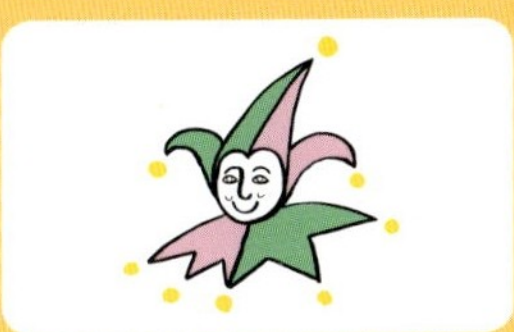
8.1

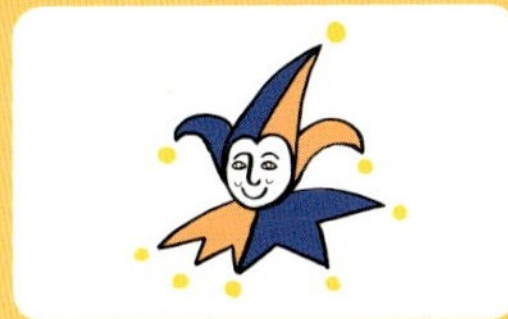
8.2

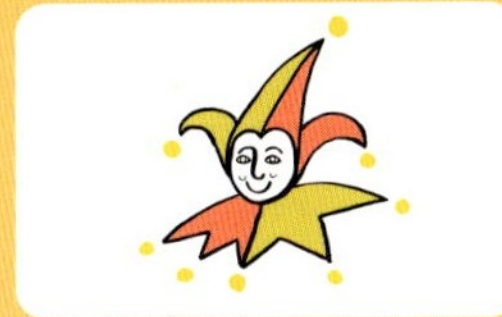
8.3

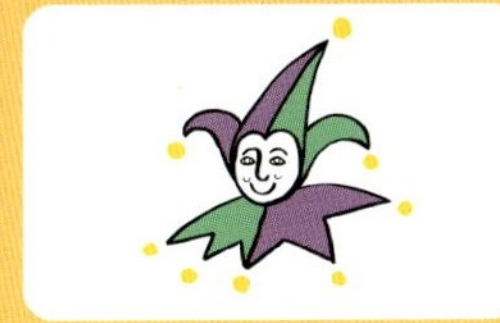
8.4

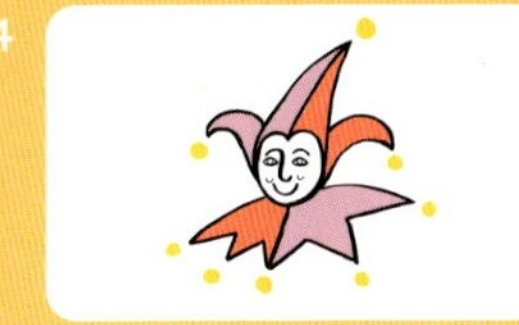
8.5

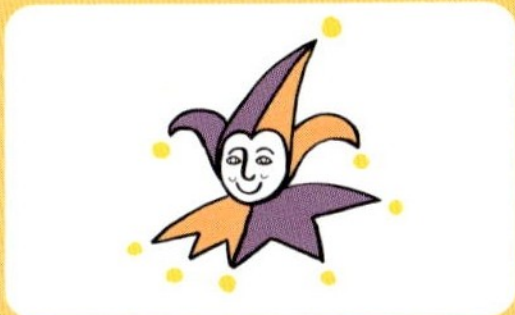
8.6

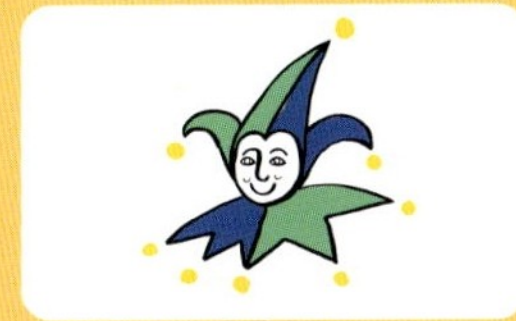
8.7

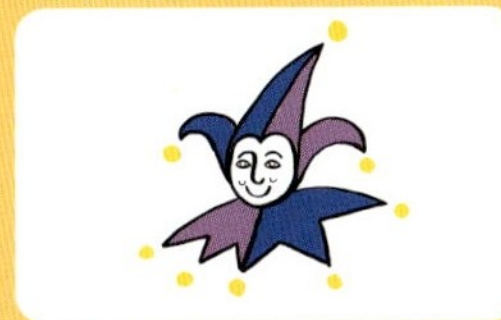
8.8

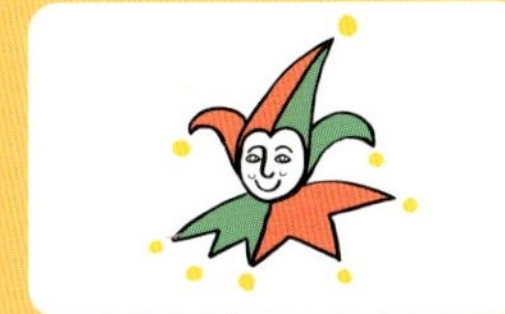
8.9

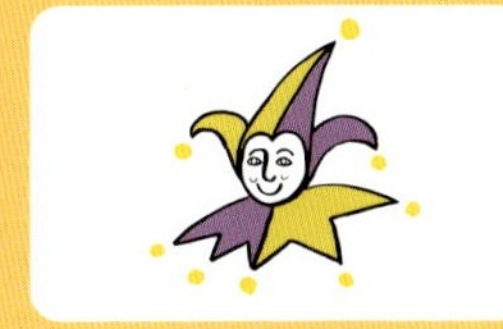
8.10

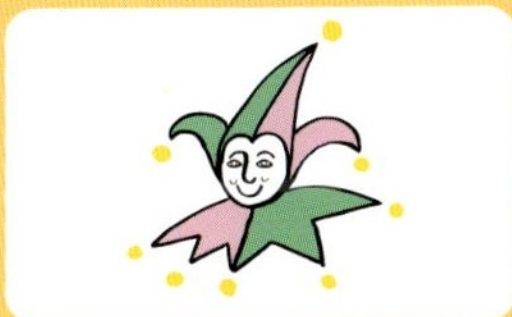
8.11

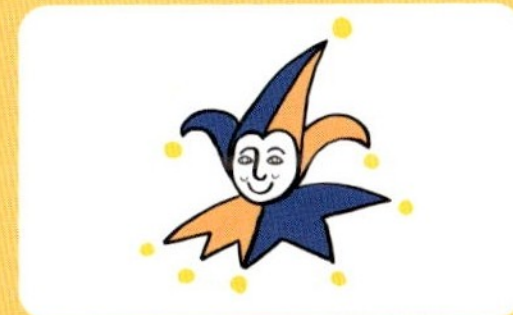
8.12

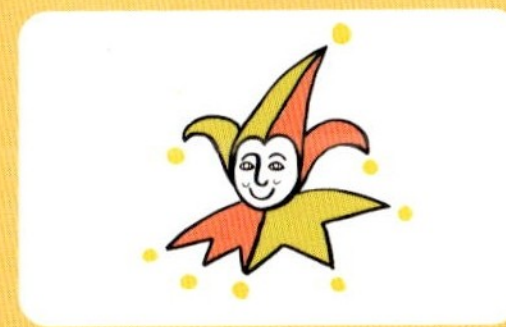
8.13

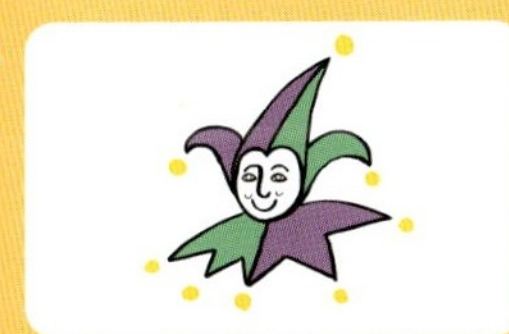
8.14

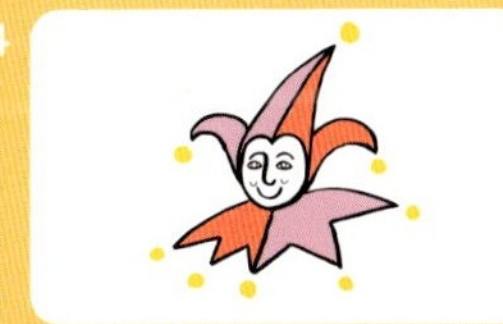
8.15

In dieser Kategorie finden Sie Anleitungen, die Sie als zusätzliche Sicherheit nutzen können für den Fall, dass Sie sich noch nicht ganz routiniert fühlen. Sicherlich werden Sie mit der Zeit mehr und mehr eigene Interventionen entwickeln. Damit diese nicht verloren gehen und in Ihrer Kompetenz!Box gut strukturiert aufgehoben sind, finden Sie am Ende zusätzlich noch einige leere Karten, die Sie selbst beschriften und in Ihre Box einsortieren können.

Die Karten der Kategorie „Ihre Joker“ im Überblick:

Nr.	Titel	Ziele
8.1	Was tue ich, wenn ... Patient:innen einschlafen?	Umgang mit Schlaf und Trance in der Hypnotherapie
8.2	Was tue ich, wenn ... Patient:innen nicht wieder wach werden?	Gelassenheit im Umgang mit Reorientierung
8.3	Was tue ich, wenn ... Patient:innen wenig hypnotisierbar sind?	Gute Trancetiefe und -hilfen für alle Patient:innen
8.4	Was tue ich, wenn ... ich trotzdem noch Unsicherheit verspüre?	Mehr Zutrauen in die eigenen Fähigkeiten und die Mechanismen der Hypnose gewinnen
8.5	Ein guter Plan	Therapieplanung als Rahmen und zusätzliche Sicherheit nutzen
8.6	Tipps und Tricks	Nutzung hilfreicher Strategien für kniffelige Situationen
8.7	Ein Wort und eine Trance zum Schluss	Therapeutisches Selbstvertrauen
8.8–8.15	Platz für Ihre Kompetenzen	Einen guten Platz für Ihre Ideen schaffen